KB267274

내 몸에도 기적이

맑은소리
맑은나라

내 몸에도 기적이

[목차]

01. 텔로미어 노화이론 … 15

02. 노화를 일으키는 4대 주범 … 18

03. 암과의 전쟁 … 22

04. 노화와 암의 촉발 인자 … 26

05. 질병을 일으키는 6가지 경로 … 29

06. 미병이란 … 34

07. 질병을 알리는 몸의 신호 … 37

    1 - 두피 … 40

    2 - 얼굴 … 45

    3 - 등 … 64

    4 - 장 … 70

08. 전신 반응이 알려주는 이상 신호 … 120

09. 인체의 구성 성분 … 141

10. 정전기 … 148

11. 중금속 … 180

12. 방사선 … 198

13. POPs 잔류성 유기오염물질 … 206

14. MSG 모노소듐 글루타메이트 … 211

15. GMO 유전자 변형 유기체 … 214

16. 환경호르몬 … 218

17. 호모시스테인, 혈관 독소 … 223

18. 호메시스 … 226

19. 파이토케미컬 … 234

20. 오토파지 … 238

21. 발효 … 248

22. 사이토카인 … 260

23. 산화질소 … 263

24. 제3의 혈관 '글로뮈' … 268

25. 플렉시테리언 식단 … 276

26. 소금 … 279

27. 우유 … 310

28. 긴 청소 … 320

29. 수면 … 336

30. 때 밀기 … 355

31. 1 - 스트레스 … 366

    2 - 명상과 몰입 … 398

    3 - 감동 호르몬 '다이돌핀' … 405

32. 1 - 딸에게 선물하는 최고의 사치 … 409

    2 - 우주와 도자기 … 428

[참고 문헌] … 436

들어가며

특별한 나의 병들이 하나둘 모여 평범한 건강이 되는 날
"내 몸에도 기적이"

몸에서 아픔만 내렸다.
내 몸이 너무 싫고 삶도 너무 숨 막힌다.
그러나 신이 내려준 나의 결핍들이 하나둘 모여 아주 특별한
재주를 만들어냈다.

50이 돼서야 부모님의 사랑이 어떤 것인지 조금씩 알아간다.
그리고 환자의 마음도 조금씩 보이기 시작한다.
나에게 보내는 눈빛 하나 하나
스치듯 지나가는 말 한 마디 한 마디
조심스레 적어 보내는 글에도 그 마음이 느껴진다.
'아픔의 눈물을 닦아달라는 간절함이'

나는 태어남과 동시에 수많은 질병을 선물받았다. 한 살 한
살 먹어가면서, 질병의 추억들도 차곡차곡 쌓이기 시작했다.

그 덕에 학교를 가지 않아도, 공부하지 않아도, 숙제를 하지 않아도 혼나는 일이 없었다. 전화 한 통이면 개근이 되었고, 상은 다 내꺼, 숙제는 다 언니들 꺼였다. 막내 마음 몸살하지 말라고 아버지가 몰래 내려준 상도 어느새 하나둘 쌓여갔다.

그렇게 내 병은 또래 친구들 대신 부모님과 자연이 곁에서 함께해 주었다. 아프면 엄마가 내 친구가 되어주고, 아픔이 가시면 아버지가 내 친구가 되어준다. 아버지는 나를 항상 손수레에 실어 산, 들, 바다로 데려가신다. 산에서는 아버지가 만들어준 그네를 타며 사계절마다 변하는 아버지의 모습을 바라보고, 바다에서는 파도에 실려 바다 세상을 내려다본다.

내 키가 아버지의 허리쯤 왔을 때 아버지는 나에게 자연의 호메시스를 가르치신다. 도망간 여왕벌을 모으는 법, 고로쇠 채취법, 칡과 참다래, 으름이 있는 자리, 굴과 멍게, 바다 생물 이야기까지 신기한 과학 시간이다. 하지만 집에 오면 불교 경전을 꺼내 따라 읽으라 하신다. 난 그때마다 배가 아프다. 그러면 나의 과외선생님은 엄마로 바뀐다.

엄마는 나에게 글과 공부를 한 번도 가르쳐 준 적이 없다. 그 대신 내가 좋아하는 약과와 술빵을 만들어주신다. 아버지와 다른 엄마가 참 좋다. 내가 글을 읽기 시작하면서 엄마가 왜 나에게 공부를 안 시켰는지 알아버렸다. 엄마는 받침 있는 한글을 못 읽으셨다.

난 그런 엄마가 더 좋다. 다 가지지 못한 우리 엄마. 아들도 못 낳는 며느리라고 늘 구박을 받았지만, 그 구박이 나에게는 아버지의 무한한 사랑을 독차지하게 했다. 딸만 일곱을 낳고 폐경이 온 엄마. 아버지에게는 내가 마지막 희망이었던 것이다. 그래서 한글도 모르는 나에게 한자와 구구단을 먼저 가르치신 듯하다.

그림도 아닌 한자책을 꺼내는 날이면, 난 항상 아프다고 엄마 품으로 도망쳤다. 꾀병인지 알면서도 아버지는 한 번도 혼을 내신 적이 없으시다. 첫째 딸을 잃어 본 적 있는 아버지는 막내가 진짜 많이 아프다는 걸 아셨나 보다. 병원, 대체요법, 굿까지 막내를 위한 치료비는 늘 후하셨다.

그런 아버지의 품이 언제부턴가 답답해졌다. 그래서 도망치기로 했다. 대학 시절부터 아버지에 대한 반항이 시작되었고, 내 몸은 어느새 고장 난 시계로 변하기 시작했다. 녹슬기 시작한 몸은 약으로 기름칠해 다시 돌리고, 약기름이 범벅되어 썩으면 오려 내고, 수없이 고치고 또 고치고…

고칠 때마다 멈춰진 시계는 다시 갔다. 앞으로 가는지, 뒤로 가는지 제대로 가고 있는지도 모른 채 똑딱똑딱 소리를 내며 걸어갔다. 두 번째 암이 덮칠 때 나는 비로소 깨달았다. 내 시계가 거꾸로 가고 있음을. 약은 나를 시간에 따라가게 해주었다. 때로는 너무 빠르게, 때로는 반대로…

너무 멀리 저 멀리까지
고장 난 시계를 잃기 전에 소중한 '건강'을 되찾기를 바라며,
저자의 경험을 담아 글로 옮겨본다.

뿌리 깊은 약초로 살 것을 약속하며

2025년 따스한 어느 봄날에

추천시

모든 일에는 원인과 결과가 따르기 마련이다.

봄에 씨앗을 뿌리면 가을에 추수를 한다는
너무도 당연하지만 진부한 이야기는
어떤 행위 뒤에는 분명 그에 따른 결과가
있다는 것을 의미한다.

서두의 글에 원인과 결과에 대한
이야기를 설명하는 것은
의료통합연구소 소장인
강석경 선생의 대체의학연구에 대해
나는 원인과 결과에 긴 시간동안
마음에 비중을 두었던 것 같다.

강석경 선생은
내가 어떤 음식을 먹었는지
꼬치꼬치 물어서 그 음식은 나에게

어떤 해로움을 가져오고
또 어떤 음식은 어떤 이로움을 가져오는지에 대해
지겨우리만큼 설명을 하곤 한다.
물론 임상실험을 독할 정도로 거치는
그의 말을 나는 퍽 신뢰하고 있기에
받아들이는 편이지만
이렇듯 일상에서 겪게 되는
많은 부정적인 신체 현상들이
결국은 스스로를 잘 관리하지 못해
빚어낸 결과물임을
매번 느끼게 된다.

그러기에 강석경 선생의 말은
앞에서는 못 들은 척 하나
뒤에서는 나도 실천을 하고 있으니 말이다.

의료계에서 많은 시간을 몸담아 오면서 겪은
환자들을 대상으로 한 임상 연구 결과는
지금도 그가 만나는 사람들 앞에
이웃집 간호사 선생님이 되어
이웃들에게 건강에 관한 많은 혜택을 주고 있다.

작년 여름이었을 것이다.
그의 연구실에서 만난 책상 가득 쌓여 있는
의학전문서적, 대체의학 서적들 앞에서
그는 맑은 눈동자를 더욱 반짝이며
자신이 정리해 세상에 내어놓는 연구 결과물로
"사람들에게 조금 더 건강한 삶을 살게 해주고 싶다."며
소신 있게 건네던 그의 말을 잊지 못한다.

한 사람의 의료인이
평생 의료의 현장에서 겪은 이야기들을 내어놓는
이번 출간에
나 또한 감히 찬사의 짧은 글로
그간의 노고에 박수를 보내주고 싶다.

주석

재. 명경문화재단 이사장

01

텔로미어 노화이론

'텔로미어(Telomere)'란 염색체 말단에 위치한 DNA 구조로, 세포가 분열할 때마다 유전 정보를 대신하여 사라지는 보호막 역할을 한다. 그래서 텔로미어를 종종 신발 끈 끝에 달린 플라스틱 캡에 비유하기도 한다.

우리 몸의 수십조 세포는 생명이 다할 때까지 세포분열을 하며, 이 과정에서 텔로미어는 점점 짧아져 노화하게 된다. 텔로미어 길이가 일정 수준 이하로 짧아지면, 세포는 더 이상 분열을 멈추고 사멸하게 된다. 결국 우리 몸도 죽음에 이르게 된다.

말초혈액 백혈구의 텔로미어는 10년마다 6~9% 정도 짧아지기 때문에, 이를 기반으로 한 텔로미어 노화이론에서는 인간의 최대 수명이 120세까지 가능하다고 제시한다. 텔로미어 단축은 수명뿐만 아니라 건강에도 큰 영향을 미치고, 개인에 따라 텔로미어 길이 편차는 매우 크다.

텔로미어 단축의 원인은 유전, 질병, 환경, 사고, 수면, 식습관, 스트레스 등의 각종 염증 질환과 관련이 있다. 이는 나이와 무관한 사망률과 밀접한 상관관계가 있다는 것이다. 텔로미어가 단순한 노화의 지표를 넘어 건강 상태와 수명을 예측할 수 있는 중요한 생물학적 마커임을 시사한다.

즉, '노화로 죽는다'는 표현보다 '병에 걸려 죽는다'는 표현이 더 명확할 수도 있다.

그러면 "우리는 매일매일 텔로미어가 짧아지니깐, 병들고 나이 들면 곧 죽겠네"라고 걱정만 할 필요가 없다. 텔로미어 길이가 늘어날 수 있음이 과학자들에 의해 밝혀졌다. 이를 가능하게 하는 것이 '텔로머라아제(Telomerase)'라 불리는 효소이다. 이 효소는 텔로미어의 길이를 연장시키는 역할을 하지만, 정상 세포 내에서는 활약을 못 한다는 것이 아직까지 미지 영역이다.

짧아만 가는 텔로미어 길이를 늘리는 방법은 없을까?

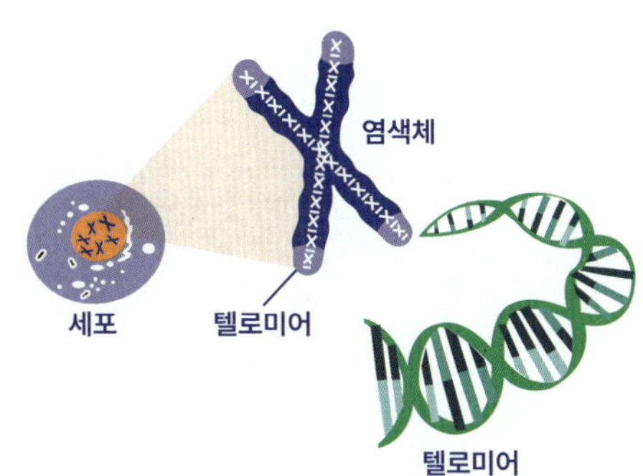

[텔로미어 진단표]

나의 텔로미어 나이 알아보기

① 자신의 실제 나이를 적는다.

② 각 항목에 "예" 또는 "아니오" 라고 표기한다.

③ "예"라고 표기한 항목의 +/− 숫자를 모두 합한다.

④ 자신의 나이에서 ③ 값을 뺀다.

NO	질문	점수	예	나이(세)
1	최소한 45분 이상 주 3회 이상 운동을 한다	− 5		
2	현재 담배를 피우고 있다	+ 10		
3	현재 매일 알코올성 음료를 3잔 이상 마신다	+ 7		
4	평균적으로 7~9시간 잠을 잔다	− 5		
5	허리둘레가 남성 36인치 / 여성 32인치 이하다	− 5		
6	생선기름을 하루에 3,000mg 이상 섭취한다	− 5		
7	객관적으로 행복한 삶을 살고 있는 것 같다	− 7		
8	주 2회 이상 튀긴 음식을 먹는다	+ 3		
	텔로미어 나이			

〈출처: 텔로미어, 마이클포셀 외, 2013〉

02.
노화를 일으키는 4대 주범

'노화老化'를 촉진시키는 요인들은 활성산소, 염증, 당화 반응, 비정상 메틸화다. 이 주범들은 사슬처럼 엮여 서로에게 시너지를 주는 힘을 가지고 있어 지속적으로 발현될 경우, 건강은 도미노처럼 순식간에 쓰러져 죽음까지 이르게 된다.

"노화란 나이가 들어가는 것이 아니라, 병 들어가는 것이다."

1) 활성산소

'활성산소(活性酸素, Free radical)'는 호흡을 통해 체내로 들어온 산소가 산화 과정에서 생성되는 유해한 산소를 말한다. 불안정한 분자로 몸속을 다니면서 정상적인 세포와 조직을 손상시켜 각종 질병의 원인이 되는 산화력이 강한 산소이다.

활성산소의 과도한 축적은 '산화 스트레스(Oxidative stress)' 라는 상태에 놓이게 되고, 이는 곧 암과 퇴행성 질병을 초래한다. 주요 원인은 부적절한 식습관, 과도한 스트레스, 심한 운동, 오염된 환경, 자외선, 흡연, 알코올, 방사선 등이 있다.

2) 염증

'염증(炎症, Inflammation)'은 불火 + 불火이 만나 몸에서 큰불로 번져 병이 생긴 것을 말한다. 유해한 자극에 대한 신체의 방어기전으로, 손상된 부위를 원래 상태로 회복하려는 반응이다. 열감, 발적, 부종, 통증 기능 상실이 염증의 5대 징후이다.

그러나 감염과 독성 환경에 반복적으로 노출되면, 염증 회복 단계를 무너뜨리고 급속도로 빠른 텔로미어의 단축과 각종 질병부터 암까지 불을 지피게 된다. 염증을 유발하는 물질로는 외상, 감염, 자가면역, 독소, 당분, 알코올, 식생활, 비만, 유전, 방사선, 자외선, 환경, 스트레스 등이 있다.

3) 당화 반응

'당화 반응(糖化反應, Glycation)'은 글자 그대로 '당으로 변하는 반응'으로 혈액 속에 과도한 당 분자가 단백질이나 지방에 달라붙어 분자의 구조와 기능을 변화시키는 것이다. 결과적으로 '최종당화산물(AGEs, Advanced Glycation End products)' 이 생성되고 과도한 축적은 '당독소'로 이어져 활성산소와 염증의 촉진제가 된다.

당독소는 당뇨, 알츠하이머 치매, 심혈관 질환, 노화, 신장 질환 등 다양한 만성질환을 증가시킨다. 120℃ 이상의 고온 요리, 튀김, 간장에 졸인 음식, 가공식품, 빵, 과자, 구운 고기, 음료수, 아이스크림, 인스턴트 식품, 서구식 식단이 주요 원인이다.

4) 비정상 메틸화

'메틸화'는 DNA 분자에 메틸기(Methyl group)가 첨가되는 과정으로 유전자 발현, 세포 분화와 발달, 유전체 안정성을 유지하는 화학반응이다. 노화의 주범인 산화를 막아주고 텔로미어 길이를 늘여주기도 한다.

'비정상 메틸화'는 정상적인 DNA 메틸화 패턴이 교란된 상태를 의미하며, 유전자 질환과 다양한 질병, 특히 암 발생과 밀접한 관련이 있다. 그 외 당뇨, 비만, 자가면역, 신경 퇴행성 질환, 발달 장애, 심혈관, 대사질환 발생에 영향을 미친다.

비정상 메틸화의 요인은 유전, 환경 오염, 중금속과 화학물질 노출, 만성 염증, 호모시스테인 증가, 비타민 B군과 엽산 부족, 흡연, 알코올, 수면 장애, 불규칙한 생활 습관, 스트레스 등이 있다.

03.
암과의 전쟁

암은 비정상적인 세포가 무제한적으로 증식하여 여러 장기로 퍼져나가는 것을 정의한다. 비정상적으로 변형된 암세포의 덩어리는 폭발적으로 빠르게 분열하지만, 아이러니하게도 암을 진단하는데 소요되는 기간은 몇 달에서 몇 년이 걸린다는 것이 관건이다.

건강한 성인도 매일 5,000~10,000개의 새로운 암세포가 생성되었다 소멸된다. 그러나 내 몸을 스쳐 지나간 염증의 흔적들은 암의 씨앗으로 잠재되어 있다, 면역계의 울타리가 무너지면 순식간에 발동한다. 하나의 암세포가 30회 정도 분열하면 약 10억~1조의 종양이 되고, 임상적으로 발견 가능한 직경 1cm, 무게 1g 크기가 될 때까지는 약 5~10년이 소요된다.

암 발생 주요 원인은 산화, 염증, 당화 반응, 비정상 메틸화로 노화의 원인과 거의 동일하다. 그러므로 암이 진행되면 노화의 지름길에 들어선 것이고, 극복하면 노화를 늦추는 셈이다.

암의 10가지 특징은 지속적인 증식, 성장 억제 신호 무시, 세포 자살 억제(돌연변이가 감지되면 자살하는 능력이 억제), 무한 복제, 새로운 혈관 신생, 전이, 에너지 대사의 재생성(신진대사 촉진으로 이상적인 체중 감소), 면역 회피, 염증 촉진(사이토카인 분비), 불안정한 유전적 돌연변이가 있다.

현대의학은 암의 메커니즘을 규명하고 진단과 치료에 핵심을 둔 '표준 치료'로 비중과 의존도가 높다. 그러나 'No Job, No Home'의 특성을 가진 자유분방한 암은 표준화된 국소적 접근법만으로 해결하기는 역부족이다. 언제, 어디서, 어떻게 돌변할지 모르는 '내 몸의 배신자'가 암이다.

'독목불성림獨木不成林' 나무 한 그루로는 숲을 이루지 못한다 했다. 혼자서는 큰일을 이루기 힘드니 나무를 바라보는 서양의학과 숲을 바라보는 동양의학의 장점을 결합한 통합의학으로 암을 치료해야 한다.

현대의학에만 중점을 둔 시야에서 다각화된 의학을 접목하여, 환자의 치료 효과를 극대화하는 것이 통합의학의 핵심이다. 통합의학은 기존 의료의 한계를 뛰어넘어 한의학, 대체의학, 전통의학, 보완 요법 등의 다양한 의학들이 복합적으로 이루어진 비표준화된 의료이다.

양자의학이 과학적인가? 비과학적인가?
명리학이 과학적인가? 비과학적인가? 관상, 주역, 종교 이 모두가 과학적인가? 비과학적인가?
'과학적이다' ' 비과학적이다'로 분류하는 기준은 무엇인가? 바로 숫자 싸움이다. 통계학적인 수치화된 근거 유무이다. 통합의학도 충분한 연구 자금만 갖춰진다면 다양한 연구 방식으로 데이터 수집이 가능함으로, 치료법 분류가 도출 가능한 표준화된 메카 의학이 될 수 있다.

가설을 검증하는 논문이 끝없이 발표되는 것도 '모든 것은 변한다.'라는 우주의 본질적 법칙을 함축하고 있다. 통계화된 숫자가 없으면 비과학이다, 과학적 근거가 없으면 신뢰할 수 없다는 '근거 중심의 논리' 그 자체가 모순이다. 그렇다면 우리는 왜 사주를 통해 미래를 설계하고, 관상에 기반을 둔 성형을 하고, 무속과 같은 샤머니즘을 찾고 종교를 믿는 이유는 무엇인가? 비과학적인데 왜 신뢰하고 추종하는 것인가?

명리학, 관상, 무속, 종교, 문화 이 모두가 선조들이 전해준 역사적 확률 통계이다. 단지 실험적 도구를 조작할 도전적 연구

자가 부족할 뿐.

암에 걸린다면, 불가피한 위기를 받아들이고 건강한 몸으로 재디자인하면 된다. 우리는 늘 살아가면서 타인에게 배신당하고 아픈 만큼 성장해왔다. 타인의 배신도 이겨냈는데 내 몸의 배신을 왜 못 다스린단 말인가? 나를 제일 잘 아는 사람이 바로 나 자신인데. '지피지기면 백전백승'이라 했다. 적을 알고 나를 알면 백번 싸워 백번 이긴다 했거늘, 암도 아군이요, 병도 아군인데 내 안에 전쟁이 뭐가 두렵단 말인가!

간절하면 창문 틈 사이로 빛이 보이기 시작한다. 부정과 거부로 절대 해답을 찾을 수 없다. 현재의 나를 알아주고 나에게 토닥토닥 해주면 티끌 같은 건강의 빛이 시작된다. 화학적인 것으로부터 최소화하고 살아있는 음식과 내가 선택할 수 있는 다양한 방법을 찾아 온 힘을 다해 암을 극복하면 된다.

암은 대사성 질환으로 병소의 일부분이 아닌, 몸 전체의 대사와 불균형을 찾아 엉킨 매듭을 하나하나 풀어내야 한다. 서양의학, 동양의학, 전통의학, 니시의학, 인도의학, 대체의학, 자연요법 등을 포괄하는 새로운 패러다임 '통합의학'이 미래의학이다.

04

노화와 암의 촉발 인지

우리는 왜 질병에 걸리는가?

원인은 도대체 무엇일까?

질병에 걸리지만 않는다면, 노화와 암의 숙제는 풀리지 않을까?

어느 누구도 질병을 완벽하게 이해하지는 못한다. 그러나 이유 없이 질병에 걸리지도 않는다. 즉, 질병에는 분명 원인과 결과가 한 세트로 이루어져 있으니, 원인을 찾아 질병의 실마리를 끊어내면 된다. 그리고도 역부족이면 또 다른 길을 찾으면 된다. 현대 사회는 무한정으로 정보가 쏟아져 나오기에 나에게 맞는 옷을 찾듯 건강도 나를 빛내줄 의상을 찾으면 된다.

그렇다면 질병이란 무엇인가? 질병의 본질은 세포의 기능 장애이다. 우리는 어머니의 몸속에서 하나의 세포로 시작하여, 수십조 개의 세포가 모여 조직과 장기를 이루고, 결국 하나의 완전한 인간으로 태어난다. 모든 신체 기능은 세포들에 의해 수행되며 그 기능 또한 특화되어 있다. 세포는 각자 정상적인 기능을 통해 스스로 조절, 통제, 소통, 치료, 균형을 이루고 있다. 우리 몸이 건강하고 병에 걸리지 않는 균형 잡힌 상태를 '항상성'이라고 부른다. 몸이 항상성을 유지할 때는 외부 환경과 상관없이 내부 환경을 자체적으로 자가 치유하여 건강을 유지한다.

그러나 우리는 매일 반복적으로 자의든 타의든 자신의 몸에 많은 손상을 입히고 있기에 자가 치료의 역부족이 곧 회복 불가능으로 이어져 질병을 초래하게 된다.

질병이라 부르는 세포 기능 장애의 원인은 '결핍'과 '독성'으로 나뉜다. 결핍은 세포에 필요한 요소가 부족한 상태이고, 독성은 필요 이상으로 과잉 생산되거나 해로운 물질이 존재하는 상태를 말한다. 전염병과 유전자 질환을 포함한 거의 모든 질병의 근본 원인은 결핍과 과잉 독성으로 귀결된다. 마음의 병까지도.

대수롭지 않게 여겼던 미세염증과 만성 피로, 스트레스는 저산소증을 초래하고 몸을 산성화시켜 면역력을 급격하게 떨어뜨린다. 면역력 저하는 곧 결핍과 독성으로 이어져 연쇄적인 다양한 건강 문제, 노화의 가속화, 암의 촉발 인자가 된다.

노화와 암의 공통적인 촉발 인자는 세포 손상의 축적, 유전자 발현과 변화, 세포분열의 변화, 세포 복구의 불균형, 나이와 연관성이 있다. 이들은 복잡한 상호작용으로 서로를 촉진하는 관계이며 두 현상의 근본적인 핵심 메커니즘은 '세포 손상의 축적'이다. 세포 손상의 주요 요인들을 다양한 측면에서 챕터별로 분류했다.

[노회와 암이 좋이하는 환경]

촉발 인자	노화	암	노화+암
1	활성산소 (저산소)	저산소 환경	활성산소 (저산소)
2	스트레스로 호르몬 불균형	산성화 (젖산 생성)	스트레스
3	영양 불균형 (과잉과 부족)	혈관신생 (풍부한 혈관 공급)	영양 불균형
4	면역력 저하	면역력 저하	면역력 저하
5	만성 염증	만성 염증	만성 염증
6	환경 오염	특정 세포외 기질 (환경 오염 내포)	환경 오염

05.
질병을 일으키는 6가지 경로

세포 기능 장애는 다양한 요인에 의해 발생한다. 주요 요인은 영양, 독소, 유전, 운동, 의학, 정신이다.

1) 영양

적절한 영양 섭취는 세포 기능에 필수적이며 대부분 음식으로 채워진다. 건강한 음식은 세포의 필요한 영양분을 제공하지만 정크푸드와 잘못된 조리법과 식습관, 과도한 영양 과잉과 무의식적으로 세뇌된 영양제 섭취는 영양 불균형으로 세포의 기능 장애를 초래한다. 음식은 건강증진과 질병 예방, 자가치유력의 중요한 핵심 요소이지만 결핍과 과잉 섭취는 자칫 잘못하면 질병으로 이어지는 가장 쉬운 경로 중 하나이다.

2) 독소

독소는 모든 질병의 근간이라 해도 무방할 정도로 비중 높은 질병의 지름길이다. 독소는 영양이 부족해서 발생하는 것이 아니라 수많은 화학 제품, 중금속, 유해 환경 물질, 과잉 섭취로 인한 대사 노폐물들이 다양한 경로를 통해 발생하며 이 독소들은 세포의 돌연변이를 일으켜 암 또는 다양한 질환을 발생시킨다.

3) 유전

DNA 유전자는 우리의 생명을 조정한다. 암뿐만 아니라 모든 질병은 유전자 기능 변화에 따른 결과이며 세포의 정상적인 세포분열 방식을 변형시켜 죽음까지 이르게 한다. 유전자가 모든 질병의 원인이라 단정 지을 수는 없지만 질병 발생의 촉매제임은 확실하다.

그러므로 가족력을 잘 파악하여 유전자로 인한 질병 발생을 최소화하여야 한다. 가족력은 직계가족뿐만 아니라 사촌까지 확대해서 파악하여야 한다. 그 이유는 유전성 변이가 한 세대를 건너 발생하는 경우도 빈번하기 때문에 이를 확대 해석할 필요가 있다. 과잉 해석이라 볼 수도 있지만, 중병이나 희귀 난치성 질환을 진단 받을 경우 매우 치명적이다. 우리는 유전 질환의 노예가 아닌 유전 정보를 자유자재로 조정할 수 있는 몸이 되어야 한다.

4) 운동

건강해지려면 세포가 필요로 하는 영양소를 공급해 주어야
하고, 세포를 파괴하는 독소를 배출해야 한다. 세포들이 최적
의 기능을 유지하도록 움직이고 자극을 주는 것이 바로 운동
이다. 몸의 움직임은 영양 전달, 독소 제거, 클러스터린(Clu-
sterin) 같은 항염증 단백질을 생성하여 항염 효과, 뇌유래신경
영양인자(Brain-Derived Neurotrophic Factor, BDNF)의 발현을
증가시켜 신경세포를 보호한다.

그러므로 의식적으로 운동을 하지 않으면 질병의 길을 빠른
속도로 걷게 된다. 운동뿐만 아니라, 질 높은 수면과 충분한
햇볕 노출도 포함된다.

5) 의학

진단과 수술 등 현대의학이 최상의 치료임은 분명하다. 하지
만 만성질환과 대사성 질환은 단순히 의약품과 수술로만 해
결되지 않는다. 현대의학의 통념에서 다학문적인 새로운 사

고로, 질병을 예방하고 치료할 수 있는 통합적인 접근이 절실
히 필요하다.

과잉 진단으로 엄청난 양의 방사능과 전자파의 피폭, 독성을
지닌 다중 약물 처방, 예방 접종, 무분별한 항생제 처방 등이
자가치유력을 지닌 우리 몸의 면역계를 무너뜨리고 결국 2차
합병증을 초래한다. 의료 중심의 획일적 패러다임을 탈피하
여야 건강한 삶을 쟁취할 수 있다.

6) 정신

우리의 사고는 모든 생물학적 결과와 연결되어 있다. 의식적
이든 무의식적이든 마음속의 생각이 건강한 삶의 중요한 영
역을 차지한다. 다양한 생각들은 신체적 화학 작용을 불러일
으켜 신체 반응의 결과를 가져오는 우리 몸의 메커니즘이다.

생각은 유전자, 호르몬, 소화력, 면역계 등 거의 모든 신체 영
역에 관여한다. 예를 들어 불치병에 걸려 죽을지도 모른다는
부정적인 생각은 죽음에 이르게 하고, 불치병을 이겨내고자
하는 긍정적인 생각은 새로운 인생을 만들어낸다. 불안감에
앞서 제대로 싸워보지도 못하고 항복하기는 너무 억울하지

않은가? 이 또한 인생의 전환점이라 생각하라. 내면을 더욱 단단하게 뒷받침해 줄 외면을 가꾸는 휴식기라 생각하라.

"온 우주에 겨울이 있듯이"

현대의학은 아직 우리 몸의 불가사의한 현상들을 완전히 증명하지 못하고 있다. 모든 생각은 양날의 검 같아서 때로는 병의 씨앗이 되기도 하고, 때로는 건강의 씨앗이 되기도 한다. 결국 병을 치료하고 건강을 유지하는 가장 중요한 핵심은 자신을 향한 긍정적인 마음가짐에 있다.

"알 수 없는 거친 폭풍이 휘몰아쳐도
용기 있는 발걸음으로 한 걸음 한 걸음 걷다 보면
등불 같은 치유의 바람이 내 곁을 지켜줄 것이다."

06.
미병이란

동양의 《황제내경》에서는 "명의는 미병을 치료한다.", "발병 후에 약을 주는 것은 갈증이 날 때 우물을 파고, 싸움을 목전에 두고 무기를 만드는 격이니 이미 늦은 것"이라 했다.

'미병未病' 이란 질병이 발생하기 전 상태로, 자각증상은 있으나 의학적 진단이 되지 않는 상태를 의미한다. 또 다른 표현으로는 '반 건강 상태'로 검사상 이상 소견은 확인되나, 통증이나 자각증상이 없어서 진단 내리기에 모호한 경우도 포함된다.

서양의 양자의학적 측면에서 '건강' 이란, '양자파동장의 결맞음(Quantum Coherence)' 이 높은 상태로 구조적 기능 및 해부학적으로 정상적인 상태를 말한다. 반대로 '질병' 이란 양자파동의 결맞음이 교란되어 구조적으로 변형된 상태를 정의한다.

양자의학 역시 건강과 질병을 나눌 수 없는 중간 단계가 있는데 이때는 양자파동장의 교란으로 조직과 장기의 기능 장애를 일으킨다. 다양한 고통과 증상들이 동반되어 기능 장애를 초래하나, 구조적 변형이 아직 없는 상태를 의미한다.

현대의학은 검사 상 구조적 변형이 없는 경우 진단을 내리지 못한다. 이것을 미병이라 부르며, 미병은 질환의 종류에 따라 대개 10~30년간 지속하다 결국 질병에 이르게 된다.

우리나라 통계청 자료에 따르면, 미병 유병률이 전체 환자의 20~30%에 달하며, 2020년 성인 인구의 약 47%가 미병 증상을 경험한 것으로 나타났다. 세계보건기구(WHO)는 전 세계 인구의 약 75%가 미병 상태로 분류되므로, 미병에 관한 인식 개선과 질병 예방을 위한 체계적인 방안이 필요하다.

미병을 호소하는 증상들은 매우 다양하다. 피로 70.7%, 통증 30.8%, 분노 18.7%, 소화불량 18.3%, 우울감 17.3%, 수면 장애 16.7%, 불안감 12.8%, 가려움증, 두드러기, 발적 등의 순으로 나타나며, 병으로 인정되지 않는 의료계의 사각지대이다.

미병을 터부시하는 의사는 검사 상 진단명이 밝혀지지 않을

경우에 신경 안정제, 진통제, 항생제 등을 처방하는 사례가
부지불식이다. 명의라면 미병을 치료하여야 한다.

미병은 질병으로 진행되고 있는 과도기임을 알려주는 내 몸
의 경고 신호이다. 시작의 신호를 보낸 촉발 요인, 즉 방아쇠
를 먼저 찾아내야 한다. 전향적인 코호트 방법만으로 환자를
추적 관찰할 것이 아니라, 후향적인 코호트 방법으로 방아쇠
를 당긴 근본 원인을 알아내야 미병을 치료할 수 있다.

현대의학의 한 방향만 바라보고 빠르게만 달리지 말고, 360도
다학적인 여러 방향을 받아들여 더 멀리 가야 한다.

내 안에 잠들어 있는 자가치유력을 깨워라!
내 안에 의사를 일으켜 면역 씨앗을 뿌려라!

"면역 씨앗 하나가 끈기 있게 자라다 보면,
가을 무렵 믿을 수 없는 건강을 수확할 것이다!"

07.
질병을 알리는 몸의 신호

한의학에서 질병을 진단하는 방법은 크게 진찰과 진단으로 나뉜다. '진찰診察'은 환자에게 나타나는 개별적 증상을 수집하는 과정이고, '진단診斷'은 진찰을 통해 찾아낸 정보들을 분석해 결론을 내리는 것이다.

이를 위해 주로 사용하는 4가지 방법은 망진望診, 문진聞診, 문진問診, 절진切診이 있으며 이 중 가장 으뜸이 망진법이다.

'망진望診'은 눈으로 환자의 얼굴, 피부, 행동, 걸음 등의 외적 모습을 관찰하여 내장 기능과 질병의 경중 상태를 판단한다.

'문진聞診'은 청각과 후각을 이용하여 특정 질병의 특유한 냄새와 장기의 이상 소리를 듣고 질병을 판단한다.

'문진問診'은 환자의 증상, 발생 과정, 과거 병력 등 다양한 정보를 질문을 통해 체계적으로 파악한다.

'절진切診'은 손으로 환자의 신체를 만져보고 상태를 파악한다. 맥박의 성질과 상태를 살피는 맥진, 복부를 손으로 눌러서 살피는 복진, 등과 복부에 있는 혈자리 중 인체의 장기와 직접 연결된 혈을 눌러 통증이 있는 곳을 찾는 배수진과 복모진이 있다.

서양의학의 진단학에서도 망진은 중요한 부분을 차지하고 있다. 현대의학 역시 뇌, 심장, 폐, 간, 신장 등의 거의 모든 질환에는 특징적인 안색과 피부 반응, 통증을 비롯한 다양한 징후와 증상으로 나타난다. 동양의학은 오랜 임상을 통해 인체의 각 부위 및 조직·기관이 경맥으로 연결되어 오장육부와 밀접히 연관됨을 입증했다. 현대 생물정보학에서도 인체의 각 부위, 기관, 조직들이 상호작용하면서 다양한 생리 기능을 수행한다고 인식한다.

내부 장기 조직의 병리학적 변화가 발생하면, 병리 정보가 곧 외부 신체 변화로 표출된다. 그러므로 인체의 외부 변화 데이터를 수집하고 분석하면 질병 예방과 치료 접근법을 찾을 수 있다. "20대의 당신 얼굴은 자연이 준 것이지만, 50대 당신의 얼굴은 스스로 가치를 만들어야 한다." 가브리엘 코코 샤넬의 명언처럼 우리 몸에서 보내주는 시그널은 다양한 의미를 내

포하고 있다. 과거, 현재, 미래를 온몸으로 표현해준다. 한 사람의 삶과 병력을 몸 밖으로 옮겨놓은 것이다. 질병의 흔적들을 육감으로 세심히 읽어내고, 신체의 불균형을 바로 잡아 건강의 꽃을 피워야 한다.

"분명 건강의 꽃바람이 드문드문 찾아온다!"

07.
1-두피

두피는 머리를 덮고 있는 피부로 자외선, 온도 변화, 외부 충격으로부터 보호하는 기능을 한다. 두피의 pH는 4.5~5.5 약산성을 유지하면서 세균과 곰팡이 번식을 억제한다. 또한 체온 조절과 감각 수용 등의 다양한 기능과 미용 측면에서도 중요한 부분을 차지한다.

두피는 다른 피부에 비해 많은 피지선을 분포하고 있다. 부적절한 두피 관리와 내외부적 요인에 따라 피지선의 활동이 '과잉' 또는 '부족'으로 이어진다. 피지의 분비량에 따라 과다 시는 지성 두피, 부족 시는 건성 두피로 나뉜다. 정상 두피의 수분함량은 10~15%, 지성 두피는 20% 내외, 건성 두피는 10% 미만이다. 지성 두피는 pH 5.0 이하로 산성에 가까우며, 건성 두피는 pH 5.5 이상으로 약알칼리성에 가깝다. 지성과 건성 두피가 계속되면 다양한 두피 질환으로 진행된다.

피지가 과다 분비하면 모공이 막히고, 산화된 피지가 땀구멍을 차단해 모낭의 산소와 영양 공급을 방해한다. 모발은 기름지고 끈적해져, 비듬과 뽀루지 등의 염증들이 자주 발생하면서 악취를 동반한다. 대표적인 질환이 지루성 두피염과 피지 낭종이다.

지루성 두피염은 습진의 일종으로 붉은 홍반, 노랗고 끈적한 비듬과 분비물, 가려움증이 특징이다. 원인 인자는 호르몬 변화, 스트레스, 덥고 습한 기온, 기름진 식습관, 면역 기능 저하, 심폐기능 저하, 뇌질환 등이 관련된다.

피지 낭종은 피지선이 막혀 발생한 혹이다. 원인은 비만, 유전, 위생 상태 불량, 과도한 땀 분비로 각종 피지나 노폐물이 쌓여 발생한다. 낭종이 터지면 주변으로 염증이 퍼져 2차 감염의 위험과 통증을 동반한다.

지성 두피 관리는 두피 세정과 피지 조절에 중점을 두어야 한다. 산화된 피지 노폐물을 제거하여 모공을 열어주는 두피 스케일링과 각질 제거용 헤어팩을 주1~2회 사용하면 도움이 된다. 아침에는 가벼운 머리 감기를 하고 저녁에는 지성 샴푸를 이용하여 꼼꼼히 두피를 세정해야 한다. 두피는 문지르지 말고 두드리듯 마사지를 수시로 해준다.

건성 두피는 두피가 건조하며, 하얗고 푸석한 각질과 비듬, 심한 가려움증이 특징이다. 머리를 자주 감지 않아도 유분감이나 끈적함이 없다. 그러나 작은 자극에도 상처가 나기 쉽고 조이는 듯한 불편감을 느낀다. 대표적인 질환이 두피 건선이다.

두피 건선은 만성 염증 질환으로 피부 세포가 이상적으로 빠르게 생성되어 붉은 두피 위에 은백색 비늘로 겹겹이 쌓인 형태를 말한다. 심한 가려움증으로 긁어 출혈이 자주 발생하며 두피뿐만 아니라 귀 뒤, 목덜미, 이마에도 나타난다. 원인은 자가 면역반응, 혈관성 질환, 유전, 스트레스, 흡연과 알코올, 춥고 건조한 환경, 감염, 약물 등이 있다.

건성 두피 관리는 보습 유지, 건성용 샴푸, 금주와 금연, 긁거나 빗질 등의 자극을 최소화, 과도한 광선 치료, 약물치료 등이 있다. 샴푸 전 따뜻한 물로 두피를 적셔 비듬과 각질을 부드럽게 한 다음, 손으로 충분히 거품을 내어 두피를 마사지하고, 마지막으로 미지근한 물로 깨끗이 헹구어 낸다.

다양한 두피 질환은 탈모로 이어지는데 정상 성인의 머리카락은 매일 10만 개 중 100개 이상 빠지는 경우를 말한다. 원인은 영양 결핍, 내분비 질환, 호르몬 문제, 약물의 부작용, 자가

면역 질환, 심혈관성 질환, 허혈성 뇌 질환, 전립선 질환, 스트레스 등 복합적으로 관련이 있다.

나는 출산 후 탈모는 자연스러운 현상이라 믿었기에, 전혀 관리를 하지 않았다. 어느 날 간호사 가운에 비듬이 묻어 있고 두피에 뽀루지가 나는 것을 발견하고 피부과를 갔었다. 지루성 피부염과 원형 탈모를 진단받고 당황했다. 피부와 머리카락은 나무 각질처럼 건조한데 두피만 기름진 것이다. 약물 치료를 받았으나 호전보다는 속만 쓰려왔다.

현재는 두피에 맞는 지성용 샴푸와 주 1회 각질 제거용 헤어팩을 사용하고 있다. 머리 감는 시간을 두 배로 늘려 따뜻한 물로 충분히 헹군다. 수건으로 물기를 충분히 닦아낸 후, 2차로 키친타월을 이용하여 머리카락을 두드려 물기를 제거한다. 헤어드라이기 찬바람으로 머리를 말린 후, 마지막에 뜨거운 바람으로 스타일을 낸다. 트리트먼트와 린스는 사용하지 않으며, 헤어드라이 사용 전에 헤어오일 1~2방울로 머리카락 손상을 예방하고 있다.

두피의 최적 pH는 4.5~5.5, 피부는 5.5로 약산성을 유지해 세균과 외부 자극을 차단한다. 샴푸 pH는 4.5~6 약산성에 가깝지만, 두피와 모발의 피지 제거를 위해 강한 세정력을 가진 계면 활성제가 포함되어 있다.

샴푸로 몸을 세척하는 경우는 거의 없지만, 잘못된 샤워 방법으로 피부를 손상시키는 경우는 생각보다 많다. 드라마나 영화의 한 장면처럼 샤워 중에 머리를 꼿꼿이 세워 머리를 감으면, 강한 계면 활성제가 피부로 스며든다. 특히 피부 발진이나 염증 등의 상처가 있는 경우는 모공이 커져 있어 더 많은 양의 화학 성분이 피부로 스며 들어가 염증이 더 심해진다. 세면대에서 머리를 미리 감아 샴푸의 잔여물을 제거한 후에 샤워를 시작하거나, 샤워 중에 머리를 감을 경우는 반드시 고개를 숙여 샴푸 성분이 몸에 닿지 않도록 주의해야 한다.

머리에서 나는 악취와 비듬, 낭종, 원형 탈모가 심해질 무렵, 나는 각막암 진단을 받았다. 두피가 보내준 신호를 못 알아챈 것이다. 지성이든 건성이든 두피 질환 역시 내부 장기와 면역에 깊은 관련이 있다. 보이는 증상만 잡으려고 문제 부위만 국한할 것이 아니라, 전신거울로 몸 전체를 읽어줘야 한다는 것을 재차 강조한다.

2 - 얼굴

한의학에서는 인체의 안과 밖은 연결되어 있고, 오장육부와 기혈의 상태가 모두 얼굴에 나타남으로 '인체의 제1문'을 얼굴이라 하였다. 얼굴의 안색이나, 형태, 표정, 부종, 발적, 부스럼, 기미, 반점들을 보고 진단이 가능하다.

1. 얼굴의 여섯 가지 색

1) 청색(靑色)

청색은 주로 '간肝'과 관련되며, 우측 옆구리 통증, 요통, 어혈, 열성 경련이 나타난다. 기혈의 운행이 원활하지 않고 경맥이 막혀 생긴다. 만성 간 손상으로 얼굴이 검푸른색을 띠며 피로감과 추위를 잘 탄다.

메트헤모글로빈혈증(Methemoglobinemia)는 헤모글로빈이 비정상적으로 산화되어 혈액이 조직으로 산소를 전달하지 못하는 상태를 의미한다. 얼굴 전체와 입술, 손톱에서 파란색이나 보라색을 나타낸다. 원인은 국소마취제, 항생제, 육류 가공식품(질산염), 특정 화학물질 등이 있다.

은피증(Argyria) 또는 '블루맨신드롬'은 은이 피부에 침착되어 피부가 청회색을 띠며 심장, 폐, 간, 신장에 치명적이다. 원인은 식기나 은으로 만든 용기, 의료 처치, 은 관련 산업 종사자(보석 제작, 사진 현상), 화장품, 은 나노 제품 등이 있으며, 이에 노출될 경우 은피증의 가능성이 높아진다.

청색 피부에 좋은 음식은 산소 공급을 돕는 베리류, 녹색 채소, 오이, 다크초콜릿 등이 있다.

2) 적색(炙色)

적색은 주로 '심장心臟'과 관련이 있으며, 얼굴 전체가 열이 많아 얼굴색이 붉으며 안절부절못한다. 과하게 땀을 많이 흘리며 손발은 차고, 짧고 얇은 호흡이 특징이다. 눈의 충혈이나 머리가 붓고 두통을 호소한다. 지속적인 심장 기능 부전은 폐 질환까지 동반하기도 한다.

적색 피부에 좋은 음식은 적색을 띤 토마토, 고추, 딸기 등이 있으며, 이는 심장 기능을 강화시킨다.

3) 황색(黃色)

황색은 주로 '비장脾臟'과 관련된다. 비장은 위, 소장, 대장, 간 담도계를 포함한 소화기관을 말한다. 간 또는 담관 췌장의 기능 부전으로 빌리루빈이 대사와 배출이 일어나지 않아 얼굴과 눈의 공막이 노랗게 변한다. 소화기관의 이상, 변비, 빈혈, 비타민 결핍, 약물 부작용 등이 원인이다.

소화력과 관련이 있으므로 기름지고 정제된 탄수화물과 자극적인 가공육류 음식은 피한다. 수분과 섬유질이 풍부한 콩류와 통곡류, 강황, 레몬, 감귤, 녹색 채소, 호두, 씨앗류를 많이 섭취하여 대사와 배출을 돕는다.

4) 백색(白色)

백색은 주로 '폐肺'와 관련이 있다. 안색이 하얗고 빛이 없으며 어깨와 등의 통증, 식은땀, 입술과 손톱 또한 창백하다. 빈혈일 경우, 붉은색을 띠어야 하는 눈꺼풀 안쪽 점막이 흰색으로 보인다. 원인은 빈혈, 저체온증, 심장과 내분비 질환, 영양결핍 등이 있다. 또한 갑작스러운 많은 양의 땀과 설사로 인해 수분의 불균형으로 창백해지기도 한다.

조혈을 위한 비타민이 풍부한 음식(레몬, 키위, 딸기), 양파, 해조류, 고구마, 당근, 사과, 곶감, 녹색 채소 섭취가 도움이 된다.

5) 흑색(黑色)

흑색은 '신장腎臟'과 관련 있고, 안색이 새까맣고 말라 거칠며 눈과 입술 주위도 검다. 병이 깊어질수록 얼굴색은 검게 변하며 만성신부전 환자의 얼굴이 대표적인 경우이다.

간 기능 부전으로 인한 황달은 병이 진행될수록 차츰 어두운 황색으로 변하고, 소화액의 분비 장애는 음식물의 분해와 소화 기능 저하로 이어져 체내 노폐물 증가와 영양실조를 초래한다. 체내 노폐물과 독소 증가는 신장 기능을 과부하 시켜 피부를 더욱 검게 만든다. 또한 스트레스를 많이 받을 경우, 혈액순환 장애로 활성산소가 늘어나 흑색을 띠게 된다.

팥, 밤, 옥수수 수염차, 수박, 생선, 양배추, 마늘을 섭취하고
염분과 칼륨을 제한한다. 신장기능이 저하된 경우는 칼륨 배
출이 잘되지 않으므로 칼륨이 많은 음식을 주의해야 한다. 잣,
곶감, 바나나, 토마토, 참외, 키위, 감자, 유제품 등은 먹고 싶
은 양의 1/3로 줄이는 습관을 들여야 한다.

6) 주황색(朱黃)

'카로틴혈증(Carotenemia)'은 혈중 카로틴 수치가 높아져 피
부가 노랗게 변하는 질환이다. 카로틴을 비타민 A로 변환하
는 능력이 감소되어 대사와 배출이 되지 않아 체내에 카로틴
이 축적된 것이다. 특히 손바닥, 발바닥, 이마, 코, 얼굴, 목,
겨드랑이에 나타난다. 황달과 차이점은 눈 흰자나 점막이 노
란색으로 변색되지 않는 것이 특징이다.

당근, 호박, 고구마, 시금치 등 베타카로틴이 풍부한 음식을
장기적으로 과다 섭취할 경우에 카로틴혈증이 발생하며 대부
분 섭취량을 줄이면 자연스럽게 사라진다. 섭취량과 상관없
이 증상이 지속된다면 유전, 간, 갑상선 기능 저하증, 당뇨병,
약물을 의심해 봐야 한다.

2. 인면 피부 상태

얼굴은 다양한 신체 부위와 연결되어 있어 전반적 건강 상태를 나타내는 지표 중 하나이다. 망진望診만으로 질병을 판단해서는 안 되지만, 부스럼이나 발적 등의 피부 상태로 자가 진단하여 보이지 않는 내장 기관의 병을 다스려야 한다.

얼굴의 모공이 갑자기 커져 보일 때가 있다. 가끔일 경우는 걱정할 필요가 없으나, 커진 상태가 지속될 경우는 몸에 이상이 있는지 의심해 봐야 한다. 일시적으로 모공이 커지는 이유는 크게 세 가지 이유가 있다. 피지가 과도하게 배출되는 경우, 모공 주위에 있는 피부 섬유의 탄력성 감소, 모공에 염증이 생긴 경우이다.

장기적으로 모공이 넓어지는 원인은 심장 질환과 관련이 깊다. 술이나 맵고 단 음식을 과잉 섭취하면 염증 매개체가 증가하여 혈관 내피를 좁혀 동맥경화를 유발한다. 이는 곧 고혈압, 고혈당 등의 혈관 질환과 심장 질환의 요인이 된다. 그러므로 가족력이 있는 경우 커지는 모공과 피부 질환을 미용에만 중점을 둘 것이 아니라, 생활 습관부터 점검하고 내과 질환을 의심해 보아야 한다.

나의 부모는 모두 심장 질환이 있으며, 두 분 다 코 부위 모공이 넓은 편이였다. 부친은 저자가 투석실에 근무할 때 세번의 심장 스텐트 시술과 심장 개복 수술 후 패혈증으로 갑자기 돌아가셨다.
"막내야… 아버지가 미안하다….”
이 한 마디만 남겨두고.
내년 겨울에 붕어빵 나오면 다시 시장 가기로 약속 했었는데…

그렇게도 심근경색증이라고 소리 질렀건만, 병원에서는 아무 이상 없다고 했다. 대학병원조차. 그러고는 아버지는 구급차만 타면 스텐트 시술, 심장 개복 수술, 그리고 나를 두고 떠나셨다.
"우리 막내 교수되는 거 보고 죽고 싶다." 하셨는데 너무 아프다. 너무 아픈 사랑은 내가 그토록 맹신했던 현대의학의 울타리를 허물기 시작했다. 의학, 사상, 철학, 문화의 독식에서 벗어나기로 했다. 제일 먼저 한의학으로 발걸음을 돌려, 한의사에게 기본을 배우기 시작했다. 아버지가 남겨준 얽힌 실타래를 조금씩 풀기 시작했다.

30년 전쯤 모친은 삼천판막 폐쇄부전증을 진단 받은 이후로 심장과 고혈압 약물을 복용하였다. 현재 92세인 모친은 1년에 한 번씩 림프곤 제거술을 받으면서 약 없이 건강하게 잘 지내신다. 건강보조식품과 예방 접종 역시 못하게 한다. 가끔씩 보건소 직원의 무료 홍보에 현혹되어 경로당 동생들과 접종을 하고 오신다. 그날은 신나게 혼이 나면서도 은근슬쩍 자랑을 하신다.

"제일 나이 많은 내가 모범을 보여야지. 90 넘은 할매는 내 밖에 없다~"

나 또한 임신 후반부터 코 주위로 점점 넓어지는 모공과 기미를 경험하였다. 귤껍질 같은 모공은 메이크업을 할수록 더 깊게 파였고 피부과 시술에도 차도가 없었다. 한의학적으로 코 주위는 심장과 폐의 건강 상태를 반영하기 때문에 피부과 시술이 '수박 겉핥기'였던 것이다. 그러나 지금은 모공과 기미로 고민하지 않는다.

얼굴의 특정 부위의 부스럼, 발적, 종기, 뾰루지, 기미, 가려움증도 마찬가지다. 몸의 상태에 따라 발생하고 사라지는 증상들은 문제가 되지 않으나, 2주 이상 지속되면 내장 기관의 위험을 알려주는 것이다.

① **신장, 방광:** 두정부(머리가 난 이마 부위)에 뾰루지나 염증

② **대장:** 이마가 윤기가 없고 거침

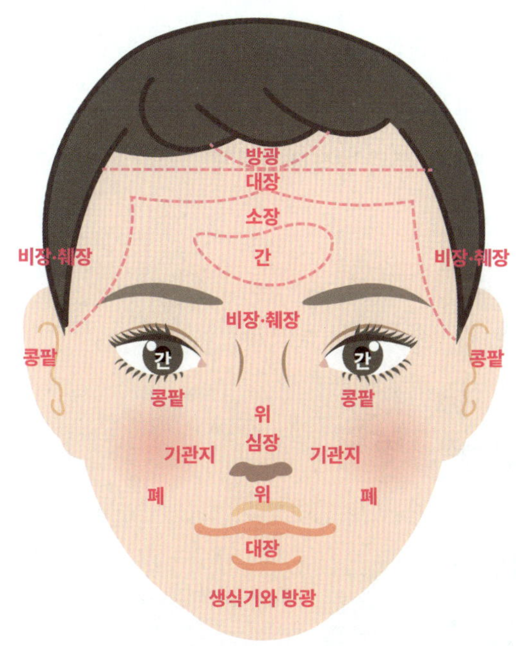

③ **소장:** 이마가 붉은색, 거무스름한 색, 녹색

④ **비장:** 관자놀이에 혈관 부종, 핏줄, 뾰루지, 기미

⑤ **간:** 눈이 시리고 쉽게 피곤, 눈썹 위에 긴 주름

⑥ **비장과 췌장:** 코 뿌리(코 시작)에 검푸른 선

⑦ **위:** 콧등(코 중심)이나 측면이 흰색

⑧ **심장:** 코끝이 붉은~보라색, 코 주위 모공이 넓어지면서 검은색,
수족냉증 동반

⑨ **신장:** 눈 밑의 부종과 기미, 귀가 노란~붉은 자주색

⑩ **기관지:** 콧방울에 점, 뾰루지

⑪ **위:** 윗입술이 마르거나 물집

⑫ **대장:** 아랫입술이 지나치게 두툼, 변비와 무른 변 동반

⑬ **생식기, 방광:** 턱이나 입 주위 발적과 뾰루지

[부스럼, 발적, 기미의 색과 내장 기관의 관계]

① **하얀색:** 신경과민, 간, 담낭, 췌장, 림프계

② **빨간색:** 심장, 폐, 신경

③ **노란색:** 간, 담낭, 췌장, 신장

④ **갈색:** 장, 신장

⑤ **파란색:** 간, 췌장, 비장

⑥ **보라색:** 장, 생식기, 호르몬, 신경

3. 이마와 미간

이마는 소장과 관련이 있다. 이마를 누를 시 통증 호소, 노란 이마, 부스럼, 기미가 보이면 소장에 문제가 있음을 나타낸다.

소장 기능의 저하는 음식을 충분히 씹지 않을 경우 소장의 과부하로 변비나 설사, 위하수증 등의 소화 불량을 초래한다.

그뿐만 아니라 혈액 생성에 필요한 영양소를 흡수하지 못해 면역력이 저하되어 알레르기나 자가 면역 질환을 초래한다.

미간은 눈썹과 눈썹 사이를 말하며 폐와 간의 상태를 의미한다.

① **가로 주름 미간:** 폐 기능 저하
② **세로 주름 미간:** 간 기능 저하, '내천자(川) 주름'이라 불리며 화를 잘 내는 사람이 뚜렷함
③ **붉은 미간:** 간염 의심
④ **부은 미간:** 간의 비대, 지방간
⑤ **주름이나 붓기가 오른쪽에만 나타남:** 간 기능 저하, 당뇨병(간과 담즙이 오른쪽에 위치함)

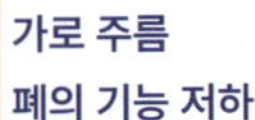

가로 주름
폐의 기능 저하

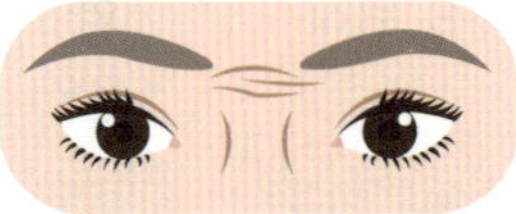

세로 주름
간의 기능 저하

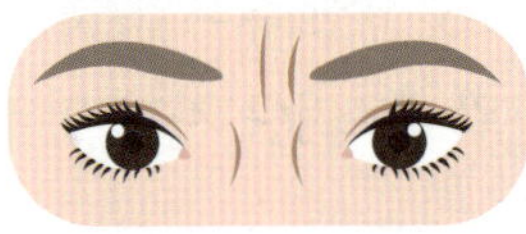

붉어짐
간염 징후

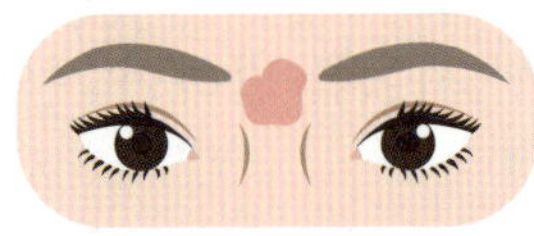

중간이 붓다
간의 비대 또는 지방간

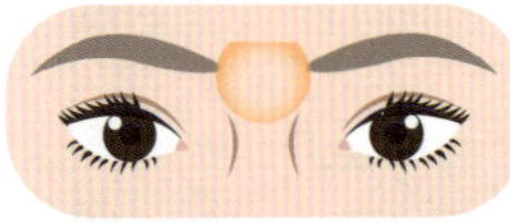

주름이나 붓기가
오른쪽에 나타남
당뇨병 징후

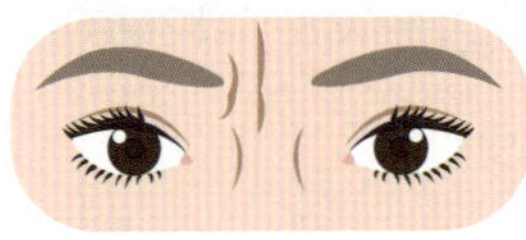

4. 눈

'눈은 입보다 많은 것을 말한다'
'눈동자의 움직임을 보면 사람의 마음을 알 수 있다'

이렇게 눈은 사람의 내면뿐만 아니라 체질, 생활 양식, 건강
상태까지 파악할 수 있다. 원래 눈 망진법은 동공이나 홍채를

보고 진단하는 것이 정석이나, 공막(흰자위)은 색깔 대비가 뚜렷하여 몸 상태를 판독하기에 적합하다.

① **홍채 주변에 흰색 테두리:** 이상지질혈증, 유전, 비만, 당뇨병 등의 대사질환(지방 축적)

② **누런색 공막:** 간 기능 저하로 혈액 내 빌리루빈이 분해되지 못한 경우(전신 황달 동반)

③ **공막에 붉은색 점:** 고혈압으로 인한 혈관이 터진 경우(뇌, 경동맥의 혈관 이상)

④ **아래 눈꺼풀 안쪽 점막이 흰~옅은 분홍색:** 빈혈

⑤ **눈꺼풀 안쪽 점막에 검붉은 반점:** 동맥경화증(심장과 경동맥 협착으로 눈의 혈관이 터짐)

⑥ **눈두덩이와 눈 밑 노란 부스럼:** 높은 중성지방

⑦ **잦은 눈물:** 간의 기능 저하, 안구건조증, 눈물길 폐쇄, 결막염, 비염

⑧ **많은 눈꼽:** 안구건조증, 결막염, 눈물길 폐쇄, 안검염(눈꺼풀염)

⑨ **눈 밑 부종과 처짐:** 눈 염증, 신장 염증(체내 수분 저류)

⑩ **눈 밑 다크서클:** 신장과 간의 기능 저하, 피로, 유전

⑪ **눈 밑 통증:** 감염, 부비동염, 삼차신경통, 요통(척추질환 시 눈까지 통증 동반)

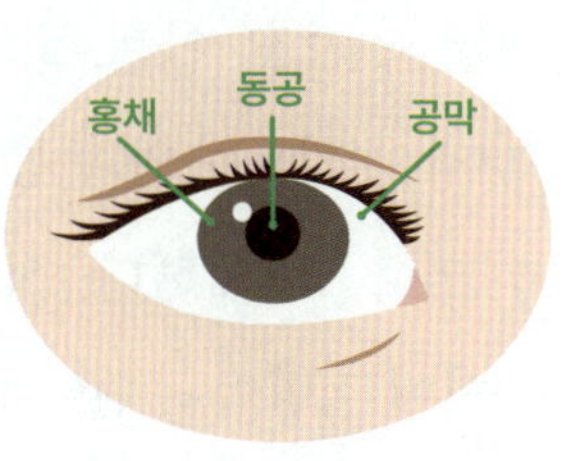

5. 코

코는 주로 심장을 나타낸다.

① **검붉은색 콧등:** 췌장의 기능 저하와 당뇨병

② **붉은색 코끝:** 고혈압과 심장 질환

③ **보라색 코끝:** 심부전(붉은색 코끝 악화➞ 보라색 코끝)

④ **하얀색 코끝:** 지방 축척

⑤ **딱딱한 코끝:** 동맥경화증(심장, 간, 신장, 전립선)

⑥ **콧방울 좌우 색이 다르거나 부종:** 심장판막증(호흡곤란, 전신부종,
흉통, 부정맥, 어지럼증)

⑦ **잦은 코피:** 고혈압, 항응고제 약물, 비염, 외상, 건조, 뇌 질환

6. 입

서진시대 철학가인 부현은 "병은 입을 통해 침입하고, 복은 색정色精으로 인해 물러간다."라고 했다. 《황제내경》에서는 "비장의 기氣는 입과 통하고, 비장이 조화로우면 오곡을 먹을 수 있다."라고 했다. 이처럼 입은 양식과 욕정을 받아들이는 동시에 질병의 근원이 되기도 한다.

입은 위와 장, 항문을 포함한 소화기관을 반영한다.

입 주위는 생식기를 의미하며 특히 여성의 경우 잘 나타난다.

[입술과 소화기관의 관계]

입술 부위	소화기 장기	입술 부위	소화기 장기
윗입술	위장	아랫입술	장
왼쪽 윗입술	위 상부	왼쪽 아랫입술	대장
오른쪽 윗입술	위 하부 + 십이지장	오른쪽 아랫입술	소장
		중앙 아랫입술	항문

[입술의 특징별 의심 질환]

① **부풀어 오른 입술:** 소화기관 확장

② **입술이 헐거나 어두운 기미:** 소화기관의 궤양과 울혈

③ **왼쪽 윗입술이 거칠거나 출혈:** 위 상부 염증

④ **오른쪽 윗입술과 아랫입술의 경계가 찢어짐:** 위장 하부 또는 십이지장의 염증

⑤ **만성적으로 생기는 종기:** 위장이나 십이지장 궤양

⑥ **왼쪽으로 올라가거나 왼쪽 아랫입술이 붓거나 빨갛고 검은 기미:** 변비(무의식적으로 입술을 깨물거나 씹는 행위는 간접적으로 장을 자극하는 행위)

⑦ **왼쪽으로 내려가거나 왼쪽 아랫입술이 거칠고 하얀색:** 설사

⑧ **아랫입술 중앙의 발진과 염증:** 치핵

⑨ **아랫입술 중앙이 부음:** 탈항

⑩ **입 주위가 붉은색, 부스럼:** 생식기의 염증, 질 염증, 임신 후기

⑪ **입 주위가 검은색:** 성호르몬 분비 저하

⑫ **입의 위쪽이 부어서 돌출:** 부인과 질환, 전립선 비대, 불임, 빈뇨, 요실금

7. 혀

"혀는 건강의 거울이며 심장의 싹이다."

혀는 심장 다음으로 혈관과 림프관, 신경이 많이 분포되어 있으며 건강상 문제시 가장 먼저 이상 징후를 알려주는 신호등이다.

① **양옆 테두리가 울퉁불퉁한 모양:** 간과 담도

② **갈라진 혀:** 역류성 식도염, 중추신경계

③ **반점이 있는 혀:** 구내염, 구강암, 탄수화물과 동물성 지방을 과잉 섭취

④ **보라색 혀:** 폐, 심장질환, 여성의 경우 생리 불순

⑤ **푸른색 혀:** 심장, 폐, 신장

⑥ **노란색 혀:** 위염, 간, 당뇨(혀 중앙만 노란색), 죽은 세포 축적(양치

질 부족)

⑦ **빨간색 혀:** 인두염, 비타민B12 과 철분 부족, 특정 음식의 알레
르기 반응

[미각의 진단법: 입안의 특이한 맛과 냄새로 특정 장기의 기능 부전을 예측 가능함]

입에서 느껴지는 맛	기능 저하를 의미하는 장기
쓴맛	심장, 소장
단맛	위, 췌장
짠맛	신장, 방광
신맛	간, 담낭
매운맛	폐, 대장
떫은맛	신경계, 림프계, 골격계
향기로운 과일향	당뇨
구취	변비, 심한 운동
텁텁한 구취	간염, 간경화
암모니아맛	신장
썩은 냄새	잇몸 염증

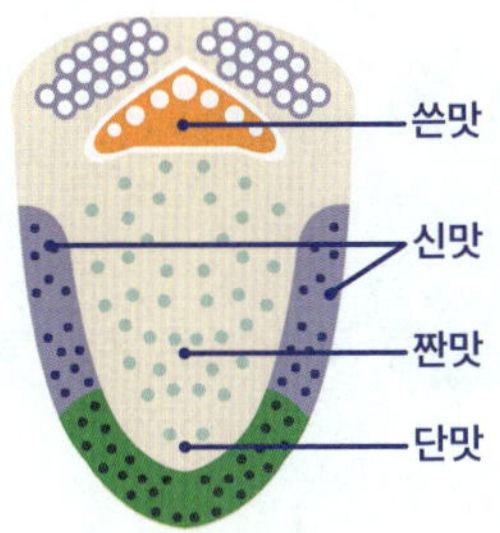

8. 귀

《황제내경》에서는 "귀의 위치가 높은 사람은 신장의 위치가 높고, 귀 뒤가 움푹 들어간 사람은 신장의 위치가 낮으며, 귀가 단단하면 신장이 건강하고, 귀가 얇고 단단하지 못하면 신장이 약하다."라고 했다.

또한 《증치준승》에서는 "귓바퀴가 붉고 윤기가 나는 사람은 살고, 누렇거나 검푸르고 메마른 사람은 죽는다. 귓바퀴가 얇으면서 희고 검은 사람은 신장의 기가 완전히 쇠했기 때문이다."라고 했다.

한의학과 현대의학에서도 귀의 특정 부위를 자극하여 전신을 치료하는 이개요법耳介療法을 활용하고 있다. 귀는 마치 태아가 거꾸로 움츠린 모양으로 몸의 각 기관에 대응하는 반응점이 있다.

귀는 신장과 호르몬의 상태를 나타낸다.

① **딱딱하거나 한쪽 귀만 빨간색:** 신장 기능 저하, 호르몬의 불균형 (갱년기 장애)

② **전체적으로 거친 귀:** 신장 질환, 이명

③ **위쪽만 거친 귀:** 외이도염, 가벼운 동상, 무좀 악화

④ **귓불에 생긴 깊은 주름:** 뇌경색, 심장 질환, 경동맥협착증

귓불에 구멍을 뚫으면 후두부(머리 뒷부분)의 통증을 호소하는 경우도 있고, 이와 반대로 통증이 완화되는 경우도 있다. 그러므로 신경통의 치유 방법으로 귀걸이의 착용과 제거를 고려해 볼 만하다.

3 - 등

1. 등의 척수신경 (제 2의 뇌, 긴 뇌)

등은 척수신경을 보호하기 위해 뼈와 근육으로 둘러싸여 있는 몸의 기둥이다. 척수신경을 보호하기 위해 한 칸씩 감싸고 있는 척추가 있다. 척수신경은 31쌍으로 경추 8쌍, 흉추 12쌍, 요추 5쌍, 천골 5쌍, 미골 1쌍으로 구성된다.

척수신경은 운동과 감각을 담당하고 의식을 하지 않아도 무의식적으로 움직이는 자율신경이다. 뇌가 의식하지 않아도 심장의 움직임이나 소화 등은 장기 스스로 상태를 파악하고 해결하는 인공지능을 갖춘 '제2의 뇌'라고 불릴 수 있다. 이 뿐만 아니라, 일상생활에서 행동 기억을 담당하는 척수신경은 대뇌보다 하는 일이 더 많다. 그러므로 뇌 질환의 원인을 '뇌'로만 국한 시킬 것이 아니라 '척수신경'도 확인할 필요가 있다.

자율신경은 교감신경과 부교감신경의 균형으로 항상성을 유지한다. 항상성은 외부 환경이 변해도 생체 내부의 환경을 일정하게 유지하려고 하는 성질을 가지고 있다.

더우면 땀을 흘려 몸을 식히고, 추우면 몸을 떨어 근육 마찰로 체온을 올린다. 출혈이나 탈수를 막기 위해 혈압이나 맥박의 변화를 조절하고, 산소의 과부족을 대비하여 호흡을 조절한다. 혈당이 80 이하로 떨어지면 간뇌 시상하부로 배고픈 신호를 보내 음식을 섭취하고, 반대로 혈당이 너무 높은 경우 시상하부 호르몬에 의해 혈당을 조절하기도 한다.

교감과 부교감신경은 항상성을 유지하기 위해 두 신경 사이는 팽팽한 신경전을 유지하고 있다. 교감신경은 긴장할 때, 부교감신경은 휴식을 취할 때 활성화가 일어난다. 교감신경은 주로 'fight or flight(싸우거나 도망치거나)', 부교감신경은 'rest or digest(쉬거나 소화하거나)'라고 부른다. 옛 속담에 '싸울 때는 물만 먹어도 체한다', '먹을 때는 개도 안 건드린다'는 표현도 척수신경을 기반으로 한 말들이다.

긴장과 집중이 요구될 때는 교감신경이, 편안과 안정이 요구될 때는 부교감신경이 활성화되어 우리 몸의 조화를 이룬다.

이 둘의 조화는 대략 2:1 정도가 적당하며 하루 24시간 중 16시간은 활동하고 8시간은 수면과 휴식을 취하는 생활 리듬이 가장 이상적이라 볼 수 있다.

'교감신경과 부교감신경의 비율은 왜 2:1이 적당한가?

몸의 중심부인 등과 허리에 자리 잡고 있는 신경은 교감신경이고, 몸의 끝부분인 목과 꼬리쪽를 차지하고 있는 부위는 부교감신경의 위치이다. 면적으로 가늠해 보아도 대략 2:1로 추측 가능하다. 몸의 위치와 기능으로 재정의하면 교감신경은 등허리 신경, 부교감신경은 목꼬리 신경으로 '긴 뇌'라 부르기도 한다.

"등과 허리는 꼿꼿하게!"
"목과 꼬리는 느슨하게~"

이미지를 상상해 보라.

긴장하며 일할 때는 등과 허리를 꼿꼿하게 세우고
이완하고 쉴 때는 목과 꼬리를 축 늘어뜨린다.
긴장하고 이완하고, 강하고 부드럽고,

강해야 할 때는 강하게, 부드럽게 할 때는 부드럽게~
긴장과 이완을 탄력적으로 균형을 유지할 때 우리의 건강을
지킬 수 있다.

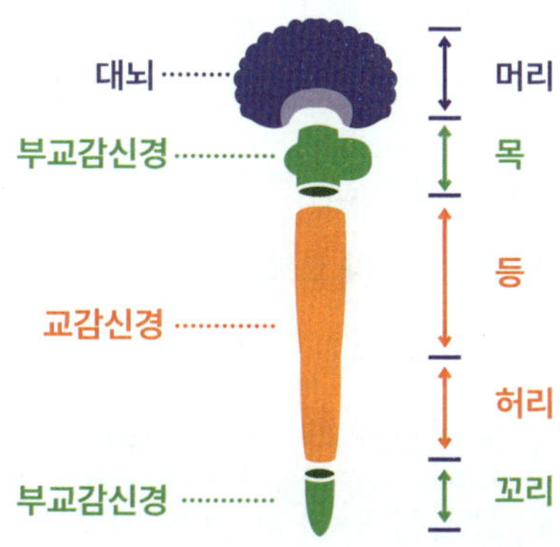

2. 등의 연관통 (내과 질환의 신호등)

우리가 섭취한 음식들은 소화-흡수-배설-해독의 대사 작용과
체온 조절, 혈액 순환, 호흡, 면역, 호르몬 작용을 한다. 이 모든
것을 조절하는 것이 바로 자율신경인 척수신경이다. 하지만
평소와 다른 불편한 증상들이 지속된다면, 자율신경의 불균
형을 의심해 봐야 하므로 등의 상태 확인이 중요하다.

등의 표면적 증상만 찾는 것보다, 통증 부위를 통해 병을 의심해 보는 것이 조기 발견의 핵심 요소이다. 이를 현대의학에서는 연관통, 한의학에서는 배수혈背輸穴로 내부 장기의 위험 신호를 알려준다.

신체 어느 부위에 이상이 생기면 우리 몸은 통증으로 신호를 보낸다. 일반적으로 통증이 발생한 부위에 이상이 생겼다고 판단하기 쉬우나, 통증 부위와 동떨어진 곳에서 문제가 생기는 사례가 종종 있다. 이를 '연관통'이라고 한다.

내부 장기에서 염증이나 문제가 생겼을 때, 뇌는 여러 가닥의 감각을 하나의 감각신경으로 합쳐서 받아들인다. 이로 인해 통증이 발생한 부위를 명확히 구분하지 못하는 뇌의 착각이 일어난다. 그렇기 때문에 실제 문제가 생긴 내부 장기 위치와 동떨어진 부위에서 통증을 느끼기도 한다. 연관통을 통해 눈에 보이지 않는 내장의 문제를 조기 발견할 수 있다.

[내부 장기와 연관통]

관련 장기	연관통
식도	왼쪽 어깨 앞
폐	왼쪽 어깨, 오른쪽 견갑골, 목 앞

심장	왼쪽 팔, 왼쪽 손바닥
간	오른쪽 어깨
담도	오른쪽 어깨 뒤
췌장	오른쪽 견갑골 아래, 허리 중간
위, 십이지장	왼쪽 척추
신장	허리, 허벅지

[통증 부위별 의심 질환]

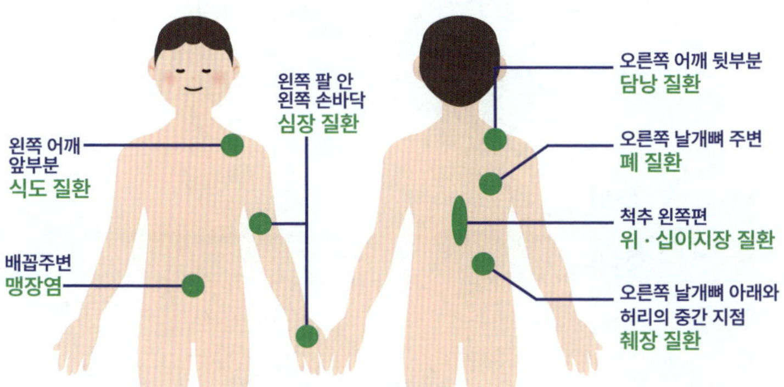

07

4 - 장

1. 장 (제 3의 뇌, 둥근 뇌)

일반적으로 장을 '제2의 뇌'라고 부르나, 저자는 장을 '제3의 뇌'로 새롭게 정의한다.

- **제1의 뇌:** 대뇌
- **제2의 뇌:** 척수
- **제3의 뇌:** 장

'장을 왜 뇌라 부르는가?

장의 점막이 뇌처럼 판단하기 때문이다. 역설적인 표현이지만 모든 장기와 세포들은 자신들만의 독특한 기억을 통해 판단하고 행동한다. 그런데 왜 굳이 장을 뇌라고 부르는 걸까? 장은 뇌 다음으로 신경세포가 많으며 약 2~6억 개의 뉴런이 존재한다. 장과 뇌는 장-뇌 축을 통해 서로 신호를 주고받으며, 소화 과정뿐만 아니라 인지와 감정까지 영향을 미친다.

건강한 음식을 먹으면 기분 좋고, 가공육류나 고지방 음식을 먹거나 대변을 보지 못하면 기분 나쁜 이유도 장 속에 있다. 그 이유는 장에 면역시스템의 70%가 존재하며, 감정조절 호르몬인 '세로토닌'의 95%가 소장에서 생성되기 때문이다.

음식을 먹었을 때 영양분과 독소, 균도 함께 흡수하는 곳이 소장이다. 소장의 점막에 존재하는 유산균은 우리 몸에 이로운 영양분만 흡수하고, 독소와 유해균은 대변으로 배설시키는 면역시스템을 담당하고 있기 때문에 건강을 지킬 수 있다.

장은 소화뿐만 아니라 면역기능과 호르몬, 감정조절까지 관여한다. 장이 나빠지면 세로토닌 분비 저하와 염증 증가로 수면 장애, 우울증 등의 다양한 정신질환, 치매, 파킨슨병까지 관련된다.

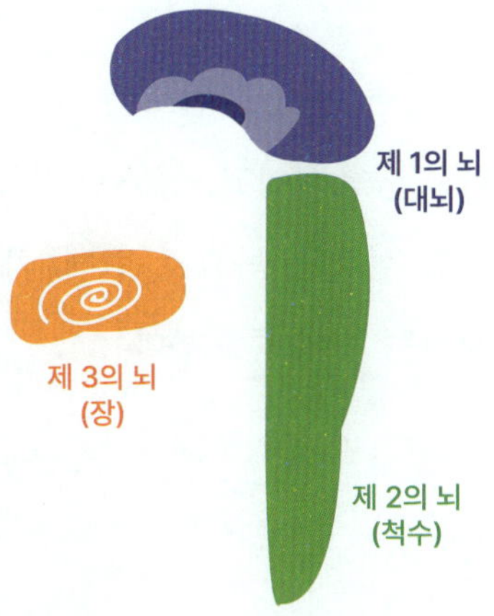

– **이성 영역:** 대뇌의 피질
– **본능 영역:** 등의 척수신경
– **감정 영역:** 대뇌의 변연계 + 장

2. 생리현상

1) 트림

트림은 위장에서 발생하는 과도한 가스를 배출하는 자연스러운 생리현상이다. 식도를 통해 위 속에 들어찬 가스를 배출하면 위장관 내 압력을 낮춰 부피가 줄기 때문에, 복부팽만과 더부룩한 증상을 완화시켜준다. 일 평균 20~30회 정도는 정상적인 트림 횟수이다. 또한 과식을 할 경우, 하부식도괄약근이 느슨해져 더 많은 공기가 위로 올라와 트림을 하게 된다. 이때 우리 몸에서 보내주는 트림은 '자명고'이다.

"적들이 쳐들어온다! 성문을 닫아라~"

하고 내 몸의 신비로운 북이 울려 퍼지기 시작한다. 적들은 과도한 음식이고, 성문은 입을 비유하는 셈이다. 필요 이상의 영양 섭취는 독으로 변해, 체내에 축적되므로 '8할 식사'를 지키는 것이 중요하다.

[트림 발생의 원인]

① **공기 삼킴:** 빠른 식사, 말 하면서 식사, 껌 씹기, 빨대 사용, 야식

② **탄산음료 섭취:** 탄산음료의 이산화탄소가 위장으로 축적

③ **기능성 소화불량과 변비:** 소화기 계통 운동 기능 이상

④ **역류성 식도염, 위궤양, 헬리코박터 파일로리균 감염, 간과 담낭 기능 장애**

⑤ **락타아제 결핍:** 소화되지 않은 유(우유)당 가스 축적

⑥ **임신:** 호르몬 변화와 자궁의 확장으로 위장 압력 증가

⑦ **가스를 유발하는 고포드맵 음식**

'포드맵 FODMAP' 이란? (Fermentable Oligosaccharides Disaccharides Monosaccharides And Polyols)

소화과정에서 장에 잘 흡수되지 않고 발효되어 가스와 복부팽만을 유발하는 특정 탄수화물을 뜻한다. 장에 가스가 차면 대장 운동력이 저하되고 복통과 설사를 유발하여 장 내 면역력을 저하시킨다.

트림이 잦거나 장이 예민한 경우에는 포드맵이 낮은 음식을 섭취해야 한다.

[포드맵 종류]

FODMAP (발효되기 쉬운 올리고당류, 이당류, 단당류, 당알콜류)					
분류	구분	요소	종류	저로드맵 식품	고로드맵 식품
O	올리고당	프럭탄	곡류	쌀, 쌀국수, 감자	잡곡류, 보리, 호밀
		갈락탄	콩류	두부, 완두콩	강낭콩, 콩물, 구운 콩
D	이당류	유당	유제품	유당 제거 우유	우유, 치즈, 아이스크림, 요플레
M	단당류	과당	과일	키위, 파인애플, 바나나, 포도, 베리류 딸기, 토마토, 멜론	사과, 배, 복숭아, 체리, 말린 과일
			채소	생강, 가지, 호박, 시금치, 당근, 샐러리	마늘, 양파, 양배추, 아스파라거스, 브로콜리, 버섯류
P	폴리올	당알코올	인공 감미료	메이플시럽, 기름류, 설탕	탄산음료, 과일주스 커피, 자일리톨, 솔비톨

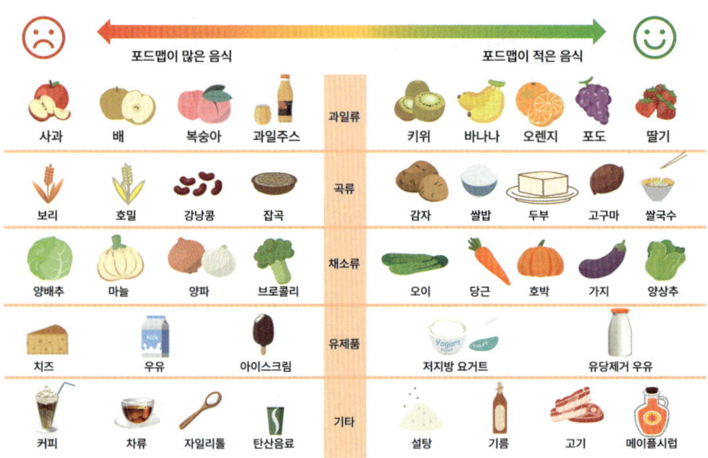

먹은 음식에 따라 특유의 냄새를 풍기는 것이 정상이나, 내부 장기에 문제가 발생하면 악취가 난다.

① 음식물 썩은 냄새: 소화기 질환

위 점막에 상처가 생겨 위궤양, 위염이 발생하면 위 기능 저하로 위 속에 음식물이 오래 머물러 부패가 일어나고 단백질 함량이 음식은 분해되면서 질소화합물이 생겨 달걀 썩은 냄새가 난다.

② 쓴 냄새: 담낭, 십이지장 질환

담낭의 운동장애로 담즙이 십이지장에서 위장으로 역류하게 되는데, 이때 강한 알칼리성인 담즙 때문에 쓴맛과 쓴 냄새가 난다. 십이지장 궤양이 심할 때도 위와 십이지장 사이 유문이 제 기능을 못 해 담즙이 역류한다.

③ 오줌 냄새: 신장 질환

신장에 문제가 생기면 노폐물 배출의 기능 저하로 혈액에 요소와 질산염 등이 축적되어 트림에서 오줌 냄새 또는 생선 비린내가 난다. 급성 신장 질환, 탈수, 알코올과 단백질 과다 섭취가 원인이 된다. 무리한 다이어트로 탄수화물을 줄이고 단백질을 늘리면, 부족한 탄수화물을 공급받기 위해 체내에 축적된 지방을 분해해 에너지를 생성한다. 이때 과도한 케톤이 증가되면서 시큼한 오줌 냄새가 난다.

④ 신 냄새: 위식도 역류 질환

위식도 역류질환은 위와 식도 경계 부위를 조이는 식도 괄약근의 힘이 약해지면서 발생한다. 느슨해진 괄약근을 통해 위산이 식도로 올라오면서 위산의 강한 산성 때문에 신맛과 신 냄새, 가슴 타는 듯한 통증, 기침도 동반한다. 위식도 역류질환을 방치하면 궤양, 출혈 등의 합병증으로 이어진다.

[트림 관리 방법]

① 저포드맵 식단

② 유산균이 풍부한 음식 섭취(김치, 된장, 청국장, 순수한 다크초콜릿)

③ 탄산음료 줄이기

④ 껌 씹지 않기

⑤ 야식 먹지 않기

⑥ 적은 양, 천천히, 입안에 음식이 있는 상태로 말 하지 않기

2) 구토

구토는 위장 속의 내용물이 식도를 거쳐 입 밖으로 나오는 증상을 말한다.

[구토의 원인]

① **소화기계 이상:** 위십이지장 궤양이 심한 경우, 과음, 기름진 음식, 식중독, 위장염, 충수돌기염, 복막염

② **신경계 이상:** 뇌의 기질적 질환으로 인한 뇌압 상승, 뇌경색, 뇌출혈, 뇌수막염, 뇌염, 뇌종양, 수두증, 기생충으로 인한 뇌 감염, 만성 뇌 질환, 편두통, 간질, 멀미, 메니에르병, 중이염

③ **폐, 심장 질환:** 폐 질환, 급성 심근경색증, 울혈성 심부전(혈액 순환 감소, 흉통으로 구토 반응 자극)

④ **내분비 및 대사성 이상:** 전해질 이상, 요독증, 간 기능 부전, 갑상선 질환, 부신 질환, 임신 초 입덧

⑤ **암:** 암의 악화로 뇌 전이나 장 폐색, 방사선 치료

⑥ **정신 질환:** 대식증, 탐닉증(과식)

⑦ **약물:** 강심제, 마약성 진통제, 항암제(뇌 중추와 위 점막 자극)

⑧ **감염성 질환:** 위장관 바이러스 감염, 세균성 감염, 기생충 감염으로 대부분 설사 동반

3) 방귀

방귀는 자연스러운 생리현상으로 성인은 하루 평균 0.5~1.5L 의 방귀를 5~20회 배출한다. 횟수가 너무 잦거나, 소리가 크거나, 냄새가 심해 일상생활의 불편감을 느끼는 경우는 몸의 이상 신호이다. 음식을 소화하고 내려온 음식물은 장내 세균에 의해 분해되면서 가스가 생성된다. 그리고 음식을 섭취할 때 공기를 함께 삼켜 공기가 장으로 내려가 가스가 발생한다. 장 속 공기가 항문을 통해 빠져나가는 것이 방귀이며 피부나 근육이 공기의 떨림에 의해 방귀 소리가 나게 된다.

방귀의 60%는 입으로 들이마신 공기이며, 20%는 혈액에 의한 확산, 그 외 20%는 장내 세균이 음식의 특정 성분을 발효나 분해를 시키면서 발생되는 질소, 메탄, 이산화탄소, 수소, 암모니아, 황화수소, 스타톨, 인돌 등으로 구성된다.

풍부한 채소를 섭취하면 방귀 횟수가 증가한다. 그 이유는 채소가 장내 미생물을 더 많이 만들고, 식물 섬유가 발효되는 과정에서 장내 유익균을 성장 촉진시키기 때문이다. 질소를 생성하는 장내 세균이 많거나 가스 자체가 많을 경우는 방귀 소리가 크다.

[방귀의 원인]

① 고포드맵 식품

고포드맵 식품은 체내 소화 효소로 잘 분해되지 않고, 대장에 남아 장내 미생물에 의해 발효되면서 가스를 유발한다. 생마늘, 생양파, 양배추, 무, 파, 고추, 당근, 아스파라거스, 된장, 콩류, 탄산음료, 유제품, 아보카도, 보리, 호밀, 사과, 배, 복숭아, 바나나, 자두 등이다.

② 변비

변이 배출될 때까지 장에서 음식이 발효되기 때문에 방귀가 자주 나온다. 매일 충분한 수분과 섬유질을 섭취하여 변비를 완화해야 한다.

③ 빨리 먹거나 맵고 짠 음식

제대로 씹지 않고 음식을 빨리 섭취하면 위장 속에 가스가 차고, 음식이 잘 분해되지 않아 속이 더부룩하고 배가 부풀어 오른다. 폭식과 과식, 식사 중 물을 많이 마시는 경우도 가스가 많이 발생한다.

짜고 매운 음식의 캡사이신은 장점막을 자극하여 소화불량과 염증을 유발한다. 이로 인해 장내 가스 증가로 방귀가 자주 나온다.

④ 오랜 시간 누워 있는 경우

오랜 시간 동안 누워있거나, 식사 후 바로 누우면 장의 연동 운동 저하로 가스가 찬다.

⑤ 말을 많이 하거나 껌을 씹을 경우

말을 많이 하거나 껌을 씹을 경우는 자연스럽게 공기를 삼켜 방귀가 자주 나온다.

⑥ 노화와 수면 습관

나이가 들면서 장의 연동 운동 저하로 소화 시간이 길어진다. 소화 시간이 길어진 만큼 미생물 발효 작용도 증가하여 장내 가스가 증가한다. 수면 무호흡증이 있거나 코골이가 심한 경우, 잘 때 입으로 숨을 쉬기 때문에 방귀가 자주 발생한다.

⑦ 대장암

항문과 가까운 직장과 S결장에 암이 생기면 항문이 좁아지면서 변비가 생기고 잔변으로 가스가 발생한다.

[방귀로 보는 질병]

① 복부 팽만감이나 속이 더부룩한 방귀

위경련, 복부 팽만감, 설사, 변비를 동반하면서 방귀가 잦으면 과민성 대장증후군을 의심해 보아야 한다. 유제품을 소화기관에서 분해할 수 없는 유당불내증도 이 같은 증상을 나타낸다.

② 냄새가 심한 방귀

냄새가 고약하거나 달걀 썩은 냄새가 나는 방귀는 보통 소화과정에서 생성되는 황화수소, 스카돌, 인돌, 지방산이 원인이다. 대표적인 음식은 고기, 계란, 유제품이 포함된다. 황이 많은 양배추, 브로콜리, 양파, 마늘 등도 냄새가 심하다.

③ 냄새가 없는 잦은 방귀

평소에 음식을 빨리 먹거나, 말을 하면서 식사를 하면 공기를 많이 삼키게 된다. 냄새 없는 방귀는 보통 질소, 산소, 이산화탄소로 구성되어 있다.

④ 뜨거운 느낌의 방귀

방귀의 적정온도는 36~37℃이지만, 매운 음식, 고추, 향신료 등 캡사이신 함량이 높은 음식을 섭취할 경우는 체온 상승으로 방귀의 온도도 올라간다.

뜨거운 성질을 가진 황이 방귀에 섞일 경우도 방귀의 온도가 올라간다. 이는 소화기관에 복통, 설사, 변비 등의 문제가 생겨 소장과 대장에서 황이 발생한다.

[방귀 줄이는 방법]
① 저포드맵 식단: 두부, 고구마, 감자, 당근, 베리류, 오이, 딸기
② 섬유질이 풍부한 채소와 과일 섭취: 시금치, 당근, 바나나, 키위
③ 충분한 수분 섭취
④ 고단백, 고지방, 가공식품, 탄산음료, 껌, 사탕 줄이기
⑤ 천천히 먹기

4) 대변

정상 대변은 바나나 모양으로 황토~갈색, 굵기는 약 2~2.5cm, 길이는 10~15cm, 빈도는 일주일에 3회, 하루 3회까지 다양하다. 냄새와 색은 먹은 음식에 따라 쉽게 변할 수 있다.

음식이 대장까지 도달하는 시간은 탄수화물 6~9시간, 단백질

8~12시간, 지방 10~15시간이며, 대장에 머무는 시간은 16~29시간이다. 평균적으로 대변으로 배출되기까지 약 24~72시간이 소요되므로, 일주일에 3회 미만을 변비로 정의한다. 담즙과 적혈구에서 생성된 '빌리루빈'이 섞여 황갈색을 띤다. 탄수화물을 많이 섭취하면 황색, 단백질을 많이 섭취하면 갈색, 녹색 채소를 많이 섭취하면 녹색에 가까워진다.

대변의 점성도는 수분에 의해 결정되고 정상 성인의 약 200ml, 대변의 75% 수분을 함량 한다. 수분 함량이 40~60% 변비, 80% 묽은 변, 85% 이상은 설사로 구분한다.

대변의 냄새는 음식과 장내 미생물에 의해 결정된다. 유익균이 우세하면 구수한 냄새가 나고, 유해균과 건강 문제가 발생한 경우는 악취가 난다.

대변의 특성에 따라 질병을 의심해 볼 수 있다.

[대변 색깔에 따른 질병]

① 붉은 변: 궤양성 대장염, 대장 게실염, 치질, 대장암

대장이나 직장, 항문과 가까운 소화기관 하부 출혈을 의심한다.

소화기관 하부에서 생긴 붉은 피가 대변과 섞여 배출되면서 붉은 변을 본다. 궤양성 대장염, 치질, 대장암 등을 의심해야 한다.

항문에서 작은 덩어리가 튀어나와 있거나 가려움증과 선홍빛 혈변일 경우 치질을 의심하고 복통, 체중감소, 가는 변, 잔변감 등의 붉은 혈변은 대장암을 의심한다.

② **흑변: 식도, 위, 십이지장 출혈, 위암, 특정 약물(철분제, 아스피린)**
식도, 위, 십이지장 등의 소화기관 상부 출혈을 의심한다. 점막 상처로 인해 발생한 혈액이 음식과 섞인 후 산소와 만나 산화되면서 붉은색이 검은색으로 변한 것이다.

소화 불량과 속 쓰림이 있으면서 검은색 변을 본다면 위식도역류질환, 위염, 위궤양을 의심해야 하고 별다른 이유와 통증도 없이 흑색 변을 본다면 위암을 의심해야 한다. 철분제는 장내에 남은 철분이 산화되면서 검은색으로 변하고, 아스피린은 위장관 출혈을 유발하여 흑변을 본다.

③ **녹색 변: 과민성 대장 증후군, 염증성 장 질환**

대변은 녹색 담즙이 장내 세균과 만나 갈색으로 변하는데, 녹색의 담즙이 제대로 분해되지 않은 상태로 대변에 남아 녹색 변을 본다.

설사가 심할 경우, 대변이 대장을 통과하는 시간이 짧아 담즙이 제대로 소화되지 않고 배출되어 녹색 변을 띤다. 복부팽만을 동반한 묽은 녹색 변은 과민성 대장 증후군이나 염증성 장 질환을 의심한다.

④ **흰색, 회색 변: 담도 폐쇄, 간, 췌장 질환**

 녹색의 담즙이 대변에 제대로 섞이지 않은 경우이다. 간에서 분비되는 담즙은 쓸개관을 통해 이동하는데, 쓸개관이 막히거나 좁아지면 담즙이 제대로 나오지 않아 회색이나 흰색 변을 본다. 담도 폐쇄증, 담석증, 담낭염, 담도암, 간 질환을 의심한다.

췌장염인 경우 지방을 분해하는 능력이 떨어져 기름이 그대로 변으로 나오면서 흰색에 가까운 회색 변을 본다.

[대변 형태에 따른 질병]

① 묽은 변: 소화관 감염

오염된 음식을 먹거나 과도한 스트레스, 심한 운동을 할 경우는 소장이나 대장에서 수분을 제대로 흡수하지 못해 일시적인 설사를 볼 수 있다. 매운 음식이나 알코올, 카페인, 유제품, 고지방 음식, 항생제 등의 특정 약물은 설사를 유발한다.

특별한 이유 없이 설사가 지속된다면 대장염을 의심해 봐야 한다.

② 가는 변: 대장 종양, 치질

심한 다이어트나 스트레스로 영양 섭취가 부족하면 대변 크기도 작아지고 가늘어진다. 충분한 식사에도 불구하고 가는 변을 계속 본다면, 대장벽에 생긴 종양으로 통로가 좁아져 가는 변을 본다.

치질이나 직장 항문의 용종은 배변 시에 통증을 유발함으로 힘을 덜 주게 되어 변이 가늘어진다.

③ 토끼똥: 변비, 약물 부작용

토끼똥은 수분과 식이섬유, 운동 부족으로 대변이 딱딱하고 작다. 노인의 경우 거동의 제한으로 장이 잘 움직이지 않아 장 속에 대변이 오래 머물러 수분을 뺏기면서 딱딱한 변을 본다. 어린이의 경우 장내 미생물의 불균형과 고지방, 고당분의 인스턴트 음식이 주요인이다.

안정제, 항우울제, 고혈압, 이뇨제 등의 장기적인 약물 복용은 대장의 활동과 수분 함량에 영향을 주어 변비를 유발한다. 충분한 수분과 섬유질 섭취와 규칙적인 운동, 생으로 먹기보다는 소화에 부담이 적도록 살짝 익혀 먹으면 변비에 도움이 된다. 심한 변비의 경우, 아침 공복에 찬물을 마시면 장운동을 촉진하여 변비에 도움이 될 수 있다. 그러나 체질에 따라 변수가 많으므로 가능한 따뜻한 물을 자주 섭취하도록 한다.

고식이섬유는 사과, 키위, 파인애플, 배, 딸기, 푸룬, 멜론, 바나나, 고구마, 양배추, 우엉, 다시마, 미역 등이 있다.

④ 자주 보는 대변: 과민성 대장 증후군, 염증성 대장 질환, 식중독, 약물(마그네슘, 비타민C)

식이섬유 보충제, 과일, 채소, 통밀 같은 식이섬유가 풍부한 음식을 많이 섭취하면 장의 운동 증가로 변을 자주 보게 된다. 이런 경우는 식이섬유량을 조절하면 해결이 된다.

하지만 묽은 변을 자주 보거나, 변을 보아도 시원하지 않은 잔변감, 설사와 변비가 불규칙적으로 나오거나, 복통과 더부룩함이 동반된다면 과민성 대장 증후군과 궤양성 대장염을 의심해 봐야 한다.

식중독이나 특정 알레르기 음식, 마그네슘이나 다량의 비타민C를 복용하면 잦은 배변을 유발한다.

⑤ 물에 뜨는 변: 간, 담도, 췌장 질환

과도한 지방이 대변에 포함되어 물에 뜨는 '지방변'을 말한다. 지방의 밀도는 0.9g/cc, 물의 밀도는 1g/1cc로 지방이 물보다 약 10% 더 가볍다. 기름기 많고 변기 표면에 기름방울이 둥둥 떠다니며 지독한 냄새가 난다. 오래된 기름 찌든 냄새, 금속의 불쾌한 냄새 등으로 두통을 호소하기도 한다. 산패된 지방과 금속의 철 이온이 반응하여 금속 냄새가 난다.

간이나 췌장 등의 소화기관에 문제가 생기면 담즙 저하로 지방을 제대로 소화하지 못한다. 장에서 지방이 산패하면서 독성 물질로 변해 장 내벽 손상과 간과 담도계 질환을 악화시킨다.

탄수화물 〉 단백질 〉 지방 순으로 저지방 식단과 식이섬유, 발효식품을 소량씩 자주 섭취하고 자극성 음식(알코올, 매운 음식, 빵, 우유, 카페인)은 피한다. 식단과 소화기를 자극하는 운동을 통해 대부분 개선되나 호전이 없는 경우는 진료를 받아야 한다.

[대변 냄새에 따른 질병]

건강한 대변은 유산균과 비피더스균 등의 유익균에 의해 냄새가 덜 나지만, 장내 환경이 좋지 않거나 건강에 문제가 생기면 지독한 냄새가 난다.

① 거품과 퀴퀴한 냄새: 췌장, 간, 담낭 문제, 크론병

거품과 기름기가 많고 퀴퀴한 악취가 나는 경우는 지방 흡수 능력이 저하됨을 의미한다. 정상적인 지방은 소장을 통해 90~98%가 체내로 흡수되지만, 지방 흡수의 문제가 생기면

20% 이상의 산화된 지방이 대변에 섞여 나온다. 지방의 소화와 흡수와 관련된 췌장, 간, 담낭의 문제를 의심한다.

② 시큼한 냄새: 소화 불량, 염증성 장 질환

소화 불량 상태에서는 위산 과다로 대변에 산 성분이 섞여 시큼한 냄새가 난다. 크론병, 궤양성 대장염 등의 염증성 장 질환은 장내 세균의 불균형으로 시큼한 냄새가 난다.

③ 비린 냄새: 대장 출혈

대장에서 출혈이 있는 경우 피비린내가 난다.

④ 생선 썩은 냄새: 대장암

대장 조직이 부패하면서 변에서 생선 썩은 냄새와 유사한 비린내가 난다.

⑤ 계란 썩은 냄새: 황산염 음식

황산염이 풍부한 음식을 과하게 섭취했을 때 계란 썩은 냄새가 난다. 황산염이 많은 음식은 브로콜리, 양배추, 십자화과 채소, 계란, 마늘 등이 있다.

⑥ 유황 냄새: 육류 섭취

대장에서 단백질이 분해될 때 질소와 유황이 포함된 가스가 생성된다. 특히 붉은 고기를 먹으면 소화 시간이 더 길어져 단백질이 부패하면서 유황 냄새가 난다.

5) 소변

소변은 인체의 수분과 전해질 대사를 통해 만들어지는 대사 산물로, 여러 장기와 복잡한 상호작용을 통해 이루어진다. 그렇기 때문에 소변의 성질과 상태 변화는 비뇨기계뿐만 아니라, 다른 장기의 건강 상태를 평가하는 중요한 지표가 된다.

정상인의 소변량은 하루에 1~2L, 횟수는 4~6회, pH 4.6~8, 냄새는 거의 없거나 약간의 지린내, 색깔은 옅은 황색으로 투명하고 혼탁하지 않으며 침전물이 없다. 소변의 90~96%는 물이고 나머지는 대사산물인 요소, 요산, 암모니아, 아미노산, 포도당, 무기염류 등의 노폐물이다.

가장 정확한 소변 pH 측정 시간은 아침 첫 소변의 중간뇨이다. 아침 첫 소변은 밤 동안의 대사 과정에서 생성된 산성 물질이 소변에 반영되어 강한 산성(pH 5.0~6.5)을 띠며, 수분 소모로 상대적으로 농축되어 있다. 이는 희석된 소변에서 관찰하기 어려운 검체를 식별할 수 있으므로 신뢰성이 높다. 중간 뇨를 채취하는 것이 가장 이상적인 이유는 요도구나 질 분비물에 의한 오염이 최소화되어 순수한 소변 샘플을 얻을 수 있기 때문이다.

소변의 색, 거품, 냄새, 횟수, 통증 등으로 질병을 의심해 볼 수 있다.

[소변 색]

정상적인 소변은 '우로크롬(Urochrome)' 이라는 색소에 의해 노란 색깔을 띠게 된다.

① 짙은 황색 소변: 간 질환

비타민 B, C를 많이 섭취하면 일시적인 짙은 황색 소변을 본다.

간 기능 저하로 체내 빌리루빈 수치가 높아지면, 빌리루빈이 소변으로 배출되어 짙은 황갈색으로 변한다. 이때는 황달이 동반될 수 있으므로 피부색도 함께 관찰해야 한다.

수분 섭취가 부족하여 소변이 농축되거나, 신장의 사구체에 염증이 생기는 사구체신염일 경우에도 소변으로 혈액이 빠져나와 소변이 갈색으로 변한다. 무리한 운동을 할 경우, '횡문근융해증'으로 미오글로빈이 소변으로 배출되면서 짙은 적갈색을 나타낸다. 횡문근융해증(Rhab-domyolysis)은 근육의 에너지가 부족하면 근육 세포가 괴사되면서 세포 안에 있는 근육 성분이 혈액으로 방출되는 증후군이다. 이때 생성된 독성 물질이 순환계로 유입되면서 여러 합병증을 초래하게 된다.

"과한 운동도 독이 된다!"
를 숙지하고, 자신의 건강 상태를 고려하여 적절한 운동을 선택하는 것이 중요하다.

미오글로빈(Myoglobin)은 근육 조직의 색소 단백질로 주로 산소를 저장하고 공급하는 역할을 한다. 미오글로빈 색상은 육류를 상상하면 된다. 신선한 고기는 미오글로빈이 산소와 결합하여 밝은 적색, 진공 포장된 고기는 산소를 차단하여 보라색, 실온에 오래 둔 고기는 미오글로빈이 산화되면서 갈색으로 변한다.

③ **붉은색 소변: 요로계 감염과 비뇨기계 암, 특정 음식과 약물**

붉은색 변은 혈뇨라 부르며, 소변에 비정상적인 양의 적혈구가 섞여 배출된 것이다. 무리한 운동이나 특정 약물, 붉은 색소 음식에 의해 일시적인 혈뇨를 보기도 한다.

혈뇨는 소변이 이동하는 통로인 요로 계통에 감염으로 인한 출혈이 생긴 경우이다. 출혈 부위가 신장, 신우, 요관 등의 상부 요로계인 경우는 검붉은 색을 띠고, 하부 요로계인 방광, 요도, 전립선 부위의 출혈은 선홍빛 붉은색을 띤다. 소변과 혈액이 섞여 있는 시간이 길수록, 혈액 내 헤모글로빈이 산화되는 양이 증가하므로 짙은 붉은색을 띠게 된다.

통증을 동반하는 혈뇨는 요로감염, 요로결석, 전립선 비대증을 의심한다. 통증이 없을 경우는 방광암, 신장암, 전립선암 등의 요로계 암을 의심할 수 있다.

④ **무색투명한 소변: 수분 과다 섭취, 요붕증**

소변의 색깔이 거의 물처럼 투명한 것은 체내 수분량이 많다는 의미다. 과도한 수분 섭취는 신장 기능 이상을 유발할 수 있기 때문에 소변 색을 보면서 수분 섭취량을 조절해야 한다.

94

소변 색이 무색투명하면 수분 섭취를 줄이고, 짙은 갈색을 띠면 수분 섭취량을 늘리면 된다.

요붕증일 경우도 무색 투명색을 띠며 당뇨와 비슷한 증상이 나타난다. 요붕증이란 뇌하수체 후엽에서 분비되는 항이뇨호르몬이 부족하거나, 신장의 기능 부전으로 항이뇨호르몬이 정상적으로 작용하지 못 하는 경우이다. 이로 인해 신장의 세뇨관에서 물을 재흡수 못 하고 소변으로 배출하게 된다. 지속적인 요붕증은 탈수, 고나트륨혈증, 고혈압, 심장질환의 합병증, 사망까지 이를 수 있다.

요붕증 증상은 다갈, 다음, 다뇨, 야뇨, 탈수 증상(구강과 피부 건조) 등이 특징이다. 당뇨병과 차이점은 3L 이상의 더 심한 갈증과 당이 포함되지 않은 묽은 소변이다. 당뇨 소변은 포도당이 섞인 고농도 소변과 소변으로 빠져나간 포도당을 채우기 위해 물보다는 음식을 더 많이 섭취하는 것이 특징이다.

⑤ **초록색 소변: 특정 음식과 약물, 녹농균 감염**

가공식품의 인공색소나 엽록소 함량이 높은 케일, 시금치, 아스파라거스 등을 섭취했을 때 6시간 후 초록색 소변을 볼 수 있으나, 24시간 이내 정상 소변으로 돌아온다.

유방암, 고혈압, 알레르기, 발기부전, 조영제 등의 특정 치료 약물과 비타민 B 복합제를 복용할 경우에도 초록색 소변을 관찰할 수 있다.

그 외 빌리루빈 대사 장애, 가족성 양성 고칼슘혈증, 녹농균 감염 등이 있다. 녹농균에 의한 요로감염은 푸른 고름 색, 빈뇨, 배뇨 시 타는 듯한 통증과 혈뇨 등을 동반한다.

[거품 소변]

거품뇨는 소변에 단백질이 포함되어 거품이 많이 생기는 현상이다. 단백질은 계면활성제와 유사한 작용으로 물의 표면 장력을 낮추는 기능을 한다. 단백질이 물과 섞일 때, 물리적으로 저어주면 단백질 분자가 공기를 가두어 거품을 형성한다. 달걀 흰자, 찌개 거품, 생크림 휘핑, 세제 등의 거품도 같은 원리이다.

① 단백뇨: 신장 질환, 당뇨, 고혈압

소변에서 단백질을 재흡수 못 해 거품뇨를 보게 된다. 신장의 사구체 손상, 당뇨병, 고혈압을 의심한다.

② 소변을 빠르고 세게 보는 경우

소변의 흐름이 강하면 변기의 물이 난류로 인해 거품이 생긴다.

③ 탈수

설사, 구토, 발열, 극심한 신체 활동 등의 탈수는 소변이 농축되어 거품이 생긴다.

④ 요로 감염: 방광염, 성병

방광염은 세균과 백혈구가 소변에 섞여 거품이 나고, 소변을 볼 때 작열감을 호소한다. 트리코모나스증 성병은 남성의 음경과 여성의 질에서 나온 분비물과 염증에 의해 소변에서 거품이 생긴다.

⑤ 임신중독증, 특정 약물, 과도한 비타민 섭취, 유전력

임신중독증은 고혈압과 단백뇨가 검출되며 소염진통제, 스타틴, 항생제, 항암제 등이 단백뇨를 초래한다.

[냄새 나는 소변]

음식의 부패 정도와 신선도를 판단하듯 후각을 통해 질병을 자가 진단할 수 있다.

① 심한 암모니아 냄새: 탈수, 방광염, 요로감염, 성병

양파나 카레를 많이 먹거나, 탈수로 인해 소변의 암모니아 농도가 짙어지면 심한 암모니아 냄새가 난다. 세균 감염으로 방광염이 생기면, 방광 속 세균이 소변의 단백질을 분해하면서 암모니아 냄새가 난다. 이때 동반되는 증상은 혈뇨, 빈뇨(하루 8회 이상), 배뇨통, 잔뇨감, 골반 부위 통증이 있다.

② 과일향 냄새: 심한 다이어트, 당뇨

소변에서 달콤한 과일향이 나는 경우는, 무리한 다이어트로 케톤이 소변으로 빠져나가는 경우와 당뇨병의 신호이다. 과도한 혈당을 소변 속 포도당으로 배출시키면서 단 냄새가 난다.

당뇨병 합병증인 케토산혈증이 있으면 소변뿐만 아니라, 심할 경우는 호흡할 때도 입에서 달콤한 과일향의 아세톤 냄새가 난다. 케토산혈증은 인슐린이 부족하면 체내에서 포도당 대신 지방을 분해해서 에너지원으로 사용한다. 이 과정에서 과도한 케톤체가 생성되어 혈액이 산성화되는 상태를 말한다. 깊고 빠른 '쿠스마울 호흡'이 특징이다.

③ 생선 비린 냄새: 트리메틸아뇨증, 세균성 질염

'트리메틸아뇨증(Trimethylaminuria, TMAU)'은 '생선 악취 증후군'으로 알려진 희귀 대사질환이다. 트리메틸아민(TMA)을 트리메틸아민-N-옥사이드(TMAO)로 전환하는 효소(FMO3)의 기능 이상으로 트리메틸아민이 소변, 땀, 호흡으로 과다 배출된다. 이로 인해 소변에서 생선 썩은 비린내가 나는 질환이다. 여성의 경우 소변 또는 질 분비물에서 생선 비린내가 나면 세균성 질염을 의심해야 한다. 특히 성관계 후 냄새가 심해지는 경향이 있다. 뿌옇고 탁한 색과 배뇨 통증, 빈뇨를 동반한다.

④ 퀴퀴한 냄새: 간, 대사성 질환

간 기능 저하나 대사 장애가 있을 경우, 체내 노폐물을 처리하지 못해 소변에서 퀴퀴한 냄새가 난다. 몸속의 과도한 빌리루빈 축적으로 피부 황달과 노란색 거품 소변을 본다.

방광은 500ml 정도의 소변을 저장하고 한 번에 200~400ml, 하루에 3~4시간마다 평균 4~6회 소변을 본다. 소변의 횟수는 신장의 여과 속도와 방광의 저장 능력에 따라 결정된다. 방광이 팽창하면, 방광 근육에 압력을 가하여 뇌에서 요의를 느끼게 된다.

심리적이거나 신체적 이유로 인한 빈뇨는 일상생활에서 많은 곤란을 겪는다. 많은 수분 섭취, 카페인, 약물 등의 이뇨를 유발하는 음식과 무관하게 빈뇨 증상이 지속될 경우는 질병의 이상 신호이다.

– 2시간 마다 느끼는 요의
– 빈뇨: 8회 이상 소변
– 야간뇨: 수면 중 3회 이상의 소변
– 절박뇨: 요의와 상관없이 갑자기 소변이 새어 나올 때
– 6시간 이상 요의를 못 느낄 때: 척수 손상, 뇌 손상, 신경 손상, 당뇨

① 요로 감염

요로 감염은 요로계(요도, 방광, 요관, 신장)에 세균이 침투해

발생하는 감염이다. 증상은 빈뇨, 배뇨 시 통증, 혈뇨, 발열, 오한, 색상이 진하고 탁하며 냄새가 심하다. 원인은 면역력 저하로 인한 감염, 성관계, 대장균 등이 있다.

② **과민성 방광**

과민성 방광은 요로 감염이나 명확한 원인 없이 절박뇨, 빈뇨, 야뇨를 동반하는 질환이다. 방광에 소변이 조금만 차도 방광 근육의 비정상적인 수축으로 배뇨를 참지 못한다. 원인은 노화와 신경의 기능 저하로 알려져 있지만, 명확한 원인이 밝혀지지 않아 근본 치료에 어려움이 있다.

과민성 방광 약물치료는 주로 항콜린제와 베타 3 작용제를 처방하는데, 이 두 약물 모두 치매 발병의 연관이 있다는 연구 결과가 있다. 그러므로 약물에만 의존하는 것보다 수분과 카페인 제한, 방광에 가해지는 압박을 줄이기 위한 체중 감량이 최우선적으로 필요하다. 방광 근육 수축력을 키우는 케겔운동도 도움이 된다.

③ **전립선 비대증**

전립선 비대증은 전립선이 비대해져 요도를 압박하는 상태를 말한다. 증상은 빈뇨, 절박뇨, 야간뇨, 배뇨 지연, 잔뇨감 등이 있다. 방광이 다 비워지지 않은 상태로 지속되면, 방광 내 세균번식으로 요로감염과 요로결석, 신부전까지 초래한다.

④ 요붕증

요붕증은 항이뇨호르몬에 문제가 생겨 하루에 3L 이상, 1~2시간마다 소변을 본다. 요붕증의 원인은 뇌하수체 종양, 외상, 수술, 감염, 유전, 신장 질환 등이 있으나 뚜렷한 원인을 찾지 못하는 경우도 많다. 증상은 다뇨, 야뇨, 갈증, 체중감소를 호소하며 지속적인 체내 수분과 전해질 불균형은 탈수 현상으로 이어진다. 탈수가 악화되면 어지러움, 구역질, 구토뿐만 아니라 중추신경계의 이상으로 혼수상태에 빠지기도 한다.

6) 땀

땀은 인체의 노폐물을 배출하는 기관 중 가장 넓은 부위를 차지하며 몸 전신의 땀샘에서 분비된다. 주요 역할은 수분과 노폐물 배출이다. 혈액으로부터 걸러진 나트륨, 요소, 크레아틴, 칼륨 등의 노폐물을 하루에 약 500~700ml 분비한다. 체온이 오르면 땀을 분비하여 체온을 조절한다.

건강한 땀은 투명하고 냄새가 없으므로 샤워 후에는 개운하고 가벼운 느낌이 들어야 한다. 그러나 땀이 색깔이 있거나 냄새가 나는 경우, 땀이 나지 않았는데도 특유하고 불쾌한 체취가 나는 것은 병의 신호이다.

땀샘은 땀을 만들어내는 외분비선으로 피부 진피층에 존재하며 약 200만~400만 개가 있다. 땀샘의 종류는 '에크린' 땀샘과 '아포크린' 땀샘으로 나뉜다. '에크린' 땀샘은 약 300만 개로 피부 전체에 존재한다. 손바닥, 발바닥, 이마에 주로 분포되어 있고, 성분은 99% 이상이 수분으로 냄새가 거의 나지 않는다. 1%는 염분, 요소, 암모니아 등이다. 주요 기능은 저장액을 몸의 표면에 증발시켜 체온을 조절한다. 통증이나 불안, 정서적 자극, 매운맛, 신맛에 반응하면 교감신경에 의해 땀을 발생시킨다.

'아포크린' 땀샘은 털, 피지샘과 함께 모낭에서 유래하여 겨드랑이, 배꼽 주위, 귀, 유두, 성기, 항문 주변, 눈꺼풀 등에 분포한다. 아포크린은 모공과 출구를 공유하고 있는 커다란 땀샘으로 성장과 함께 크기가 변하므로, 2차 성장기에 커졌다가 나이가 들면서 다시 작아진다. 사춘기 때는 아포크린이 연어 알 크기로 커져 단백질, 지방, 당질, 암모니아, 피루브산, 노화 색소, 철분 등을 함유한 끈적한 땀을 분비한다. 그래서 사춘기 때 체취가 강하게 발생한다.

아포크린에서 나오는 땀 성분은 염분이 거의 없고, 영양분이 풍부해 상재균들이 번식하기 쉬운 조건을 갖추고 있다. 아포크린 부위 세균이 땀 속의 지방 성분

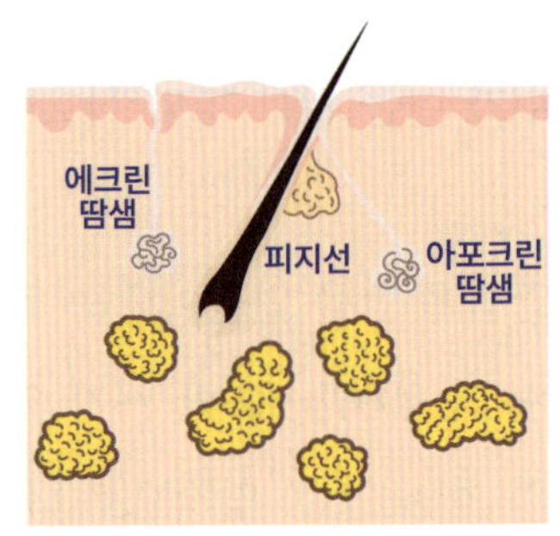

을 분해해 지방산과 암모니아로 만들어내는데 이것이 바로 액취증 냄새의 원인이다.

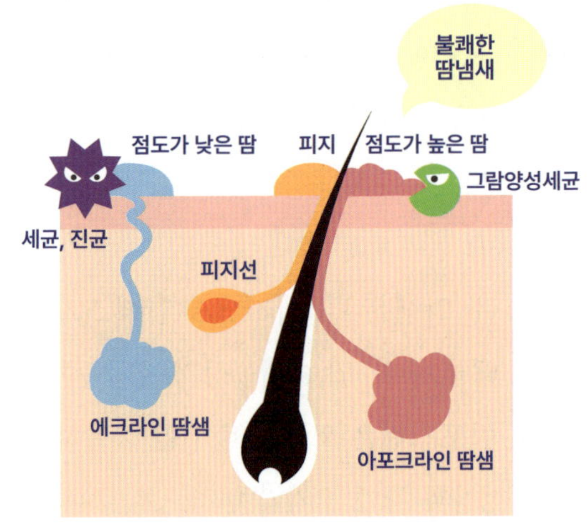

정상적인 땀 색은 투명함으로 하얀 속옷, 베개, 이불에 배여 나온 색을 보고 감별할 수 있다.

① 노란색: 간, 신장 기능의 이상, 탈수로 인한 노폐물 축적

간과 신장의 기능 저하로 혈액 속에 빌리루빈이 상승하여 노란색 땀을 흘린다.

② 녹색, 갈색: 간 부전 의심, 녹농균 감염

간 부전은 간 기능이 심각하게 저하된 상태로, 혈액 속에 담즙과 빌리루빈이 증가하여 땀으로 배출된다. 특히 손이나 발바닥에서 녹색이나 갈색 땀이 분비된다.

녹농균 감염에 의한 녹색 땀은 악취, 고열, 기침, 가래, 통증 등이 동반된다.

③ 붉은색: 결핵약 복용(리팜핀, 퀴닌계열), 심한 스트레스, 격한 운동, 땀샘의 염증

결핵약 복용으로 혈소판이 감소되어 출혈로 인한 붉은색 땀을 흘리기도 한다. 정신적인 충격과 격한 운동은 혈관 출혈과 관련되며, 세균이나 곰팡이가 땀에 착색될 경우도 붉은색 땀이 난다.

④ 검은색: 흑색종, 멜라닌 색소 과다 분비

흑색종은 피부암의 일종으로 멜라닌 세포가 비정상적으로 증식하여 발생한다. 초기에는 무증상으로 검은색이나 갈색 반점이 생기며, 시간이 지날수록 크기와 모양이 변형되고 가려움증, 통증이 나타나기 시작한다. 흑색종이 진행되면 검은색 땀과 피부궤양이 발생한다.

멜라닌이 과다하게 분비되면 피부가 검게 변하고 땀도 검은색으로 변하기도 한다. 원인은 유전적, 과도한 자외선 노출, 호르몬 변화 등이다.

⑤ 색한증: 리포푸신 증가, 대사 장애, 세균 감염, 유전, 화학 염료

색한증이란 땀이 산화 정도에 따라 황색, 녹색, 청색, 흑색의 유색 땀을 흘리는 것을 말한다. 특징은 땀 분비가 일어나기 전에 '톡' 쏘거나 '따끔' 거리는 전조증상이 있다.

땀샘 내 '리포푸신(Lipofuscin)' 색소가 증가하면 색깔 있는 땀이 난다. 리포푸신은 산화된 지방산과 단백질로 황갈색 '노화색소'라고도 불리며 검버섯과 기미가 이에 해당된다. 리포푸신은 대사의 쓰레기로 여러 금속과 당을 함유하고 있어 세포 내에 축적되면 세포 사멸을 초래한다.

리포푸신이 내장 벽, 혈관 벽, 뇌, 여러 장기에 쌓이면 동맥경화를 비롯한 황반변성, 심장, 폐, 간, 신장, 뇌 질환뿐만 아니라 암의 원인이 된다. 나이와 상관없이 피부에 검버섯이나 기미가 보인다면 건강 상태를 점검해 봐야 한다.

⑥ 무한증: 유전성(파브리병), 중추 신경 손상, 피부 손상, 건선, 아토피 피부염, 약물

무한증은 땀 분비가 결핍된 상태로 체온 조절이 어려운 질환이다. 열사병뿐만 아니라 사망에까지 이를 수도 있다. 원인은 유전, 외상으로 인한 피부와 땀샘 손상, 면역체계 이상, 건선, 전신 홍반 루푸스, 신경계 질환, 과도한 탈수가 있다.

다한증은 교감신경계의 이상으로 하루에 2~3L 정도의 과도한 땀이 나는 현상을 말하며 국소적, 전신적으로 구분된다.

국소적 다한증은 손바닥, 발바닥, 팔다리의 접히는 부분, 겨드랑이, 서혜부, 회음부, 이마, 코 끝에 호발한다. 긴장하거나 뇌, 척수에 이상이 있을 경우도 국소적 다한증을 동반한다.

전신적 다한증은 피부의 온도 수용체, 외부적 요인, 질병, 특정 음식에 의해 체온이 상승되는 경우를 말하며 얼굴, 흉골 부위에서 땀이 많이 난다. 결핵, 당뇨, 울혈성 심부전, 갑상선 기능항진증, 뇌하수체 기능 항진증, 폐기종, 파킨슨병일 경우 전신적 다한증이 발생한다.

[땀 색깔이 알려주는 건강 이상 신호]

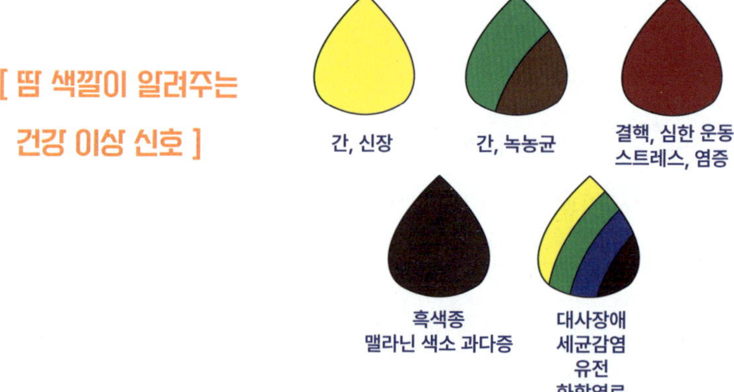

특정 질환에 걸리면 땀 냄새와 체취 또한 달라진다.

① 암모니아 냄새: 신장 질환, 간 질환

신장 질환이 있는 경우 단백질의 최종 노폐물인 요소가 소변으로 배출되지 못하고 체내에 과잉 축적되면, 이를 배출시키기 위해 휘발성인 암모니아 형태로 전환하여 땀으로 나온다.

단백질의 대사 산물인 질소성 노폐물은 암모니아, 요소, 요산의 과정을 거쳐 몸 밖으로 배출된다. 간에서는 물에 잘 녹고 독성이 강한 암모니아를 독성이 약한 요소로 변환시킨다. 독성이 약하고 수용성인 요소는 혈액을 따라 신장으로 운반되어 소변으로 배설된다. 반면 요산은 독성은 없으나 물에 잘 녹지 않는 성질 때문에, 하루 평균 약 0.7g이 배출된다. 이 과정에서 요산 결정체가 관절에 침착 될 경우 통풍을 유발한다.

간 질환이 있을 경우는 간에서 암모니아를 분해하지 못해 특유의 자극적인 암모니아 냄새가 난다. 간경화나 간성혼수인 경우는 온몸에서 강한 암모니아 냄새가 난다.

과도한 다이어트를 위해 탄수화물을 제한할 경우, 우리 몸에서 에너지원인 포도당을 만들기 위해 부족한 탄수화물 대신 지방을 불완전 연소시켜 포도당으로 분해한다. 이때 아세톤 냄새를 가진 '케톤산'을 배출한다.

당뇨병 역시 인슐린 부족으로 당 대사에 이상이 생겨, 지방을 에너지원으로 사용하면서 케톤체가 발생한다. 시큼하면서도 달콤한 향이 나거나 매니큐어 냄새가 나는 케톤체는 주로 간에서 생성되며 아세톤, 아세토아세트산, 베타-하이드록시뷰티레이트 등 케톤기(-CO-)를 가지고 있는 화합물이다.

간은 포도당이 부족한 상황에서 생명을 유지하기 위해 일차적으로 지방산을 산화시켜 포도당을 만든다. 이차적으로 '케톤체'를 만들어 뇌 조직과 같은 포도당을 필요로 하는 조직으로 전달하여 보조 에너지원으로 사용한다. 만약 지속적으로 포도당을 섭취하지 않으면, 케톤체 농도가 증가하여 혈중 pH가 낮아져 당뇨병성 케톤산증을 발생시킨다.

인체는 FMO3(Flavin-containing Mono Oxygenase 3)라는 효소를 통해 '트리메틸아민(TMA)'이 간에서 무취의 대사 생성물인 '트리메틸아민N-옥사이드(TMAO)'로 전환되어 배출된다. FMO3 효소가 부족하면 트리메틸아민이 체내에 축적되어 트리메틸아민뇨증이 발생한다.

트리메틸아민(Trimethylamine, TMA)은 암모니아의 3차 아민 유도체이다. 생선 썩은 듯한 생선 비린내의 주성분으로 휘발성이 강해 적은 농도로도 악취를 유발한다. 땀, 침, 호흡, 기타 신체 분비물에서 생선 비린내가 나기 때문에, 대인관계의 어려움으로 우울증, 사회공포증 등의 심각한 정신적 질환을 겪게 된다.

원인은 유전적인 요인, 간 기능 저하, 만성 염증, 콜린 약물 등이 있으며, 남성보다는 여성에게서 발생률이 높고 생리 전, 후와 피임약을 복용 시에 증상이 더 심해지므로 프로게스테론과 연관성이 높음을 추측하기도 한다.

트리메틸아민뇨증은 현재 명확한 치료 방법은 알려지지 않으나, 콜린이나 카르니틴 등 트리메틸아민을 생성하는 성분이 들어있는 음식을 적절히 제한하는 식이 관리가 가장 중요하다. 콜린과 카르니틴이 풍부한 음식은 달걀 노른자, 간, 육류, 유제품, 생선, 견과류, 콩류, 양배추 등이다.

콜린 식이와 반대로 FMO3 효소 분비 촉진을 위해 리보플라빈(비타민B2) 섭취를 증가시키는 식이 방법이 있다. 그러나 아이러니하게도 콜린이 많이 함유된 음식과 리보플라빈이 많이 함유된 음식들은 육류, 생선, 견과류, 곡물로 중복되는 것이 많다. 그러므로 어느 한 질병을 고치기 위해 특정 음식을 제한하기보다는 건강한 먹거리를 소량씩 골고루 섭취하는 것이 더욱 중요하다.

트리메틸아민은 알칼리성이기 때문에 약산성(pH 5.5~6.5)의 비누와 로션을 사용한다. 화학물질인 향수와 데오란트는 오히려 간에 부담을 주어 증상의 악화 요인이 되므로 사용을 제한해야 한다. 데오란트에 포함된 알루미늄 화합물과 프탈레이트는 생식기능에 강한 독성을 지닌 물질이다.

장에서 서식하는 박테리아가 원인 인자의 촉매제가 될 수 있으므로 밀가루가 함유된 음식, 유제품, 인스턴트는 제한한다. 그리고 변비를 예방하기 위해 유산균이 풍부한 자연 식품과 식이 섬유 섭취를 늘려야 한다.

④ 술 냄새: 간 기능 이상

에탄올은 간에서 변화단계를 거치게 된다. 1단계에서 알코올 분해효소(ADH)에 의해 1급 발암물질인 '아세트알데히드'인 독성물질로 바뀌고, 2단계에서 아세트알데히드 분해효소(ALDH)에 의해 식초와 유사한 아세트산이라는 물질로 분해된다. 아세트산은 이산화탄소와 물로 최종 분해되어 호흡, 땀, 소변으로 배출된다. 술을 조금만 마셔도 얼굴이 빨개지는 사람은 아세트알데히드 분해효소가 결핍되거나 간 기능 이상을 뜻한다.

간에서 분해되지 못한 알코올은 혈액 속에 돌아다니다가 가스로 전환되어, 폐와 피부를 통해 배출되면서 입과 땀에서 알코올 냄새가 난다.

⑤ 대변 냄새: 변비

변비가 심해지면 장 내부에 대변이 오래 머물게 된다. 이로 인해 대변에서 발생하는 독소, 유독가스, 암모니아 등의 물질들이 장벽을 통해 혈관으로 흡수된다. 이렇게 흡수된 물질은 호흡이나 땀을 통해 체외로 배출되는데, 이 과정에서 땀에서 대변 냄새가 난다.

⑥ 달걀 썩은 냄새: 위장 질환, 간 기능 장애

소화불량으로 소화되지 않은 음식이 몸속에서 발효되면, 달걀 썩은 냄새를 유발하는 '황화수소'가 생성된다. 독성이 강한 황화수소는 혈액을 타고 폐와 피부를 통해 배출된다. 황화수소가 저농도일 경우는 눈과 기도에 자극을 주고, 고농도일 경우는 뇌와 폐에 치명적인 손상을 입혀 사망까지 이른다.

간 기능에 이상이 생기면 독성이 강한 황을 포함한 유기 화합물인 '메틸 메르캅탄'이 제대로 배설되지 않아, 땀에서 달걀 썩은 냄새나 양배추 냄새가 난다.

⑦ 양파 썩은 냄새: 포드맵 식품을 과다 섭취, 위장 질환, 대장암

포드맵 식품을 과다로 섭취하거나 위장 질환이 있을 경우, 체내 소화 효소로 잘 분해되지 않은 음식물이 장내 미생물에 의해 발효되면서 '메틸 메르캅탄'이라는 가스를 생성한다. 메틸 메르캅탄 가스는 트림, 방귀, 땀으로 양파 썩은 냄새와 마늘 냄새를 배출한다.

대장암인 경우는 메틸 메르캅탄이 일반인의 10배 이상 생성되어 몸에서 강한 양파 썩은 냄새가 난다.

⑧ **노인 냄새: 노넨알데히드(Nonenaldehyde)**

피하지방 중에 '팔미트 올레인산' 이라는 불포화 지방산이 산
화되면서 '노넨알데히드' 라는 물질을 만들어낸다. 나이가 들
수록 신진대사가 느려지고, 땀 분비가 줄어들면서 노넨알데
히드가 모공에 쌓인다. 축적된 노넨알데히드는 퀴퀴하고 불
쾌한 노인 특유의 냄새를 발생한다. 주로 가슴과 두피, 목 뒤,
겨드랑이, 귀 뒤쪽에서 냄새가 심하다.

⑨ **발 냄새: 무좀, 갑상선 질환, 신경계통 질환**

땀 속에 포함된 아미노산인 '류신' 은 발 피부에 있는 세균이
가진 '류신 탈수소효소' 라는 효소에 의해 변형된다. 이 과정
에서 '류신' 은 '이소발레릭산' 이라는 물질로 바뀌며, 이소발
레릭산 농도가 높아지면 식초같이 시큼하고 퀴퀴한 발 냄새
가 난다.

갑상선 기능 이상, 신경계통 질환, 갱년기 증후군, 비만증 경
우도 몸에서 발 냄새가 난다.

⑩ **오징어 냄새: 세균성 질염, 귀두염**

여성의 질내는 유익균인 '락토바실러스(젖산)'가 질 내벽의 단백질을 분해하면서, 산성의 액체를 분비한다. 이로 인해 식초와 같은 산미의 냄새가 나는 것이 정상이다. 정상적인 질내 pH는 3.8~4.5 범위의 산성을 유지하지만, 세균성 질염이 발생하면 pH가 4.5 이상으로 높아진다.

세균성 질염으로 인한 질내 pH 상승은 유익균을 감소시키고, 혐기성 세균을 증식하면서 '아민'이라는 독특한 오징어 냄새를 유발한다. 서양에서는 치즈 냄새라 표현하기도 한다. 성관계 후 오징어 냄새가 더 심해질 뿐만 아니라 생식기 주변이 따갑고 가려움증, 발적, 부종, 성교통, 배뇨통, 분비물 증가, 하혈 등의 증상이 나타난다. 증상이 악화되면 골반염에서 불임, 자궁암까지 초래한다.

남성의 경우 음경의 표피와 귀두 사이에 누런색의 점액질인 '스메그마(smegma 치구)'라는 노폐물이 쌓이면서 치즈나 오징어 썩은 냄새를 풍긴다. 소변, 정액의 잔류물에 '미코박테리움 스메그마티스'라는 세균이 증식하면서 생성되며, 포경 수술을 하지 않은 남성에게 빈번하게 발생한다. 치구는 귀두와 표피 사이의 윤활제 역할을 하지만 과다 증식 시 귀두염이나 음경암의 유발 인자가 되기도 한다.

⑪ 두피 냄새: 피지의 과다 분비, 뇌 질환, 폐 질환

두피는 얼굴의 약 2배 이상의 피지선이 분포되어 피지 분비가 활발하다. 두피에서 배출된 피지와 땀이 세균과 곰팡이에 의해 산화되면서 악취를 유발한다. 기름진 두피뿐만 아니라, 건조해진 두피도 수분을 보충하기 위해 과도한 유분을 배출하면서 두피 냄새가 난다.

비듬과 각질로 인한 가려움증과 염증을 동반하는 지루성 두피염, 모낭염, 남성 호르몬 '안드로겐'의 분비 증가로 땀과 피지샘 활동 증가, 기름진 음식 섭취, 강한 자외선에 장시간 노출 등이 있다.

한의학적으로 두한족열頭寒足熱이라 하여 머리는 시원하고 발은 따뜻해야 한다. 그러나 뇌의 혈액순환 장애로 두피에서 열이 나거나, 뾰루지, 끈적거림, 가려움증, 각질 등이 생기면서 두피에서 냄새가 나기 시작한다. 그러므로 두피 냄새를 간과할 것이 아니라, 두통이 동반하지 않더라도 뇌 질환을 의심해야 한다.

〈황제내경〉에서는 '폐지합피야, 기영모야(肺之合皮也, 其榮毛也)'하여 폐와 배합되는 것은 피부이고, 폐의 상태를 나타

내는 곳은 털이라 하여 폐가 피부와 모발을 주관하는 으뜸으
로 여겼다. 그러므로 두피 냄새가 심해질 경우는 폐 상태도
확인해 보아야 한다.

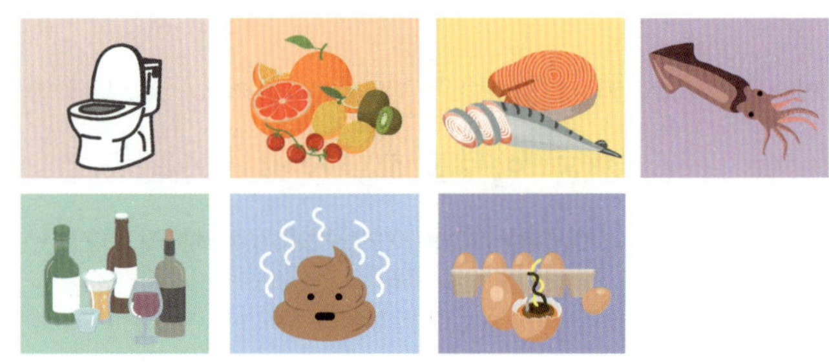

⑫ 질환에 따른 특정 냄새

질환명	특정 냄새
유방암	'프로판올' 소독용 알코올
당뇨병	아세톤 냄새
파킨슨병	사향
알츠하이머병	바닐라향
폐암	'톨루엔' 시너 냄새
폐 질환	'트리메틸아민'의 생선 썩은 비린내와 오래된 신문지 냄새
낭포성 섬유증	'이소프렌'이 포함된 유성 매직 잉크, 알코올, 휘발유 냄새

녹농균 감염	포도 냄새
파상풍	썩은 사과 냄새
장티푸스	갓 구워진 갈색 빵 냄새
결핵성 림프선염	김빠진 맥주 냄새
페니실린계 항생제	곰팡이 냄새
정신분열증	'헥사노익산'으로 인해 양(羊) 냄새 또는 은행나무 냄새
요로 감염	'이소발린산' 고약하고 오래된 윤활유 냄새

⑬ 특정 부위에서만 나는 땀

땀 나는 부위	의심 질환
머리, 얼굴	비염, 호흡기 질환, 뇌졸증
가슴, 명치	척수 신경 손상, 척수 종양, 폐종양, 화병(火病)
손, 발	수족다한증, 자율신경계 이상, 위장 질환
사타구니	몸이 차고 허약한 체질

08

전신 반응이 알려주는 이상 신호
(가려움증, 부종, 두통, 불수의적 움직임)

1. 가려움증

'히스타민(Histamine)'은 아미노산의 일종인 '히스티딘((Histi
-dine)'의 대사 산물로, 가려움증의 원인 인자이다. 어떤 히스
타민 수용체와 결합하느냐에 따라 소화, 신경, 면역 등의 다양
한 생체 반응에 관여하는 신호 전달 물질이다.

히스타민은 면역반응에서 혈관 확장과 혈관 투과성을 증가시
켜 염증 반응 시 다양한 '사이토카인' 분비를 자극해 염증을
조절한다. 히스타민은 주로 백혈구, 신경세포, 비만세포에서
만들어지고 저장된다.

가려움증의 원인은 건조한 피부, 아토피, 건선, 알레르기, 염
증, 심리적 장애, 약물 부작용뿐만 아니라, 다양한 질환을 알
려주는 신호가 된다.

① **철결핍성 빈혈**

몸속에 철분이 부족하면 철결핍성 빈혈로 가려움증이 생긴다.
철분은 가려움증을 억제하는 신경 구성 요소이므로, 철분 결
핍 시 피부가 작은 자극에도 쉽게 가려움증을 느낀다. 빈혈
증상은 '기립성 저혈압'으로 앉았다 일어날 경우에 어지럼증,
창백한 피부, 근육 경련, 부종, 호흡곤란, 황달, 얼음을 찾는
증상들을 동반한다.

② **당뇨 신경병증**

당뇨 신경병증은 당뇨병의 만성 합병증으로, 고혈당 상태가
지속되면서 산소와 영양분이 신경으로 공급되지 않아 신경
섬유가 손상된 상태를 말한다. 이는 비정상적인 신경 전달과
땀 분비의 불균형으로 피부가 건조해진다. 건조한 피부는 체
내 정전기를 발생시켜 피부를 자극해 가려움증과 따끔거림을
유발한다.

③ **신부전(콩팥병)**

신부전은 신장의 기능 저하로 인해 체내 노폐물과 수분이 과
잉 축적되는 상태를 말한다. 요독 물질의 축적은 히스타민을
증가시키고, 신장 식이 제한으로 전해질 불균형, 땀 분비 감소
로 피부 건조가 악화되어 가려움증을 호소한다.

④ 간 질환

간 기능 장애로 빌리루빈과 담즙이 배출이 되지 않아 전신 가려움증을 호소하며 황달을 동반한다. 만성 간 질환인 경우는 혈장에 담즙산 농도가 증가하면서 밤에 잠을 못 잘 정도로 가렵다.

⑤ 갑상선 기능 항진증

갑상선 기능 항진증은 갑상선 호르몬(T3, T4)의 과다 분비로 인해 신체의 대사 속도가 증가하는 질환으로, 피부 혈류량 증가와 히스타민 자극을 유발한다. 이로 인해 발생하는 가려움증은 빠른 맥박과 체온 상승을 동반하는 것이 특징이다.

⑥ 신경계 이상(말초신경, 중추신경계 이상)

대상포진 후 가려움증은 말초신경계의 손상으로 인한 것이 특징인 반면, 뇌졸중과 다발성 경화증은 중추신경계의 손상으로 인한 가려움증으로 구분된다.

⑦ 암의 전조 증상

이유 없이 전신 가려움증이 심해지거나 어떤 방법을 써도 해결되지 않을 경우는 암의 전조증상으로 의심해 봐야 한다. 암의 원인 인자인 염증 증가와 암세포의 급증으로 히스타민이 증가하면서 가려움증이 심해진다. 특히 간암이나 림프종과 관련이 깊다.

⑧ 스트레스

스트레스 호르몬인 코르티솔이 증가하면서 피부의 염증과 알레르기 반응을 일으킨다. 신장의 부신피질에서 분비되는 코르티솔은 대사 촉진, 혈당 증가, 면역계 활동 억제, 혈압 상승, 수면을 방해한다. 장기적인 코르티솔 증가는 재생 능력 저하와 염증 촉진, 그리고 가려움증으로 이어진다.

코르티솔 분비는 혈관을 수축시켜 혈액과 림프 순환을 저해한다. 이때 세포는 산소와 영양분이 부족해지고, 염증성 사이토카인을 분비시켜 가려움증을 유발한다. 극도로 예민한 작업을 하고 있을 때 자신도 모르게 두피나 온몸을 긁는 경우가 이에 해당한다.

⑨ 영양 결핍

충분한 영양 섭취가 되지 못할 때 피부는 건조해지고, 피부 장벽이 약해져 피부가 종이처럼 얇아져 심한 가려움증을 유발한다. 특히 노인에게서 많이 발생하며 비타민 A, D, E, 단백질, 아연, 오메가-3 지방산이 부족할 때 가려움증이 심해진다.

2. 부종

부종은 체내 조직에 과도한 수분이 축적되는 현상을 말한다. 증상은 푸석한 느낌, 피로, 무기력, 체중 증가, 압통으로 인한 통증, 호흡 곤란 등이다.

우리 몸의 70%는 수분이 차지하고, 그중 2/3는 세포 내에 존재하며 나머지 1/3은 세포 외에 존재한다. 세포 외의 수분 25%는 혈액 속에 존재하고, 75%는 세포와 세포 사이의 간질액으로 존재한다.

혈액과 간질 사이에는 수분이 이동할 수 있으며, 혈액 내부의 압력이 높거나 혈액 내 삼투압이 떨어지면 혈액 속의 수분이 세포 사이 공간인 간질로 이동하여 부종이 생긴다. 최소한 3~4kg의 몸무게가 증가한 후에 부종이 나타나며, 체중과 상관없는 부종은 일시적으로 사라지는 경우가 많다.

부종은 발생 부위에 따라 전신과 국소로 분류된다. 전신 부종은 몸 전체에 걸쳐 수분이 축적되는 상태로 심장, 간, 신장, 갑상선 질환이 원인이다. 국소 부종은 특정 부위에만 부종이 발생하는 상태로 혈관계 이상, 염증, 암, 알레르기, 약물 부작용 등이 있다.

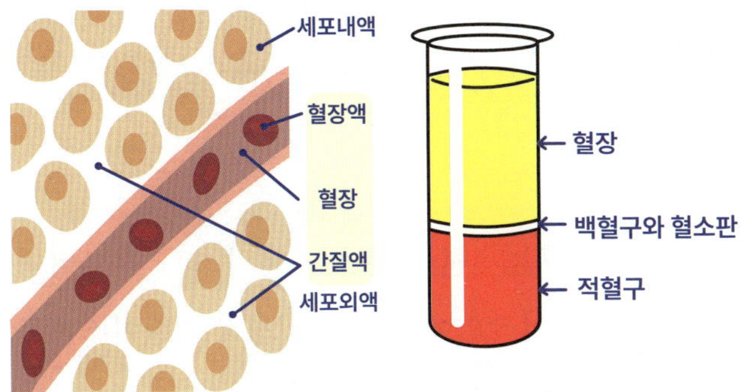

[전신 부종의 종류]

① 울혈성 심부전

울혈성 심부전은 심장 펌프의 기능 저하로 심장에서 전신으로 내보내는 혈액량이 부족해, 각 조직의 혈액 저류로 인해 부종이 발생한다.

원인은 고혈압, 관상동맥 질환, 부정맥, 심장 판막 질환, 심장의 구조변화, 음주, 임신, 스트레스, 항암제, 약물의 독성 등이 있다.

초기에는 좌심실의 기능 저하로 쇠약감, 호흡곤란, 피로, 불면,

두통 증상이 나타난다. 만성 심부전의 경우는 우심실의 기능 저하가 동반되어 전신 정맥 및 모세혈관 울혈, 맥박 증가, 복부 팽만, 흉수, 소화 불량, 하지 부종, 간 부종, 식욕부진, 오심이 나타난다.

울혈성 심부전의 예후는 5년 생존율은 대략 50% 정도이며, 심한 경우 1년 사망률이 50%에 이르는 치명적 질환이며 합병증으로 폐색전증, 폐렴, 뇌졸중 등이 있다.

병원 치료와 함께 심장의 부담을 줄이기 위한 저염식이로 체액량과 체중을 줄이고 무리가 가지 않은 범위 내 유산소 운동과 금연, 금주를 해야 한다.

② 간경변증

간경변증은 만성적인 염증으로 간 조직이 딱딱한 섬유화 조직으로 변성되어 간 기능이 저하된 상태를 말한다. 딱딱해진 간은 혈액 이동이 잘되지 않아 간으로 흐르는 간문맥에서 고혈압이 유발되고, 간에서 만들어 내는 알부민 생산이 감소되어 혈액 내 알부민 농도도 감소하여 혈관의 삼투압이 약해진다. 삼투압이 약해지면 혈관 내 수분이 간질로 이동하여 부종과 함께 복수가 생긴다.

원인은 만성 B, C형 간염, 유전, 자가면역 질환, 과도한 음주, 장기적 약물 복용(건강식품 보조제 포함), 독성 물질의 유입이다.

증상은 피부에 붉은 반점을 중심으로 거미 모양으로 퍼지는 거미 혈관종, 붉은 손바닥, 왼쪽 옆구리에서 비정상적으로 커진 비장이 만져지고, 복수, 양쪽 다리 부종, 황달, 간암, 간성 혼수까지 이른다. 식도 정맥류가 발생하면 피를 토하거나 혈변, 흑색변을 본다.

일반적으로 고단백 식이가 간을 회복시키고 재생에 도움을 주지만, 간 기능이 저하된 경우에는 저단백 식이로 간성뇌증을 예방하여야 한다. 한약, 건강보조식품, 치료 외 약물은 간의 기능을 악화시키는 촉매자 역할을 함으로 제한해야 하며 염분 제한과 반드시 금주를 해야 한다.

③ 신부전

신부전은 신장 기능이 저하된 상태를 말하며 주로 다리와 발목이 붓고, 소변량 감소, 호흡곤란, 체중 증가, 어지럼증 등이 있다. 신부전은 급성과 만성으로 구분된다.

급성 신부전은 갑작스러운 신기능 저하로 질소화합물을 포함한 노폐물과 수분을 신장으로 배출 못 해 체내에 저류되는 상태를 말한다. 원인은 급성 신부전인 경우는 신전성, 신성, 신후성 세 종류로 나뉜다.

- **신전성:** 신장으로 가는 혈류량 감소로 발생

  (탈수, 심부전, 간부전, 약물 부작용)
- **신성:** 신장 자체의 문제

  (사구체, 세뇨관, 신혈관 질환)
- **신후성:** 신장에서 방광으로 배출되는 과정의 문제

  (요로 결석, 요관 폐쇄, 신경인성 방광)

만성 신부전은 신장 기능이 비가역적인 상태로 신대체요법(혈액투석, 복막투석, 신장이식)이 필요한 상태를 의미한다. 원인은 당뇨, 고혈압, 사구체신염, 다낭성 신장 질환, 암 등이 있다.

신부전은 하루에 5g 미만의 소금과 수분 제한을 우선으로 한다. 급성기는 저단백(체중의 0.6~0.8g/체중)식이, 만성기는 고

단백 식이로 진행 상태에 따라 칼륨과 인 섭취를 제한해야
한다.

④ 갑상선 기능 저하증

갑상선 기능 저하증은 체내 갑상선호르몬 농도가 결핍된 상
태를 말한다. 원인은 갑상선 자체의 문제로 호르몬 생산이 감
소하거나, 뇌하수체의 문제로 갑상선 자극이 부족해서 발생
한다.

갑상선호르몬은 열과 에너지 생산에 필수적인 요소인데, 갑
상선호르몬이 부족하면 전신의 대사 기능이 저하된다. 이로
인해 추위를 잘 타고, 땀이 잘 나지 않고, 건조하고 창백한 피
부, 피로, 식욕부진, 변비, 쉰 목소리, 체중 증가, 부종(눈, 얼
굴, 손, 발, 다리), 기억력 감퇴, 근육통, 우울증, 간혹 손목터널
증후군이 나타난다. 합병증으로는 빈혈, 고지혈증, 심부전, 혼
수 등이 있다. 주로 여성과 노인에게서 발생된다.

갑상선 약은 다른 약물이나 음식 섭취 시에 약물 흡수가 방해
되므로, 식전이나 취침 전에 단독으로 복용하여야 약물 증량
을 가능한 줄이도록 해야 한다.

식이요법은 요오드, 아연, 셀렌, 섬유질이 많이 함유된 해조류, 생선, 달걀, 씨앗류를 적절히 섭취해야 한다. 갑상선 약물 흡수를 방해하는 특정 음식을 자제하는 것보다, 공복 시에 약을 복용하고 균형 잡힌 식사를 하는 것이 가장 중요하다.

⑤ 저알부민혈증

저알부민혈증은 혈액 내 알부민 농도가 저하된 상태를 말한다. 알부민은 혈액 내에서 체액의 삼투압을 유지하는 역할을 한다. 원인은 영양실조, 염증, 간에서 알부민 합성 부족, 신장 질환 등이 있다.

증상은 부종(다리, 얼굴), 복수, 흉수, 빈혈, 피로, 식욕부진을 호소하고, 식이요법은 충분한 단백질 섭취와 염분 제한이 필요하다.

⑥ 약물로 인한 부종

장기간의 약물 사용으로 인한 부종은 주로 발등과 발목에 잘 생긴다. 대표적인 약물은 진통소염제, 스테로이드, 칼슘 차단제 등이다.

⑦ **월경 전 부종**

생리 전에 에스트로겐이 증가하여 나트륨과 수분의 재흡수를
촉진하므로 월경 전에 얼굴, 손, 발목 부위 부종이 두드러지고,
감정변화를 동반하는 것이 특징이다. 원인으로는 유전, 호르
몬 변화, 신경전달물질인 가바(GABA)와 세로토닌 등이 있다.

식사 요법은 염분, 카페인, 정제된 탄수화물, 초콜릿, 알코올
등 지방 섭취 제한이 도움된다.

⑧ **특발성 부종**

특정한 원인 없이 발생하는 부종으로 아침과 저녁 체중이
2~5kg 차이가 나는 것이 특징이다. 남성보다는 20~30대 여성
에게서 자주 나타나며 배가 더부룩한 느낌과 얼굴, 손, 다리가
잘 붓고 아침이 더 심한 경우가 많다. 유방의 팽창을 호소하
기도 하고 기력저하, 피로, 흥분, 우울, 소화 장애를 호소한다.
원인은 한 자세로 오래 있는 습관, 원푸드 다이어트, 과도한
탄수화물 섭취 등이 있다.

염분과 수분 제한, 균형 잡힌 식사, 나트륨 배출을 용이하게
하는 칼륨이 높은 과일 섭취, 유산소 운동, 적절한 체중 조절

이 필요하다. 체중 측정은 매일 기상 직후, 화장실을 다녀온 후 최소한의 옷차림으로 체중을 잰다. 기상 직후는 체내 여분의 물질이 가장 적은 상태라 정확성이 높다.

[국소 부종의 종류]

① 만성 정맥부전증

혈액은 심장에서 나와 동맥을 통해 온몸으로 공급되고, 정맥을 통해 다시 심장으로 되돌아간다. 이 과정에서 정맥 혈관이 좁아지거나 정맥 판막의 기능 장애로 혈액이 심장으로 흐르지 못하고 신체 일부분에 정체되는 경우를 만성 정맥부전증이라 한다. 신체 어느 곳이나 생길 수 있으나, 골반 아래쪽 정맥에 생길 경우는 하지 부종을 일으킨다. 대표적인 질환이 하지정맥류이다.

유발 인자는 노화로 인한 정맥의 탄력성 감소, 가족력, 흡연, 비만, 임신, 운동 부족, 감염, 6시간 이상 서 있는 직업, 방사선 노출 정도, 경구 피임약, 혈전 정맥염, 다리를 꼬거나 꼭 끼는 복장 등이 있다.

증상은 경련, 작열감, 무거움, 피로감이 있으면 악화 시에는 색소 침착, 신경 손상, 감염, 심부정맥 혈전증, 폐색전증으로 진행된다.

수술 치료 외에도 누워있을 때 다리를 심장보다 15cm 정도 높여 주고, 수시로 발꿈치를 올려 정맥 판막의 탄력성을 강화시킨다. 압박 스타킹 사용, 체중 관리, 느슨한 옷과 신발을 착용해야 한다.

② 림프 부종

림프 부종은 림프관이 손상되어 단백질을 함유한 수분이 간질 내에 축적됨으로써, 주로 팔이나 다리에 부종이 생기는 질환이다.

원인은 근치적 유방절제술 같은 외과적 림프관 차단, 악성 종양, 방사선 요법의 후유증, 외상으로 인한 림프관 폐쇄이다. 유방암 수술이나 방사선 치료로 임파액이 흐르는 임파절이 제거되어 손과 팔에 임파액이 고여 부종을 일으킨다. 유방암의 15~20%가 림프 부종을 경험한다.

증상은 통증 없이 사지에서부터 점진적으로 부어오르며 분홍

색에서 적갈색, 청색 순으로 피부색이 변하면서 통증과 각화
증, 염증을 초래한다.

치료는 가급적 빨리 시작하는 것이 중요하며, 일상생활에서
는 정맥부전증과 마찬가지로 팔이나 림프 부종 부위를 심장
보다 높게 유지한다. 팔을 높게 올린 후 주먹을 3~4초 동안
쥐었다 폈다를 수시로 반복하고 압박 붕대 착용과 마사지, 요
가나 스트레칭, 저염식과 고섬유 식이로 적정한 체중을 유지
해야 한다.

③ 지방 부종

특정 부위에 지방과 수분이 과도하게 축적된 경우로 여성에
게 잘 나타난다. 초기에는 피부 표면에 콩알 크기의 섬유성
결절이 만져지다가 심해지면 오렌지색 피부 함몰로 변한다.
증상은 다양한 크기의 섬유성 결절, 울퉁불퉁한 피부, 눌렀을
때 통증이 있다.

원인은 명확하지는 않으나 비만, 가족력, 여성호르몬 영향으
로 사춘기 후 1~2년 내에 시작하기도 하고 월경, 임신, 폐경
등 호르몬 변화 시기에 호발한다.

지방 세포는 수분을 끌어당기는 성질이 있어, 체내 지방 축적이 증가할수록 부종이 함께 동반된다. 이러한 현상을 "물만 먹어도 살이 찐다." 라는 표현으로 비유한다.

④ 노인성 하지 부종

노인성 하지 부종은 노화로 인해 정맥의 탄력성과 정맥 판막이 약해져, 혈액을 심장으로 되돌려 보내지 못하는 질환이다.

일반적으로 부종은 중력의 영향으로 땅에 가까운 하지부터 수분이 축적되기 쉽다. 그러나 노인의 경우 누워있는 경우가 많아 누워있는 체위에 부종이 잘 생기고, 한 가지 원인보다는 복합적인 경우가 많다.

그러므로 노인성 하지 부종은 심부전, 이뇨제, 만성 정맥 부전, 신기능 저하, 혈관 부전, 암, 영양 결핍으로 인한 저나트륨혈증 등의 원인 질환에 대한 근본적인 치료가 우선 되어야 한다.

3. 두통 (일치성 두통, 이치성 두통)

두통은 두피, 내측 두부, 목, 얼굴의 부위에서 느끼는 통증을 의미한다. 여성의 65~80%, 남성의 57~75%에서 나타나는 흔한 증상이며 일시적으로 생겼다 사라지는 경우가 대부분이다. 하지만, 일상생활에 방해를 줄 만큼 지속적이거나 통증 정도가 심하면 몸의 이상 신호임을 인지하여야 한다.

원인에 따라 원발성 두통과 속발성 두통으로 분류된다.

[원발성, 일치성 두통]

원발성 또는 일차성 두통은 머리 자체가 원인이 되는 두통이다.

① 편두통

편두통은 두부의 편측 또는 양측에서 '박동성' 통증을 호소하는 것이다. 박동성 통증은 심장이 뛰는 것과 같은 욱신거리는 두통을 말하며 빛, 소리에 과민반응을 보인다.

원인은 신체 활동, 날씨 변화, 배고픔, 과도한 자극, 스트레스, 냄새, 빛과 소리의 영향, 카페인, 가공식품, 염증, 가족력, 약물 부작용 등이 있다.

신경계 반응에 민감한 사람과 '여성'이 남성에 비해 3배 정도 편두통이 심하다. 여성호르몬인 에스트로겐 수치가 상승하거나 변동 시 편두통이 발생함으로 특히 월경 전후와 폐경기 때 편두통이 심하다.

편두통의 전구 증상으로 오심, 구토, 현기증이 나타날 수 있다. 뇌간의 이상이 있을 경우는 이명, 시력 변화, 운동 실조와 어눌한 말투가 특징이다.

② 군발성 두통

군발성 두통은 두부의 편측이나 관자놀이, 안구 주위에서 도려내는 듯한 '격렬한' 통증을 말하며 '남성'이 여성보다 4배 많이 나타난다.

원인은 뇌혈관 장애, 불규칙한 생활리듬 등이며 남성, 30세 이상, 과도한 음주, 불면증, 뇌 병력을 가진 사람들에게서 호발한다.

증상은 매우 심한 통증으로 뒹굴거나, 머리를 두드리는 행동, 초조, 불안 및 한쪽에서만 충혈, 발적, 눈물, 콧물, 땀 등의 자율신경계 증상이 나타난다.

③ 긴장성 두통

긴장성 두통은 머리를 조이는 듯한 '압박감'으로 두부 앞쪽, 안구 주위, 두부 전체와 어깨까지 짓누르는 듯한 통증이다.

원인은 주로 스트레스, 수면 장애, 목 통증, 턱관절 장애, 나쁜 자세, 눈 긴장, 불안, 우울증, 약물 등이 있다.

[속발성, 이차성 두통]

속발성 또는 이차성 두통은 머리 자체보다는 특정 질병에 의해 발생하는 두통이다. 전체 두통의 약 3% 내외를 차지하며 머리를 망치로 맞은 것 같은 극심한 통증이 갑자기 발생한다. 구토와 경련, 실신을 동반하기도 하며 생명을 위협하는 원인 질환들이 많으므로 정확한 진단과 신속한 치료가 필요하다.

원인은 뇌동맥류, 뇌출혈, 뇌경색, 뇌종양, 뇌수막염, 안과 질환, 목 질환, 외상, 감염 등이다.

4. 틱장애, 불수의적 움직임

'틱장애'란 본인의 의지와 상관없이 특정 부위 근육이 불수의적으로 움직이거나 이상한 소리를 내는 것을 말한다. 주로 아동에게 발생하는 신경학적 질환으로 전체 아동의 10~20%가 일시적으로 틱을 경험하며, 2~7세 사이에 흔하게 발생한다. 최근에는 다양한 원인에 의해 성인 틱장애 발생률이 증가하고 있다.

틱장애는 근육 틱과 음성 틱으로 구분된다.

근육 틱은 눈 깜빡거림, 코 씰룩거림, 부자연스러운 입의 움직임, 턱, 목, 어깨, 팔, 손, 다리, 배와 같이 근육이 있는 다양한 부위에서 나타난다. 음성 틱은 킁킁거리기, 헛기침, 딸꾹질, 불필요한 말 반복, 의미 없는 욕설을 반복하는 것을 말한다.

일시적으로 틱은 저절로 사라지지만 일부는 1년 이상의 만성

틱장애나, 근육 틱과 음성 틱을 동시에 나타나는 '뚜렛 증후
군'으로 심해지는 경우도 있다.

틱장애의 원인은 유전, 뇌졸중, 뇌의 특정 부위 이상, 호르몬,
감염, 면역반응 이상, 강박 장애, ADHD(주의력결핍 과잉행동
장애), 스트레스 요인 등이 있다.

성인의 틱장애는 뇌졸중의 신경학적 기전과 연결될 수 있으
므로 일시적인 틱 증상이라도 간과해서는 안 된다. 틱 증상을
인지하게 되면 뇌, 경동맥, 심장, 폐 질환을 의심해 보아야
한다.

09.
인체의 구성 성분

사람의 인체 구성은 분자 또는 원자에 따라 나누어져 있고 자연의 '흙' 구성 성분과 유사하다. 사람의 뼈와 같이 단단한 부분도 흙의 주요 성분과 화학적으로 일치하며 '사람이 죽으면 흙과 물로 돌아간다' 하여 사람을 '걸어 다니는 흙집' 이라 부른다. 우리 인간은 흙에서 시작해서 흙으로 돌아가는 자연 속 순환 과정의 일부분이다.

여러 신화 속에서도 인간의 탄생을 흙으로부터 만들어졌다고 전해오고 있다. 그리스 로마 신화의 '프로메테우스' 는 강물 속 '흙' 을 반죽해 최초의 사람을 만들었고, '데우칼리온' 과 '피라' 는 '돌' 을 어깨 위로 던져 강인한 사람을 재탄생시켰다. 중국 신화의 '여와' 여신도 '흙' 을 빚어 사람을 창조했다고 전해진다.

인간은 자연의 일부로서 자연의 법칙을 존중하고 보호하며, 조화를 이루며 살아가야 한다. 자연이 죽으면 먹이사슬의 최상위 포식자인 인간도 결국 죽는다.

① 물

우리 몸의 질량 기준으로 물은 약 65%를 차지한다. 인체의 가장 많은 비중을 차지하며 세포와 조직, 혈액, 임파액에 존재한다. 체내 영양소 공급, 노폐물 제거, 체온 조절, 생화학 반응의 용매제 역할을 한다.

② 단백질

인체의 질량 기준으로 단백질은 약 16%를 차지하며 근육, 피부, 모발, 손톱 등의 인체를 구성하는 조직의 성분임과 동시에 효소, 호르몬, 항체에 관여한다. 소화하고, 움직이고, 에너지를 활용하고 상처를 회복하는 기능적인 역할 대부분을 차지한다.

③ 지방

지방의 비율은 약 13%이지만 사람의 체형에 따라 차이가 크며, 비만한 사람의 경우는 물보다 많은 양을 차지하고 있다. 지방은 주로 에너지원으로 저장, 세포막의 구성 성분, 호르몬의 재료, 체온 조절 등 다양한 역할을 한다.

④ 미네랄(무기질)

미네랄은 인체의 약 4%를 차지하며 나트륨, 칼륨, 칼슘, 인, 아연, 마그네슘, 염소, 철과 같은 금속 성분이 포함된다. 미네랄은 뼈와 치아, 혈액 내 산소 운반, 신경계 및 대사 조절 등의 다양한 생리적 반응에 관여하여 체내 항상성을 유지한다.

⑤ 탄수화물

탄수화물은 인체의 중요한 에너지원으로 사용되는 화합물이지만 인체의 약 1%가 존재한다.

탄수화물은 포도당으로 분해되어 활동 에너지로 쓰고, 나머지는 '글리코겐' 형태로 간 또는 근육에 일시적으로 저장된다. 탄수화물은 에너지를 단기로 저장하고, 지방은 장기로 저장한다.

⑥ 비타민

인체의 미량을 차지하지만 무기질과 함께 효소의 작용을 도와 대사, 성장, 발달, 면역에 필수적인 성분이다.

① 산소(O)

인체에 가장 많이 존재하는 원소로 약 65%를 차지하며, 에너지 대사와 호흡에 필수적인 역할을 한다. 인체 내 가장 풍부한 화합물이 물이기 때문에 산소가 풍부하다. 그 이유는 물 분자(H_2O)는 1개의 산소(O) 원자와 2개의 수소(H) 원자로 구성되어 있으나, 산소의 원자량이 수소 원자량보다 훨씬 크기 때문에 물의 무게 대부분은 산소가 차지하고 있다.

② 탄소(C)

인체 조직은 탄소를 골격으로 하는 화합물인 유기화합물로 구성되어 있다. 인체의 약 18%를 차지하며 단백질, 탄수화물, 지방, 핵산에 포함되어 있다.

③ 수소(H)

인체를 구성하는 원소 중 가장 많은 수를 가지고 있지만, 질량이 가벼워 약 10%에 불과하다. 세포 대사와 에너지 과정에 중요한 역할을 한다.

④ 질소(N)

인체 질량의 약 3.3%를 차지하고 인체 조직, 효소, 유전자, 단백질의 합성에 필수 요소이다. 생명 활동에 매우 중요한 원소로, 근육, 피부, 혈액 등 거의 모든 생물학적 구조의 필수 구성 요소입니다.

⑤ 칼슘(Ca)

인체 질량의 약 1.5%를 차지하고 뼈와 치아의 주성분이며, 근육 수축과 신경 기능, 혈액 응고에 관여한다. 혈액에 존재하는 1%의 칼슘은 근육 수축, 신경 전달, 심장 박동 조절, 혈액 응고와 같은 생리학적 기능을 수행한다.

⑥ 인(P)

인체 질량의 약 1%를 차지하고 칼슘 다음으로 뼈의 주요 성분이며, pH 조절, 에너지 생산 및 저장에 관여하는 원소이다.

⑦ 칼륨(K)

인체 질량의 약 0.2~0.4%를 차지하고 세포의 신진대사, 수분 조절, 근육의 수축과 이완, 신경 전달 기능에 중요한 역할을 한다.

⑧ 황(S)

인체 질량의 약 0.2~0.3%를 차지하며 효소와 단백질 생성, 대사 활동에 필요한 에너지 공급을 돕는다.

⑨ 나트륨(Na)

인체 질량의 약 0.1~0.2%로 수분과 전해질의 균형 조절, 신경 전달, 혈압 조절, 산 염기에 관여하여 혈액 및 세포의 항상성을 유지한다.

이외에도 아연, 망간, 구리, 철, 마그네슘, 요오드, 셀레늄, 불소 등의 미량 원소가 존재한다.

"자연이 아니면 몸 안의 질병을 결코 이겨낼 수 없다."
- 히포크라테스 -

[인체 구성 원소와 성분]

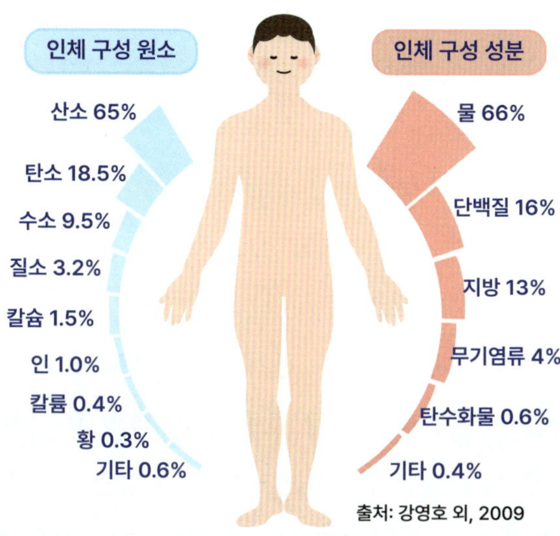

[우주와 인체 비교]

촉발	노화	암
1	하나의 존재적 총체	하나의 통합된 생명체
2	천,지,인 (天,地,人)	심장의 관상동맥 3개
4	4계절 (春夏秋冬)	생로병사 (生老病死)
5.6	5대양 6대주 (五大洋 六大洲)	5장 6부 (五臟六腑)
7	지구의 70% 물	인체의 70% 물
12	1년 12개월	흉추 12개
24	하루 24시간	늑골 24개
365	1년 365일	경혈 365, 체온 36.5

10.
정전기

1. 시니브로 우리 몸을 병들게 하는 체내 정전기

체내 정전기는 인체 내에서 생기는 전기적 현상으로 주로 마찰에 의해 발생한다. 혈액과 림프액, 호흡, 소화 과정 등 다양한 생리적 활동에 의해 생긴 정전기는 구름 속에 쌓인 정전기가 방전되면서 번개가 치듯 몸속에서도 벼락을 친다. 이때 내리친 벼락은 신경세포에 손상을 주어 염증의 원인이 되고 이는 곧 치매, 심장 질환, 암 등의 다양한 질병으로 진행된다.

요즘 유행하는 '어싱(Earthing)'이 붐을 일으킨 이유가 바로 몸속 정전기를 방출하는 방법이기 때문이다. 맨발로 지면을 밟았을 때 인체는 지구의 음전하와 접촉하여, 몸속의 양전하를 중화시키는 원리를 이용한 것이다. 지구상의 모든 물질은 '원자'라는 입자를 가지고 있다. 원자는 양전하(+)를 띠는 '양성자', 음전하(-)를 띠는 '전자', 전하를 띠지 않는 '중성자'로 구성되어 있다. 양성자와 중성자는 원자핵을 구성하기 때문에 외부 자극에도 이동하지 않지만, 전자는 외부에서 힘을 가하면 쉽게 이동하는 성질을 가지고 있다.

원자는 원래 전자 수와 양성자 수는 같게 유지함으로써 '중성'을 띠는데, 마찰과 같은 외부 자극을 받으면 '전자'가 다른 물질로 이동하고 그로 인해 전자 수가 늘어난 물체는 '음전하'를 띠게 된다. 이처럼 물체가 전하의 이동으로 양전하와 음전하의 균형이 깨진 상태를 '대전(Electrification)'이라 하며, 이러한 현상을 '정전기'라고 한다. 인체도 지구상의 한 물질이며, 인체를 구성하는 성분들은 '원자'로 구성되어 있는 전기 전도체이다. 인체는 도체이긴 하지만 60조의 여러 종류의 세포로 이루어져 생체 부위에 따라, 전류 종류, 전류 방향, 전류 세기, 주파수에 따라 정전기 양상 또한 달라진다.

예를 들어 인체에 전압을 가할 경우, 피부와 지방 세포는 전기 전기 저항이 높아 전류 흐름이 어렵고, 특히 뼈세포는 거의 흐르지 않는다. 그러나 혈액은 생체 중 저항력이 가장 낮아 전류가 흐르기 쉽다. 혈액량이 많이 모여 있는 장기는 간, 심장, 폐, 신장이다.

혈액이 흐르는 곳에서는 다른 기관보다 많은 정전기가 발생한다. 뇌의 혈액량은 체중의 2%에 불과하지만, 심장에서 나오는 혈액의 15~20%를 필요로 한다. 그리고 정전기는 전류가 잘 흐르지 않는 지질 속에 저장되는데, 뇌의 약 60%가 지방과 글리세린으로 코팅되어 있다. 그러므로 뇌는 어떤 다른 장기보다 벼락의 피해가 가장 큰 곳이다.

벼락 맞은 뇌 신경세포는 사멸되고 원인불명의 파킨슨병, 루게릭병, 뇌동맥류, 뇌경색, 알츠하이머, 경동맥죽상경화증, 안면신경마비와 관련이 있다. 이를 뒷받침하는 증거로, 뇌혈관 질환 환자나 심한 두통을 호소하는 환자의 전자파를 측정한 결과, 3~50V/m 범위의 전자파가 감지되었다. 측정된 전자파의 세기는 환자의 진단명과 증상의 심각도에 따라 편차가 컸다.

이때 침술로 '트리거 포인트(Trigger Point)'를 자극하면 정전기가 방출되어, 정체된 체액이 순환되면서 통증이 완화된다. 트리거 포인트는 동양의학의 '아시혈阿是穴'과 유사한 의미로 '통증 유발점'을 뜻한다. 주로 사용되는 '스테인리스' 침은 전기 전도체 역할을 하여 체내 정전기를 외부로 배출하는 원리이다. 이때 자석 자기장을 활용하면 더욱 빠른 결과값을 얻어 낼 수 있다.

유아는 노인에 비해 전류가 흐르기 쉽다. 유아는 체중에 비해 수분의 비율(70%)이 크므로 전기 저항이 작아 전류가 잘 흐르는 반면, 노인의 경우는 수분 비율(50%)이 낮아 피부 저항이 크므로 전류의 흐름이 둔화된다.

남성은 여성에 비해 전류가 흐르기 쉽다. 전류가 흐르기 쉬운 수분은 남성(60%)이 여성(50%)보다 높고, 전류 흐름이 어려운 지방은 여성(30%)보다 남성(20%)이 낮기 때문이다.

피부에 땀이 나거나 물에 젖으면 피부의 전기 저항이 낮아져 전류의 흐름이 쉬워진다. 그래서 습도가 높은 장마철에 감전 사고와 누전 발생 빈도가 높아진다.

우리 몸은 복잡한 전도체로 외부 마찰뿐만 아니라, 인체 내부에서도 마찰이 일어나 정전기가 발생한다. 책받침으로 머리를 문지르면 머리카락이 책받침을 따라 올라가는 현상을 경험해 봤을 것이다. 이때 물체가 접촉하는 순간 정전기가 발생하여 책받침은 음전하로 대전되고 머리카락은 양전하로 대전된다.

공기가 기관을 거쳐 폐로 들어오고, 음식이 식도를 타고 위장

을 통과하고, 심장이 뛰고, 혈액이 흐르고, 림프액이 흐르는
이 모든 움직임은 마찰을 일으킨다. 이는 인체 내부의 정전기
발생의 원인이 된다.

2. 정전기와 건강이 무슨 관련이 있니?

"정전기와 건강이 뭔 상관이야~"

전류가 흐르기 쉬운 물은 우리 몸의 50~70%를 차지하고, 그
중 혈액이 90% 이상이다. 혈액이 차지하는 비중은 몸무게의
약 7~8%이다. 혈액의 구성 성분은 혈장(55%)과 혈구(45%) 세
포로 구성된다.

혈장은 90% 가량이 수분이고 그 외는 영양소, 호르몬, 노폐물
등으로 구성된 노란색 액체이다. 혈구 세포는 적혈구가 44%,
백혈구와 혈소판은 약 1%를 차지한다. 혈액은 혈장과 혈구뿐
만 아니라 다양한 성분이 이온화되어 서로 부딪치거나 혈관
벽을 스치면서 정전기를 발생하며 흐른다.

적혈구 표면에 존재하는 '시알산(Sialic acid)'은 음전하를 띠

게 하여 적혈구끼리 서로 달라붙지 않도록 한다. 그리고 혈관 벽 역시 '시알산'으로 코팅되어 있어 혈관과 혈관 벽의 접촉을 최소화하여 혈액이 원활히 흐르도록 한다. 복잡한 구조를 가진 음전하 적혈구에 양이온이 끌려오기도 하고, 극성을 가진 수분도 쉽게 달라붙기도 하지만 인체는 신비로운 균형을 유지하면서 원활히 흐르도록 조절되어 있다.

그러나, 대량의 정전기가 발생하거나 시알산이 파괴되면 적혈구 표면이 음전하에서 양전하로 대전되는 경우가 생긴다. 그 결과 적혈구는 음전하와 양전하가 공존하게 되어 서로 끌어당겨 응집되고 혈관 벽에도 달라붙는다.

TV 광고나 동남아 관광지 상품 홍보에서 자주 이용되고 있는 LBA(Live Blood Analysis) 생혈액검사에서 적혈구를 쉽게 볼 수 있다. LBA는 혈액 샘플을 현미경으로 관찰하여 혈액의 형태와 움직임을 분석하는 방법이다. 건강한 혈액은 적혈구가 통통 튀듯이 각자의 길로 빠르게 흘러가고, 병이 있는 혈액은 적혈구끼리 서로 뭉쳐 염주 모양으로 느리게 흐르거나 정체되어 있다.

서로 뭉쳐있는 적혈구는 모세혈관을 통과하지 못하고 혈관을 막아버려 말초혈관까지 혈관을 운반하지 못한다. 적혈구는 세포로 산소와 영양분을 운반하고 이산화탄소와 노폐물을 제거하는 역할을 하는데, 뭉쳐있는 적혈구는 말초혈관까지 도달하지 못해 결국, 말초 세포부터 사멸한다. 수족냉증을 시작으로 탈모, 내장 질환 등 광범위한 질병의 시작점 또한 체내 정전기이다.

더위나 추위, 시기 질투, 분노, 공포의 감정도 스트레스이다. 스트레스에서 가장 먼저 반응하는 곳이 근육이다. 혈관과 림프관 조직 신경이 압박을 받아 좁아진 혈관은 혈액 순환의 방해를 받아 영양부족에 빠진다. 이때 우리 몸은 가려움을 느끼고 뇌가 피부조직으로 명령을 내린다. 영양과 수분을 보충하라고. 긴장하게 되면 자신도 모르게 머리를 긁게 되거나, 꽉 끼는 옷을 입으면 그 부위가 가렵거나, 피부가 건조하면 수분 부족으로 전하의 축적이 쉽게 일어나 가려움증을 느끼게 되는 것도 정전기의 원리이다.

[LBA 검사로 본 혈액 적혈구]

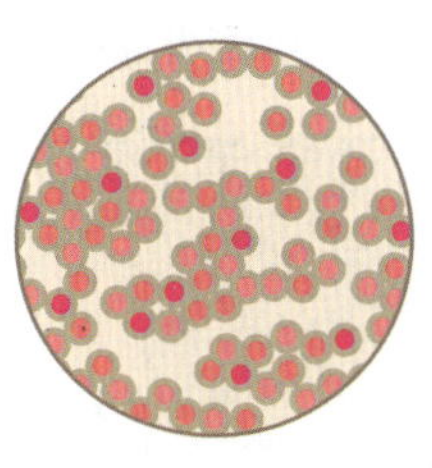

정상 적혈구

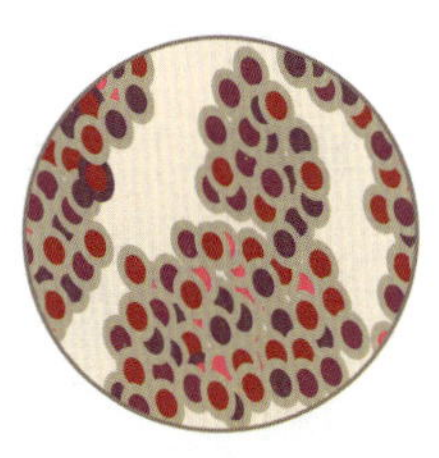

적혈구 연전현상

우리의 몸은 물리적으로 전기를 잘 통하는 전도체이면서도, 전기가 잘 통하지 않는 절연체의 특성을 동시에 지닌 신비로운 존재이다.

'나는 걸어 다니는 인간 전도체다'
침술과 매크로바이오틱에 빠져있을 때 '돈오'처럼 깨달았다. 광범위한 분야의 책을 독파하기 시작했다. 양자역학, 원소학, 전자학, 효소학, 생리학, 주역, 사상의학, 풍수지리…

어릴 적부터 겨울만 되면 이불, 옷, 머리카락과 정전기 전쟁을 치러야 했고, 차 문을 열 때면 장갑을 찾고, 전기장판에 누우면 두통이 심해 전기장판 주위를 가지 않았다. 전기장판에 잠깐이라도 누워있으면 손끝에 전류가 흘렀고, 누군가 내 손을 잡으면 전기가 탄다고 도망을 칠 정도였다. 명절이 되면 가족들은 나를 보고 '전기 타는 독가스'라고 놀려대며 박장대소하였다.

어느 추운 겨울날 밤 응급실.
3년차 간호사인 나는 응급실 막내였지만 빠른 손놀림으로 응급 상황에 최적화되어 있었다. 119가 뜨면 응급실 당직의는 강 선생을 찾았고, 제세동기 작동도 선배를 제치고 내 차지였다. 명절과 공휴일에만 낮 근무, 그 외 거의 모든 날이 밤 근무라 '응급의 달인'이 될 수밖에 없었다. 크리스마스 이브 날. 그날도 어김없이 난 나이트였다.

'남들은 크리스마스이브라고 데이트하는데, 나는 오늘도 119 와 데이트를 하겠구나…'
크리스마스이브의 별을 바라보며 출근을 한다. 응급실에 도착하자마자 다들 나를 쳐다보며 한마디씩 한다.
"오늘도 강 선생이 밤 근무가? 오늘도 밤 새것네, 새것어! 119 가 몇 대 오는가 내기할까?"
이 말이 떨어지게 무섭게 "삐뽀삐뽀삐뽀~~~ "
온 병원에 울려 퍼진다. 119대원들도 나와 눈이 마주치면 한숨을 내쉰다. 심지어 응급실 원무과 주임도 고개를 절레절레 흔든다. '이러는 나는 더 괴롭쏘…' 하며 오늘 밤도 달려본다. 오토바이 교통사고다. 치킨 배달을 하던 젊은 청년이 피투성이로 의식을 잃은 채 119로 실려왔다. 어김없이 난 제세동기 작동을 차지했고, 정신없이 전기 충격을 쏟아부었다. 너무나 처참한 상황이라 선배 간호사가 혈관을 찾지 못하고 있었다. 당직의는 소리쳤다.

"강 간호사가 라인을 잡고, 김 간호사는 제세동기 잡으세요!"

나는 피범벅인 환자의 팔을 잡고 바늘을 꽂는 순간.
찌지직~~~켁!

깨어나 보니 응급실 침상이었다. 해가 쨍쨍 내리쬐는 아침이
다. 다들 괜찮냐 물어보았다. 순간 감전이 된 것이었다. 정신
을 잃은 순간은 전혀 기억이 나지 않고 머리와 온몸이 며칠
동안 아팠다. 그날 이후로 나는 제세동기 근처도 못 가는 '제
세동기 작동 금지령'과 함께 외래로 로테이션 되었다. 이게
왠 크리스마스 선물인가? 엄마 산타 대신 병원 산타가 나타났
다! 드디어 이제 나도 해를 보며 출근한다! 감전할 만하네~~
"쨍~하고 해 뜰 날~ 돌아왔단다~."

응급실을 잊고 살다, 결혼과 동시에 그 당시 희소가치가 높았
던 혈액투석실에 도전장을 던졌다. 세 번의 낙방 끝에 근무조
건이 가장 열악한 혈액투석 전문병원에 발을 내딛게 되었다.
정신적으로 피폐하게 만드는 간호과장의 태움은 임신 소식과
함께 극에 달했다. 간호사 두 명이 임신을 했으니 불리한 건
막내인 내 몫이었다. 몇 번의 유산 위기에도 병가는커녕 태움만
더 커져갔다. 출산 당일, 양수가 바닥으로 새어 흘러나와도
데이 업무를 다 해놓고 퇴근하라고 했다. 통증도 잊은 채
미친 듯이 일을 마무리하고 결혼 후 처음으로 택시를 타고 병

원으로 달려갔다. 내게는 사직보다 더 간절한 꿈이 있었다.
고난과 두 번째의 가난을 버티게 해 준 내 간절한 꿈.

'국내 최초 요양병원 내 인공신장실 최연소 수간호사가 되는
것'
'욕조가 있는 깨끗한 집에서 소중한 내 아이를 목욕시키는
것'.

고진감래 끝에 내가 그토록 바라던 국내 최초 요양병원 내 최
연소 인공신장실 수간호사가 되었고, 딸아이가 실컷 물놀이
를 할 수 있는 깨끗한 우리 집도 가졌다. 많은 분들이 요양병
원의 투석실을 만류했지만 내 꿈은 확실했기에 미지의 그림
은 두렵지 않았다. 개척하면 명품이 될 그림인데 뭐가 두렵단
말인가?
'울림을 주는 향기 나는 수간호사가 될 것이다.'

예상대로 요양병원의 혈액투석 환자는 5명뿐이었다. 신환이
전혀 늘지 않았고 환자군도 요양병원에 입원 중인 환자가 아니
라 집에서 다니는 외래 환자였다. 나의 예상이 빗나간 것이다.
중환으로 집중되어 있어야 할 요양병원의 투석 환자군이 아니
었다. 생존에서 살아남을 수 없는 구조였다. 퇴근과 동시에

삼성창원병원 인공신장실 수간호사를 찾아갔다. 중환자 한 분이라도 보내 달라고 거의 매일 신장실 문 앞을 두드렸다. 하루는 수 선생님이 신장실 문을 열어주었다. 그러고는 간호목표와 비전을 말해보라고 하였다. 거침없이 소신껏 쏟아부었고, 수간호사는 빙그레 웃으며 나의 어깨를 두드려주었다. 그리고 며칠 후 원무과에서 연락이 왔다. 삼성병원에서 호스피스 중환자를 본원으로 전원시켜주겠다고.

이제부터 시작이다!
2주 시한부 선고를 받은 환자를 살려냈다. 인공호흡기를 제거하고 중환자실에서 일반 병실로 전실 되면서 각지 대학병원급 중환자들이 몰려들기 시작했다. 밀려오는 환자 수에 비해 인력은 턱없이 부족했지만 우리는 행복했다. 병원 눈칫밥을 더 이상 먹지 않아도 됐고, 투석실이 병원 수익의 1등을 독차지하면서 목에 깁스를 한 듯 의기양양하고 다녔다. 중환이 늘수록 응급 상황도 늘어만 갔다. 혈액투석 중에 갑작스러운 심정지가 돌발했고, 신장내과 의사도 혼신의 힘을 다해 심폐소생술을 시행하였다.

그날은 주치의가 아무리 심폐소생술을 하여도 환자의 의식이 돌아오지 않았다. 주치의는 사망 선언을 하고 신장실을 떠났다. 나는 그저 살려야겠다는 신념 하나만으로 커튼을 치고 혼자서 심폐소생술을 했다. 나의 전용 발판을 딛고 서서 온몸이 땀으로 범벅될 때까지 심장을 압박했다. 투석을 마친 환자분들이 병실로 가질 않고, 커튼 뒤에서 종종거리며 서 있는 게 느껴진다. 입이 바짝 타들어간다.

"수간호사야… 그만 해라… 보내드려라…"

"안 됩니다! 가족이 오고 있습니다! 자식들 목소리 듣고 보내드릴 겁니다!"그 순간 나는 토르의 망치처럼 온 힘을 다해 주먹으로 환자의 심장을 내리친다. 뭔가 번쩍하며 뇌리를 스친다.

"삐삐삐~삐삐삐~~~삑 삑 삑~~"

심장이 다시 뛴다!

처음에는 우연인지 알았다. 그리고 다음도 또 다음도. 심폐소생술을 하면 기적처럼 환자의 심장이 뛰는 것이었다. 신이 내게 주신 선물인 줄로만 알았고, 투석환자분들이 하늘에서 보내준 감사의 인사인 줄로만 알았다.

인간 토르의 망치 비밀은, 내 몸의 병들이 만들어 준 정전기가, 강력한 '인간 전도체'의 역할을 했다는 사실을 알았다!

지금은 토르의 망치처럼 번개가 다시 칠지는 모르겠다. 왜냐면 이전처럼 아프지도 정전기로 괴로워하지 않으니 말이다. 하지만 이것만은 분명하다. 코로나와 심한 독감에 걸렸을 때는 내 몸의 전류를 스스로 감지하였고, 전자파 측정기로 체크를 하면 30~45V/m 정도 측정되었다. 그러나 평상시의 전류 수치는 "0"으로 확인된다는 것과 치료만은 진실이라는 것이다.

세계보건기구(WHO) 및 국제전기통신연합(ITU)에서는 전기장 강도의 안전 기준을 0.5 V/m 이하로 권장하며, 발암 가능 물질 2B로 분류된다. 전류 감지를 느끼는 경우는 감전의 정도와 개인의 생체 전류 보유량에 따라 다르다.

생체 전류 보유량은 인체 내에서 자연적으로 발생하는 전류로 신경 전달, 근육 수축, 에너지 대사, 세포 재생 등 다양한 생리 기능을 담당한다. 젊을수록, 근육량이 많을수록 생체 전류량이 높아 상처의 회복력이 빠르다. 반대로 노화와 질병이 진행되면 인체 내 전류가 감소하여 회복 속도와 면역력이 저하된다. 그뿐만 아니라, 노인과 환자는 외부에서 유입되는 전류 자극에 둔하고 반응 속도가 느려 감전의 위험과 대사 질환에 쉽게 노출된다는 것이다.

[전류의 크기에 따른 감전의 증상]

전류 강도 (mA)	감전 증상
1	미세한 전류를 느끼는 정도
5	찌릿한 경련, 불쾌한 느낌, 저린 느낌
10~15	견디기 힘든 고통, 스스로 전원에서 떨어질 수 있는 한도
15~30	강한 경련, 전류가 통한 경로의 신경 마비
50~100	신경 마비, 생명에 위협
100 이상	심실세동과 같은 심장 문제 발생, 사망

3. 체내 정전기는 어디로 가는가?

'정전기(靜電氣, Static electricity)'는 물체 위에 정지하고 있는 전기, 즉 머물러 있는 전기를 말하고, '동전기(動電氣, Dynamic electricity)'는 일반적으로 우리가 알고 있는 전선電線을 따라 움직이는 전기를 뜻한다.

"그럼 정전기는 우리 몸속 어디에 머물러 있는 걸까?"
정전기는 전기 이동이 어려운 성질을 가진 '절연체(絶緣體, insulator)'에 머문다. 그런데 우리 몸은 순수한 100% 물(증류수)이 아니기 때문에 절연체라 보기 힘들다.

"우리 몸이 절연체가 아니니깐 정전기는 사라지겠네? 정전기 걱정 안 해도 되네~." 천만의 말씀!

우리 몸의 절연체는 비만의 주범인 지방에 있다. 지방이나 글리세린은 전기가 잘 통하지 않는다. 고로 체내에서 발생한 정전기는 지방이나 글리세린에 차곡차곡 쌓인다. 뱃살, 내부 장기 속 지방 곳곳에 축적되고 적혈구나 혈관 벽의 세포에도 지방과 글리세린이 다량 함유되어 있다.

우리 몸은 여러 방식으로 절연체 역학을 하고 있다. 피부를 통해 외부 전기로부터 신체를 보호하고 지방과 세포막을 통해 내부 정전기를 가두어 놓는다. 하지만 외부 전기나 내부 정전기의 임계 전압에 도달하면 전기 감전, 신경 손상, 염증 반응, 심혈관 문제, 호흡부전, 암까지 심각한 건강 문제로 이어진다. 임계 전압은 전기적 절연이 파괴되는 지점이다.

일상생활 속에서 지방의 성질을 쉽게 표현해 주는 기기가 바로 '인바디 측정기'다. 지방은 전기 저항값이 높아 전류가 잘 흐르지 않는다. 인바디 기기는 손잡이와 발판을 통해 몸의 미세 전류를 흘려보낸 후 전기 저항값을 측정해 체성분 비중을 확인한다. 근육 조직의 약 70% 이상이 수분으로 이루어져 전류가 잘 흐르고, 지방 조직은 약 25% 수분을 함유하고 있어 전류가 잘 흐르지 못하는 성질을 기준으로 체지방을 측정한다.

전류가 잘 통하지 않는 글리세린은 '정전기 방지 스프레이' 제품으로 활용된다. 건조한 환경에서 모발과 섬유의 표면 수분을 증가시켜 헤어나 몸, 의류 등의 정전기 축적을 감소시킨다.

4. 체내 정전기의 증기 요인

체내 정전기의 증가 요인은 생리적, 환경적, 생활 습관 등의 여러 영향을 받는다.

1) 생리적 요인(수분 부족, 지방, 스트레스)

하루 수분 섭취량은 체중의 약 3.5%이다. 건강한 성인의 경우 체중 1kg당 35ml의 물이 필요하다. 60kg인 사람의 경우 음식을 포함한 2.1L 수분을 마셔야 한다는 뜻이다. 체중의 3% 수분 소실은 피로감이 시작되고, 체중의 2% 이상의 수분 소실은 심박동 증가, 체온상승 등의 탈수 증상으로 정전기 촉매 작용을 한다.

아침에 눈을 뜨자마자 양치질 후 음양탕陰陽湯으로 하루를 시작한다. 음양탕이란 동의보감의 건강법으로 반드시 뜨거운 물 2/3를 먼저 넣고, 찬물 1/3을 부어 물의 온도 차이를 이용한 약차이다. 뜨거운 물은 위로 올라가고 찬물은 아래로 내려가면서 소용돌이치는 강한 대류 현상은 물 분자의 움직임을 활발하게 한다. 음양탕의 대류 현상은 위장관을 자극하고 혈액 순환을 증진하여 체온상승과 신진대사를 활성화시킨다.

체온 1℃ 가 올라가면 면역력이 4~5배 상승하는 효과도 함께 얻을 수 있다. 미지근한 물의 경우는 물의 온도가 균일하게 섞여 있어 대류 현상이 거의 일어나지 않는다.

체내에 지방이 많이 쌓이면 정전기가 증가한다. 지방은 전기가 잘 통하지 않는 절연체로 작용함으로써 정전기가 축적되는 장소이다. 그러므로 내장 지방이 많을수록 내 몸에 정전기가 다량으로 축적되어 신경세포 손상, 혈액 점도 증가, 혈관 협착, 대사증후군, 암세포 생성 등의 다양한 건강 문제를 야기한다.

스트레스를 받으면 혈관이 수축되어 혈액의 마찰이 심해져 정전기가 발생한다. 체내에 축적된 정전기의 양이 한계치에 도달하면 방전 현상으로 오존과 이산화질소 등의 활성 산소가 생성된다. 활성 산소는 혈관과 세포를 공격하여 노화 가속화, 동맥경화, 당뇨, 신경계 등 만성 염증의 원인이 된다.

2) 환경적 요인(습도, 온도)

낮은 습도는 정전기 발생을 촉진한다. 건조한 환경은 전자가 쉽게 이동할 수 없어 정전기가 축적된다. 반면 습도가 높으면 수분이 전하를 띠는 입자를 중성 상태로 만들어 정전기 발생을 줄인다.

낮은 온도는 공기 분자의 운동 에너지가 감소하여 분자 간격의 밀도가 높아져 정전기가 쉽게 축적된다.

3) 생활 습관

전자기 사용이 증가함에 따라 전자파와 양이온의 비율이 높아져 체내 정전기가 증가한다. 그 외 합성섬유로 만든 의류, 플라스틱, 화학물질, 환경 오염, 미세 먼지, 중금속은 체내에서 양이온의 형태로 존재하며 생리학적 독성 물질을 생성한다.

5. 정전기 줄이는 방법

건조한 겨울 날씨에는 정전기가 자주 발생하고 유난히 정전기가 많이 일어난다면 일단 내 몸에 '수분'이 부족하다는 신호이다. 거친 피부, 트는 입술, 엉키는 모발, 각질이 많은 건조한 사람이 겨울철에 4명 중 1명의 비율로 정전기를 느낀다. 여름에는 전하가 축적되기 전에 피부를 통해 공기 중의 수분으로 방전되기 때문에 느끼지 못하다가, 겨울이나 실내 습도가 낮을 경우는 방전이 되지 않고 몸에 그대로 쌓이게 된다.

인체에 축적되는 전압의 한계는 약 3,500V이며, 손끝으로 통증을 느낄 정도의 정전기는 보통 3,000V 이상이다. 정전기가 이처럼 고압인데도 우리가 감전되지 않은 이유는 전류가 일상생활에서 쓴 전류의 100~1,000만 분의 1에 불과하기 때문이다.

신체에 큰 자극을 줄 만큼 강하게 느끼지 않다 보니 정전기를 가볍게 여기지만, 자신도 모르게 미세한 정전기들은 체내에 축적되어 염증을 유발하거나 악화시킨다. 특히 피부가 건조한 사람, 수분량이 적은 노인, 당뇨병, 뇌, 심장 질환 등의 기저 질환자들은 더욱 정전기 예방에 신경을 써야 한다.

1) 적정 습도 유지

습도가 10~20%인 건조한 날씨는 전하가 공기 중에 흡수되지 못해 정전기가 발생하고, 상대적으로 습도가 55% 이상일 때는 공기 중의 수분이 전하를 중화시켜 정전기가 방전된다. 그러므로 실내 습도는 40~60%를 유지한다. 가습기 사용, 젖은 수건이나 빨래 걸어두기, 식물 기르기, 수족관 배치, 환기, 충분한 수분 섭취 등 손을 자주 씻고 보습제를 발라 피부를 촉촉하게 유지해야 한다.

실내 온도는 20~24℃를 유지한다. 너무 낮은 온도 역시 정전기를 발생함으로 최적의 습온도를 유지하여 정전기를 방지하는 것이 중요하다.

2) 모발 관리

샴푸 후에 바로 헤어드라이기를 사용하면 정전기가 발생할 수 있다. 최대한 드라이기 사용 시간을 줄이고 20~30cm 적정 거리를 유지하도록 한다.

수건으로 물기 제거→ 키친타월로 2차 물기 제거→ 1~2방울 헤어 오일로 도포→ 헤어드라이기의 찬 바람으로 말리기→

따뜻한 바람과 찬 바람으로 헤어 스타일링하기→ 빗은 플라
스틱이나 금속 재질보다는 나무나 고무 재질을 사용하기

3) 잘 때는 머리를 북쪽으로? 남쪽으로?

옛 어른들은 "죽은 사람이 머리를 북쪽으로 둔다."라고 말씀
하시면서 베개를 남쪽으로 돌려준다. 이는 '사자북수 생자남
향'이라는 전통적인 한국의 관습에서 유래되었으며, 죽은 사
람은 북쪽을 향하고 살아있는 사람은 남쪽을 바라보는 것이
좋다는 의미이다.

그러나 잠잘 때 머리를 북쪽으로 두는 것이 정전기를 줄이는
방법이라는 주장도 있다. 이는 지구의 자기장은 남쪽에서 북
쪽으로 흐르므로, 머리를 북쪽으로 두고 자면 인체의 자기장
이 북쪽 방향으로 정렬되어 정전기가 작게 발생하여 수면의
질이 높아진다는 결론이다.

한편 한의학, 중의학, 아유르베다에서는 잠자리 방향을 양의
기운이 강한 '남쪽'을 선호한다. 그러므로 남쪽, 북쪽 한 방
향이 모든 사람에게 적합한 것이 아니므로, 자신의 건강 상태
와 상황에 맞는 최적의 잠자리를 선택하는 것이 더 중요하다.

그 대신 '배출'과 관련된 공간인 화장실이나 부엌 쪽으로 머리를 두는 것은 피해야 한다. 습기와 오염 물질로 인한 유해 가스들이 수면 중 호흡으로 유입되어 체내 유해 가스들이 축적되어 정전기를 증가시킨다.

4) 맨발 걷기(Earthing)

맨발로 흙 위를 걷는 방법이다. 땅의 접지를 이용하여 몸속 정전기를 땅으로 빼는 원리로 요즘 유행하는 어싱이다. 고무나 플라스틱으로 된 신발은 절연체이기 때문에 자연스럽게 전자 흐름에서 멀어지므로, 맨발로 땅과 접촉하여 체내 정전기를 빼내는 것이다.

맨발 걷기에 이상적인 곳은 물이 가까이 닿거나 물에 잠기는 해변이다. 나트륨, 미네랄, 여러 이온 성분이 풍부하면서도 파도를 이용한 진동까지 더해진 최고의 전도체가 바닷물이기 때문이다. 계곡물이나 강가도 좋으며 이슬로 뒤덮인 잔디밭도 자연이 준 천연 전도체이다.

다양한 이온의 물질이동과 장시간 동안 바닷물에 발을 담그고 있으면, 발에 습도가 높아져 무좀과 습진이 생길 수 있다.

맨발 걷기 후, 발을 깨끗이 씻어 준 다음 바짝 말려 보습제를 발라 주어야 한다.

그리고 발을 바닷물에 담갔을 때 찬 기운이 느껴진다면, 맨발 걷기가 오히려 독이 될 수가 있다. 바닷물의 찬 기운이 몸속으로 들어와 체온을 떨어뜨리면 면역력이 저하된다. 계절이나 월을 기준으로 삼지 말고 내 몸의 체온을 기준으로 적절한 시기를 선택해야 한다.

어싱의 최적 온도는 18~24℃이다. 5월에 수온이 15℃ 이상 상승하기 시작하며 10월경 수온은 다시 하강하기 시작한다. 가능한 한여름에도 얇고 긴 상의를 입어 바닷물에 의해 갑자기 체온이 떨어지는 것을 예방하도록 한다.

산림욕 속 맨발 걷기도 신체의 전자기장과 자연의 에너지를 연결하는 것이다. 편백, 잣, 소나무 등에서 발생하는 '피톤치드(Phytoncide)'는 '식물'이라는 뜻의 '피톤(Phyton)'과 '죽이다'는 뜻의 '치드(cide)'를 합친 합성어로 식물이 자신을 보호하기 위해 분비하는 항균물질이다. 피톤치드의 항균성은 세균을 억제하는 역할을 함으로, 산림욕 맨발 걷기는 항균작용과 어싱의 이점을 동시에 얻을 수 있다.

주위 환경이 산과 해변을 접할 기회가 적다면, 페인트칠이 되지 않은 콘크리트와 벽돌, 도자기 타일 위를 맨발로 걸으면 된다. 여름에는 산과 바다로, 겨울에는 대중목욕탕이나 반신욕, 온천(장), 수영장을 추천한다. 단 방광, 생식기, 귀, 눈 등의 염증이나 면역에 취약한 경우는 감염의 우려가 있으므로 대중시설 이용에 각별한 주의가 필요하다.

산길은 굵은 입자의 흙, 모래, 돌멩이들이 발바닥을 자극해 줌으로써 지압 효과가 크나, 뾰족한 물체들에 의해 외상을 입을 수도 있다. 특히 당뇨 질환이 있거나 노인의 경우 무딘 말초신경으로 인한 위험물에 대한 감지가 어려우므로 각별한 주의가 필요하다.

5) 자동차 문 열 때

자동차를 타거나 내릴 때는 동전이나 열쇠 등으로 차를 먼저 톡톡 건드려 정전기를 흘려보내고 문을 연다. 자동차 시트 커버나 방석의 경우 화학섬유보다는 면과 같은 자연섬유 소재를 사용한다.

6) 의복 관리

건조한 겨울철에는 옷을 껴입기 때문에 정전기가 잘 발생하고 특히 합성섬유에서 정전기가 잘 생긴다. 그 이유는 폴리에스테르, 나일론, 아크릴 등의 합성섬유는 전도성이 낮은 절연체로 구성되어 있기 때문이다. 반면 천연섬유인 면, 실크는 상대적으로 높은 흡습성을 가지고 있어 정전기가 방전된다.

가능한 합성섬유보다는 천연섬유 소재의 옷을 착용하고 합성섬유로 된 겉옷을 입을 때는 안에 면을 입는다. 정전기가 심할 때는 목욕탕에 걸어두거나 분무기를 이용해 물을 뿌려주거나, 정전기 방지 스프레이를 사용한다.

세탁 시에 소량의 섬유유연제 또는 소주 반컵 정도의 식초로 마지막 헹굼을 한다. 식초의 산성 성분은 섬유에 쌓인 미네랄 침전물을 녹여 옷감을 부드럽게 만들어 정전기를 줄여주고, 세균을 제거하여 탈취 역할도 하는 천연 연화제이다.

겨울철 카펫 사용을 자제한다. 습도가 60% 이상이면 1,500V의 정전기가 발생하지만, 습도가 10~20%인 건조한 겨울철에 카펫 위를 걸으면 약 35,000V의 정전기가 발생한다. 가능한 실내 습도를 50% 이상으로 유지하며, 가정 내에서는 맨발로

바닥 접지(接地, ground earth)를 통해 전류를 흘려보내야
한다.

7) 술과 커피 지제

술과 커피는 이뇨작용을 일으켜 수분 섭취량의 약 2.5배를
배출시킨다. 수분 보충이 부족할 경우는 피부 건조로 이어져
정전기의 촉매 작용을 일으킨다.

8) 알칼리성 체질 유지

우리 몸은 약알칼리성(pH 7.35~7.45)이 이상적이다. 하지만
스트레스와 염증, 외부 유해 물질들로 인해 산성(pH 7.0 이하)
이 되기 쉽다. 이온 균형이 무너지면 플러스 전기를 띤 상태
로 변해 정전기가 잘 생긴다.

산성 식품은 육류, 유제품, 가공식품, 곡류 등이 대표적이며,
알칼리 식품은 채소, 과일, 버섯, 해조류 등의 살아있는 음식
이 대부분이다. 산성 식품과 알칼리 식품의 구분은 체내 대사
과정의 결과에 따라 이루어지므로, 한쪽으로 치우치는 식단
보다는 균형 잡힌 제철 자연 식이에 중점을 두어야 한다.

9) 가전제품 사용 자제(전자기장)

가전제품은 220V(볼트)의 교류 전원을 이용하여 동작하기 때문에 전기가 몸속으로 흘러들어오는 증상이 발생할 수 있다. 외부 요인은 전자제품의 접지에 문제가 생겼을 때, 많은 양의 전자제품을 사용할 때, 피부와 바로 접촉하는 가전제품을 사용할 때 더욱 주의가 필요하다.

접지란 전기 회로를 도선으로 연결해 전류를 지면으로 흐르게 하는 것인데, 평소와 다르게 전류를 느낀다면 반드시 전문가의 점검을 받아야 한다. 장시간 또는 단시간이라도 볼트가 강한 전기류를 사용했을 경우는 전자가 몸속으로 이동한다. 그러므로 불필요한 가전제품은 가능한 자제하고, 어쩔 수 없는 경우는 짧은 시간만 사용한다.

특히 맨몸과 바로 접촉하는 비데기, 안마기, 족욕기, 전기장판, 돌침대, 흙침대, 러닝머신, 스마트워치, 무선 이어폰, 휴대용 선풍기(넥풍기), 컴퓨터, 전자담배 등의 전기 기기 사용 시는 각별한 주의가 필요하며 가능한 자제를 권한다.

컴퓨터 키보드를 사용할 경우는 실리콘 커버를 사용하거나 무선 키보드를 이용한다. 휴대폰 충전 시에는 휴대폰 사용을 금지하고, 고주파 비이온화 전자기장(EMF)을 방사하는 무선 이어폰 사용을 자제하도록 한다. 콜로라도 대학교 '제리 필립스' 교수는 EMF가 잠재적으로 유전적 손상, 생식기관, 신경 장애, 암 등의 발생 가능성을 주장하였다. 가능한 장식이 부착되지 않은 안전한 재질의 휴대폰 케이스를 사용하고 휴대폰 사용을 최소한으로 줄이기를 권한다.

전자담배는 니코틴, 타르 등의 발암물질뿐만 아니라, 가향 물질에 포름알데히드, 벤젠 등의 발암물질과 니켈, 크롬, 아연, 납 등의 중금속이 포함되어 있다. 전자담배는 배터리, 코일, 액체 카트리지로 구성되어 있다. 전자담배의 배터리에서 나오는 전기는 코일을 통해서 열을 발생시켜 액체를 기화시키는 역할을 한다. 이 과정에서 정전기가 발생할 수 있으며, 흡연 중 입술과 전자담배 흡입부 사이의 접촉으로 정전기가 발생하기도 한다. 전자담배가 일반 담배보다 상대적으로 덜 해롭다고 여겨져 젊은 층에서 증가하는 추세이다. 발암물질이 일반 담배에 비해 상대적으로 낮을 뿐, 정전기의 유해성까지 갖춘 전자담배는 복합 독성 물질이다.

TV나 컴퓨터 모니터 옆에 10원짜리 동전을 놓아둔다. 10원짜리 동전은 구리 성분이 있어 구리가 전기를 차단하는 효과를 볼 수 있다. 전자제품 사용 시는 가급적 30cm 이상 거리를 두고, 사용하지 않을 경우는 항상 전원을 빼두어 전자파를 최소한으로 유지한다.

가정 내 전기 제품뿐만 아니라 의료장비, 비행기, 전철, 기차도 마찬가지이다. 특히 MRI는 자기장과 전자파를 모두 이용한 기기이기 때문에 불필요한 검사는 가능한 피해야 한다.

비행기, 지하철, 철도를 이용할 경우 수시로 물을 마셔 수분을 보충하고 자주 손을 씻은 후 보습제를 발라 체내 수분을 유지한다. 손을 씻을 때는 물질 이동이 일어나기 쉬운 따뜻한 물과 계면활성제가 들어있는 비누나 클렌징 제품을 사용하는 것이 정전기 제거에 더욱 효과적인다.

손을 씻을 수 없는 경우는 유해물이 함유하지 않은 저자극 물티슈로 손을 닦아준 후 보습제로 얇게 도포하여 피부의 건조와 정전기를 줄여준다.

10) 지석 반창고(2~3일 이내 사용)

통증 완화를 위해 자석 반창고를 부착하는 경우가 많다. 자석을 장기간 사용하면, 혈류의 전기분해를 조장하기 때문에 3일 이상 사용은 자제하고 아픈 곳에 N극을 부착하여 사용해야 한다.

일반적으로 4~5시간이 지나면 증상이 호전되기 시작하고, 피부가 약한 경우는 24시간 내 부착 위치를 옮겨 피부 자극을 줄여야 한다. 심장박동기나 기타 전자 의료기기를 몸에 부착한 경우는 자석 반창고의 자기력에 영향을 받을 수 있으므로 자석 반창고 사용을 자제해야 한다.

자석 반창고는 전원이 꺼진 상태에도 자기장을 발생시키므로 자기 카드, 시계 등 자기장에 민감한 전자기기에서 일정한 거리를 두고 사용해야 한다.

자석 반창고는 자기력을 이용하는 반면, 게르마늄 제품은 반도체 성질을 가진 원소를 이용하여 인체 내 전자의 흐름을 활성화하는 원리이다. 게르마늄은 짙은 회색의 광택을 가진 희귀한 고가의 반도체 원소로 게르마늄 제품을 제조할 때는 도핑(Doping)의 과정이 필요하다.

도핑은 반도체의 전기적 특성을 조절하기 위해 불순물을 첨

가하는 과정을 말한다. 도핑에 첨가되는 일반적인 물질은 비
소, 붕소, 안티몬 등이며 이들을 혼합하여 전도성을 크게 증가
시킨다. 극소량이지만 독성이 강한 비소와 안티몬이 첨가되
며, 과도하게 노출 시 유해성을 일으키는 붕소 등이 존재할
수 있으므로 게르마늄 제품과 의료기기는 신중한 접근이 필
요하다.

진귀한 게르마늄은 반도체, 태양광, 광학기기 등의 다양한 분
야에서 진가를 발휘해야 한다.

중금속

1. 중금속이란?

'중금속(重金屬, heavy metal)'이라는 용어는 1817년 독일의 치과 의사 그멜린(L.Gmelin)에 의해 최초로 사용되었으며, 비중이 4.0 이상인 금속 원소를 지칭한다.

원소의 특성에 따라 비금속, 경금속, 중금속으로 분류하고, 밀도에 따라 경금속과 중금속으로 구분된다. 원소를 구분하기 쉽게 원소 성질에 따라 가로 행은 '주기', 세로 열은 '족'으로 7주기 18족으로 총 118개의 원소 주기율표로 배열되어 있다.

4주기에 속하는 일부 중금속들은 특정 생물학적 과정에서 미량으로 사용되기도 한다. 철(Fe)과 구리(Cu)는 산소 및 전자 운반에 필수적이며, 코발트(Co)는 세포 대사, 바나듐(V)과 망간(Mn)은 효소 제어 및 활성, 니켈(Ni)은 세포 성장, 셀레늄

(Se)은 항산화제와 호르몬 생산에 관여한다.

5~6주기에 속하는 중금속들은 희소성에 비해 영양학적으로 큰 의미는 없으나, 평균적으로 인체에는 0.01% (약 7g)의 중금속과 2%(약 1.4kg)의 경금속이 들어있다. 하지만 5대 유해 중금속을 포함한 수은(Hg), 납(Pb), 카드뮴(Cd), 크롬(Cr), 비소(As) 등은 과량 유입 시 인체에 해를 끼친다.

중금속 화합물 또는 중금속 원소는 상당한 독성을 가지고 있으며 이들은 황과 쉽게 반응하여 신진대사의 속도를 조절하는 효소의 기능을 저해한다. 수은과 납은 중추신경계를 손상, 카드뮴은 퇴행성 뼈 질환, 크롬은 폐 질환과 피부 질환, 비소는 '독약의 왕'으로 맹독성, 바나듐(V) 산화물은 DNA 손상, 과망가니즈산(KMnO4) 화합물은 간과 신장에 독성을 준다.

철은 0.5g 이상 섭취하면 심장질환을 유발, 니켈 카보닐을 30ppm 만큼 섭취하면 호흡기와 뇌 손상으로 인한 사망, 셀레늄을 5mg 이상 장기간 복용하면 신경계 손상을 일으킨다.

[원소 주기율 표]

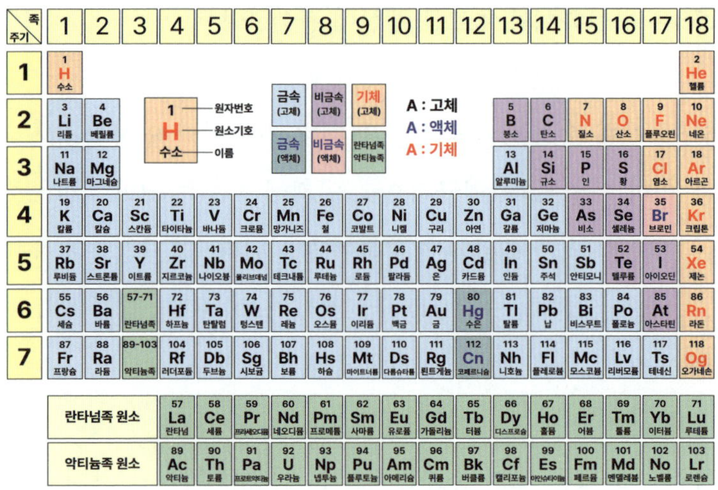

2. 우리 몸속의 중금속

중금속은 일반적으로 광택이 나는 고체로, 전기와 열을 잘 전달하는 성질을 가지고 있다. 그러나 생태계 속에 스며든 중금속은 육안으로 확인하기 어렵다. 중금속은 인체에 필수적인 원소로 작용하지만, 농도가 지나치게 높으면 독성을 유발한다.

중금속은 체내에 쉽게 흡수되는 반면, 배출이 잘되지 않아 축적되는 특징이 있다. 이들은 단백질과 강하게 결합하여 단백질 구조를 변형시킴으로써 세포를 손상시키거나 사멸시킨다.

또한 과도한 활성 산소 생성, 특정 장기에 표적 손상, 유전적 변이 등 만성적 독성을 일으킨다.

최근에는 대기, 수질, 토양 등의 환경에 중금속이 축적되면서 중금속 오염이 심각해지고 있다. 인체 건강뿐만 아니라 생태계까지 위협을 주고 있다.

환경적 요인인 대기 중 황사는 아연, 납, 비소, 카드뮴 순으로 중금속을 내포하고 있고, 토양과 폐수는 비소, 카드뮴, 알루미늄 등의 중금속을 포함하고 있다. 생활 속 중금속은 음식, 조리기구, 그릇, 생활용품, 산업 기기, 의료품, 화장품, 염색약 등 거의 모든 영역에 내재되어 있다.

다양한 중금속 중 우리에게 유해성이 높은 중금속의 특성과 용도, 유입 경로, 중금속으로 발생하는 관련 질환들이다.

① 수은(Hg)

물리적 특성	상온에서 유일하게 액체 상태로 존재하며, 광택 나는 은백색 금속
용도	기압계, 온도계, 형광등, 치과용 아말감, 페인트, 미백 화장품, 헤어 컨디셔너

유입 경로	휘발성이 높은 성질로 분진과 함께 폐나 소화기관을 통해 체내로 흡수
유해성	뇌, 간, 신장의 기능 장애, 태아 발달 장애, 메틸수은은 해양 생태계 위협, '미나마타병'

② 납(Pb)

물리적 특성	녹는점이 매우 낮아 가공하기 쉽고 무거운 성질의 청백~회백색 금속
용 도	화장품, 염색약, 문신, 인쇄물, 배터리(납축전지), 방사선 차폐재, 페인트, 파이프, 도자기 유약, 총탄, 그물추, 합금, 경면 주사, 비료, 살충제, 담배 연기
유입 경로	분진이나 증기로 통한 호흡기 흡입, 손으로 통한 섭취
유해성	뇌, 간, 신장의 기능 장애, 혈액, 생식기, 골밀도 감소, 임산부와 어린이에게 치명적(태반으로 이동)

③ 크롬(Cr)

물리적 특성	높은 녹는점과 단단하면서 부서지지 않고, 광택 나는 은백색 금속
용 도	스테인리스강, 도금, 염료, 피혁 처리, 목재 부식 방지제, 색조 화장품
유입 경로	경구 섭취나 분진으로 흡입
유해성	피부염, 호흡기 질환, 발암성

④ 카드뮴(Cd)

물리적 특성	낮은 녹는점, 칼로 자를 수 있을 정도의 무른 은백색 금속
용 도	도금, 합금, 플라스틱 안정제, 배터리(니켈-카드뮴), 담배 연기, 페인트, 폐수, 조개류, 한약재
유입 경로	경구 섭취나 분진으로 흡입
유해성	뼈를 녹임, 신장 손상, 호흡기, 생식기, 골다공증, 발암성, '이타이이타이병'

⑤ 비소(As)

물리적 특성	전도성이 낮으며, 실온에서 잘 부서지기 쉬운 회색빛 고체
용 도	담배 연기, 살충제, 피부병 치료제, 매독 치료제, 해산물, 한약재, 반도체
유입 경로	경구 섭취나 분진으로 흡입, 피부로 체내 흡수
유해성	0.1g만 먹어도 적혈구 생산이 되지 않아 사망에 이르는 맹독성, 발암성

⑥ 아연(Zn)

물리적 특성	단단하지만 부스러지기 쉬운 은빛 금속
용 도	아연 도금(철 부식 방지), 합금(합동, 청동), 배터리, 화장품, 식품 첨가물
유입 경로	호흡기, 소화기, 점막, 피부로 통한 유입
유해성	간, 신장 손상, 과다 노출 시 구토 설사 복통 유발

⑦ 구리(Cu)

물리적 특성	부드럽고 무른 성질, 높은 열과 전기 전도성이 뛰어난 붉은색 금속
용 도	전기 배선, 수도관, 보일러관, 동전, 전자제품, 합동(청동, 황동)
유입 경로	구리 먼지나 증기로 흡입
유해성	과다 노출 시 신장 손상, 호흡기 질환

⑧ 니켈(Ni)

물리적 특성	부식에 강한 내식성과 높은 녹는점, 단단하면서 광택 나는 은백색 금속
용 도	스테인리스강, 배터리, 동전, 촉매, 도금, 전기오븐, 토스터기, 컴퓨터, 휴대폰
유입 경로	호흡기와 음식으로 섭취
유해성	피부염, 알레르기 반응, 호흡기 질환, 발암성

⑨ 망간(Mn)

물리적 특성	부식이 잘 되는 단단한 회백색 금속
용 도	용접, 망간 합금 제조, 도자기의 착색제, 의약품, 비료, 유리
유입 경로	호흡기와 경구로 흡수
유해성	뇌 손상(손떨림, 근육 마비, 파킨슨)

⑩ **알루미늄(Al)**

물리적 특성	가볍고 녹는점과 전기 전도성이 높은 은백색 금속
용 도	음료수 캔, 알루미늄 조리기구, 가공식품, 알루미늄 호일, 의약품, 건축 자재, 비행기 날개, 창문틀
유입 경로	소화기와 피부로 흡수
유해성	중추신경계(치매, 행동장애, 알츠하이머)

중금속은 다양한 방식으로 우리 인체와 환경에 유해함을 주며 주로 신경계, 호흡계, 간, 신장, 생식기, 골격계 등에 영향을 미친다. 인체 내 침입 경로는 코로 통한 흡입, 입을 통한 섭취, 피부를 통한 침투 등 다양한 통로를 통해 체내로 축적된다. 현대 사회에서 중금속을 피할 수는 없지만, 중금속 노출을 최소화하고 가능한 중금속 오염원을 차단하는 것이 무엇보다 중요하다. 미세먼지, 산업 관리, 수질 관리, 폐기물 관리, 토양 관리는 우리 스스로가 해결할 수는 없는 숙제지만, 정기적인 중금속 검사로 자신의 몸을 모니터링해야 한다.

중금속 검사는 모발, 혈액, 소변 등으로 병원에서 시행하고 있으며, 국내보다는 해외 업체 의뢰가 더 정확한 편이다. 모발 검사는 3~6개월 동안의 중금속 누적 노출 이력을 반영하며,

혈액 검사는 현재의 즉각적인 중금속 노출 상태를 정확하게 진단할 수 있다. 반면, 소변 검사는 농축 정도에 따른 오류가 발생할 수 있으므로 단독 진단 방법으로는 추천하지 않는다.

중금속 검사의 정확성을 위해서는 검사 3~5일 전부터 어패류 섭취를 금지해야 한다. 특히 조개의 경우, 내장에 축적된 중금속은 3일이 경과되면 대부분 체외로 배출되므로 검사 결과의 신뢰성을 높일 수 있다.

임신을 준비하는 산모는 최소 1년 전부터 중금속 검사를 실시해야 하며, 이는 태아와 신생아를 보호하는 예방 조치이다. 모유를 통해 납, 수은, 카드뮴 등의 중금속이 아이에게 전달될 수 있으며, 뇌 발달과 여러 장기에 심각한 유해성을 미칠 수 있다.

식품의약품안전처 조사에 따르면 우리나라 체내 중금속 농도 순서는 수은, 납, 카드뮴, 비소 순이며 50대에서 가장 높은 농도를 보였다. 이유는 직업 환경, 식습관(음주, 흡연, 생선), 환경과 생물학적 요인이 복합적으로 작용한다. 한국인의 중금속 농도는 선진국에 비해 3~8배 높다. 이는 해양 생태계 먹이 사슬을 통한 중금속 축적과 중국에서 넘어온 대기오염의 영향으로 추정된다.

응급으로 중금속을 해독할 때는 중금속 길항제를 투여하나, 일반적으로 '킬레이션(Chelation, EDTA)' 요법을 이용한다. 킬레이션은 그리스어 'chele, 게의 집게발'에서 유래된 말로 유해 물질을 제거한다는 뜻이다. 기본적인 킬레이션 성분은 고용량 비타민 C, 요오드, 글루타치티온, 알파 리포산이 대표적이다. EDTA(Ethylene Diamine Tetra-Acid)는 금속 이온을 결합시키는 유기 화합물의 일종으로 1930년 독일에서 최초로 합성되었으며, 1948년 미국에서 납중독 배터리 공장 직원에게 처음 사용되었다.

EDTA는 비타민, 미네랄 등을 함유한 수액을 정맥 주사하여 혈관 내 중금속과 노폐물을 소변으로 배출시킨다. 주사 투여 시간은 1.5~3시간 소요되며, 주 1~3회, 20~30회를 치료하고 이후에는 월 1~2회로 유지한다. 알레르기 체질과 예민한 사람은 각별한 주의가 필요하다.

저자는 화학적인 킬레이션 주사 요법보다는 중금속 배출을 돕는 음식 섭취와 '림프곤(Lymph-Ghon) 제거술'을 적극 추천한다. 킬레이션이 '혈관 청소'라면, 림프곤 제거술은 '세포 청소'라고 정의한다.

중금속 배출에 도움이 되는 대표적인 음식으로는 가장 으뜸인 물, 보리차, 향신채(마늘, 생강, 고수), 해초류, 비타민 C가 풍부한 과일류(키위, 딸기, 토마토, 사과), 시트르산 감귤류(청귤, 귤, 레몬, 오렌지, 라임류), 도토리, 홍고추, 미나리, 십자화과 채소, 파프리카, 스피루리나, 우엉, 블루베리 등이 있다.

티백 차를 마실 때는 2~3분만 우려낸 후 건져 내야 한다. 3분 이상 담가놓으면, 일부 펄프 제품에서 비소, 납, 카드뮴, 포름알데히드, 형광증백제, 벤조페논 등 유해물질이 배출된다. 면류는 물을 충분히 넣어 삶고 면수는 버려야 한다. 국수는 5분, 당면은 10분 이상 삶아야 면에 포함된 납, 알루미늄, 카드뮴 등의 중금속이 최대한 제거된다.

새 스테인리스 제품은 광택을 내기 위해 2A 등급 발암 추정 물질인 탄화규소를 포함한 연마제가 도포되어 있다. 사용 전에 키친타월에 식용유나 오일을 묻혀 조리기구 표면을 닦아내고, 식기류의 2/3 이상 물을 채워 식초 2~3방울 넣고 10분 정도 삶은 후 세척하여 사용한다.

철 수세미로 식기류를 세척하면 코팅이 잘 벗겨져 알루미늄과 니켈이 용출된다. 가능한 생분해성 일회용 수세미 제품을 사용하고, 과도하게 코팅이 마모된 조리 기구는 교체하도록 한다.

"많은 질병들은 독소로부터 온다."
- 히포크라테스 -

3. 중금속 먹이사슬

중금속은 지속적인 산업 발달로 환경오염에서 생태계 파괴까지 그 위험도는 점차 높아지고 있다. 실제 우리나라 강원도나 경북의 폐탄광 지역, 제련소가 있던 낙동강 상류 등에 중금속이 유출되어 생활권이 파괴된 마을도 많다.

이처럼 자연을 오염시키는 중금속은 생물체 내에 축적되어, 먹이 사슬의 상위 포식자로 갈수록 농축이 심해지는 '생물농축' 현상이 나타난다.

즉, 우리가 즐겨 먹는 연어, 참치, 먹장어, 장어, 고래 등의 먹이

사슬 상위층에 있는 큰 어류일수록 중금속 함유가 높다는 것이다. 여러 논문에서도 먹이사슬 상위층 어류뿐만 아니라, 해산물 섭취 후에도 수은의 혈중 농도가 올라간다는 연구 결과도 있다.

양식 어류는 자연산보다 더 높은 기준치의 중금속이 검출된다. 이는 사료에서 검출되는 중금속과 양식장 주변의 토양 오염, 항생제 과다 사용, 인공 색소 등의 영향이다. 일부 연구에서는 오히려 자연산이 중금속 함량이 높다는 연구 결과도 있다.

자연산과 양식산의 중금속 차이는 개별 어종과 서식 환경에 따라 다양하다. 그러므로 생선을 지나치게 피하기보다 적적한 주의를 기울여 섭취할 필요가 있다.

[어패류 섭취 시 주의사항]

① 원산지를 꼭 확인(국내산 선택)

　– 미국 FDA가 인정한 한국의 어패류 생산 해역

　　1호 지정해역: 한산(통영), 거제만(거제)

　　2호 지정해역: 자란만(고성), 사량도(통영)

② 생선별 수은 함량을 고려하여 섭취 빈도 조절

– 상위 포식자인 참치(캔), 먹장어, 장어, 연어, 상어, 고래 등은
일주일에 1회(100g) 이하로 섭취

③ 제철 생선 섭취

④ 수은이 주로 축적되는 머리, 내장, 알, 껍질은 제거하고 섭취

⑤ 섬유질은 수은 배출에 도움을 주는 음식임으로 채소와 곁들여 섭취

⑥ 진흙 펄에 사는 해조류는 충분한 해감과 함께 가능한 첫 국물은 버림
(POPs 잔류성 오염물질 함유 Persistent Organic Pollutants)

[먹이사슬 피라미드]

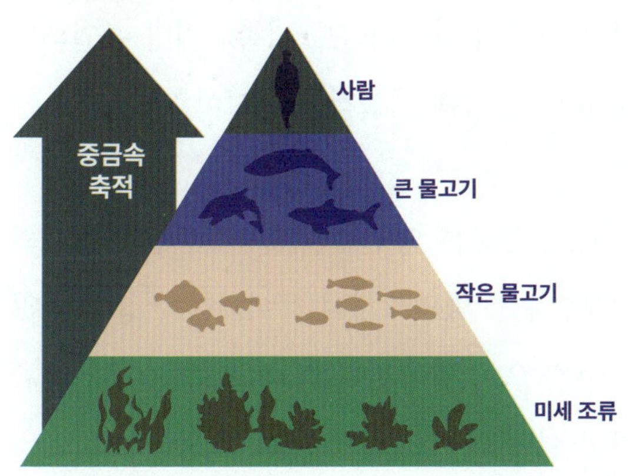

4. 중금속과 발암물질 관계

'발암물질(發癌物質, Carcinogen)' 이란 암 발생에 직접적인

원인이 되는 물질이나 세균, 바이러스를 의미한다. 세포의 유전적 손상을 일으키고 암 발생 가능성을 높이는 모든 물질, 작용, 현상을 총칭한다.

독극물과 발암물질의 차이는 '역치'의 유무이다. 역치란 어떤 현상을 일으키기 위한 최소한의 물리량을 뜻한다. 일반적으로 '독극물'은 대사과정을 통해서 해독되거나 희석되기 때문에 극소량을 섭취했을 때는 회복이 가능하다. 그러나 안전한 수치의 역치를 넘어서면 신체에 독성을 일으킨다. 반면에 '발암물질'은 역치와 상관없이 미량이라도 접촉하거나 흡입되면 DNA에 손상을 주어 암 발생에 직접적인 원인이 된다.

발암물질로 인한 세포 손상은 영구적일 뿐만 아니라, 세포의 유전적 변이가 성장할수록 면역체계의 레이더망에 잡히지 않고 사각지대에 숨어 암으로 발전한다. 그러므로 양이나 노출 빈도가 적다고 해서 절대 안전한 것이 아니며, 확률의 차이일 뿐 암의 원인이 되므로 늘 주의해야 한다.

암세포는 특정한 유전적 변이로 정상 세포의 주기와 상관없이 사멸하지 않고 무한대로 세포분열을 한다. 발암물질은 암을 일으키는 메커니즘에 따라 '유전자 독성 발암물질'과 '비유전자 독성 발암물질'로 나뉜다.

'유전자 독성 발암물질'은 세포의 'DNA'에 직접적인 유전자 돌연변이를 일으키는 발암물질을 말한다. 대표적인 유전자 독성 발암물질은 방사선, 자외선, 감마선, 특정 바이러스, 세균, 화학물질, 가솔린, 납 등이 있다.

'비유전자 독성 발암물질'은 DNA에는 영향을 주지 않고, '세포분열'의 증식을 비정상적으로 유도하는 물질을 의미한다. 각종 염증 반응들은 세포가 죽고 재생하는 세포분열의 과정을 반복적으로 거치는데 이때 돌연변이 일부가 암이 되는 것이다. 예를 들면 반복적인 간염은 간암으로, 위염은 위암으로, 폐렴은 폐암, 질염은 자궁경부암으로 진행되는 경우이다. 대표적인 비유전자 독성 발암물질은 중금속, 유기염소살충제(DDT), 호르몬성 물질, 최면제(페노바르비탈), 염소화 화합물(사염화탄소) 등이 있다.

국제보건기구(WHO)에 의해 설립된 국제암연구소(IARC)는 1970년대부터 전 세계의 역학조사 자료를 근거로 발암물질의 위험 정도에 따라 등급을 분류하였다. 발암물질이 모든 사람들에게 동일한 결과를 도출하는 것은 아니지만, 각자의 면역력에 따라 암세포를 다스리기도 무너지기도 한다. 그러므로 발암물질 분류를 참고하여 암으로부터 한 발짝 멀어지도록 해야 한다.

중금속과 발암물질 관계는 국제암연구소에서 발표한 '발암물질 분류'를 보면 알 수 있다. 5대 유해 중금속이 발암물질 1급에 대부분 포함되며 다른 중금속 또한 발암물질에 다량 포함된다. 결국, 중금속이 발암물질의 원인 인자 중 높은 비중을 차지함으로 중금속의 위험성이 더욱 강조된다.

[국제암연구소 IARC (International Agency for Research on Cancer) 발암물질 분류]

* 측정 년도, 기준치, 기관에 따라 발암물질 종류의 차이가 있음을 참고 바람.

분류	인체 발암성	하위 분류
1군	확인	가공육, 가죽 먼지, 감마선, 간디스토마(민물회), 간염, 경구 피임약, 규소, 그을음, 나이트로사민, 니켈, 다이옥신, 담배(전자담배), 대기 오염, 디젤 매연, 라돈, 라듐, 머스터드 가스, 초미세먼지, 방사성 동위 원소, 벤젠, 벤조피렌(탄 음식), 비소, 석면, 석탄, 술, 스모그, 아세트알데히드, 아플라톡신, 알루미늄, 여성 호르몬제(타목시펜), 염장 생선(중국산), 염화비닐, 인간면역결핍바이러스(HIV), 에탄올, 이온화 방사선, 인유두종바이러스(HPV), 일광용 침대, 자외선, 중성자선, 카드뮴, 크롬, 콜타르, 포름알데히드(방향제, 탈취제), 소방관, 도장공, 플루토늄, 햇빛, 헬리코박터, X-ray 등 126종

2-A군	가능성 높음	고온 튀김, 야근/야간 교대근무, 납 무기화합물, 마테(음료), 말라리아, 말라티온(살충제), 미용사, 수면장애, 스타일렌, 아스팔트, 아질산염, 아나볼릭 스테로이드, 아크릴아마이드, 우레탄, 적색육, 질산염, 질소 머스터드, 클로랄, 클로람페니콜, 뜨거운 음료(섭씨 65도 이상), DDT(살충제, 농약) 등 94종
2-B군	가능성 있음	경유, 극저주파, 나프탈렌, 납 유기화합물, 메트로니다졸, 아시아 스타일 피클, 아세트아마이드, 아스파탐, 알로에잎 추출액, 은행나무 추출물, 임플란트(금속자재), 염색약, 전자파(자기장, 저주파, 고압 송선 전로), 탤컴 파우더(땀띠 파우더), 파라티온, 페니토인, 퓨란(통조림 캔을 개봉 10분 후 섭취 가능), 휘발유, 휴대폰(전자파) 등 322종
3군	미분류	가솔린, 가솔린 매연, 드라이클리닝, 목공업, 불소, 비스페놀A(에폭시), 아크릴 섬유, 염소소독, 유방 실리콘, 치과 재료, 정전기, 고압전류선, 젓갈, 캐러멜 색소, 카페인, 커피(강배전:벤조피렌, 약배전:아크릴아마이드), 고사리(데친 후 12시간 물에 불려 프타퀼로사이드 제거 후 섭취 가능), 콜레스테롤, 클로르퀸, 프레드니손, 프린트 잉크, 치약, 형광등 등 500종
4군	비발암성	카프로락탐(나일론 원료)

12.
방사선

1. 방사선이란?

방사성 물질은 원자핵 내부에서 방사선을 방출하는 물질을 가리키며 의료 분야, 방사선 치료, 원자력 발전소, 핵실험, 방사능 오염, 사고 등의 다양한 상황에서 거론되고 있다.

방사선, 방사능, 방사성은 같은 단어로 보이지만 개념은 다르다.

- **방사선(放射線):** 빛, 전파 형태를 띤 보이지 않는 광선 (방사선 피폭)
- **방사능(放射能):** 방사선을 내뿜는 능력 (방사능 오염)
- **방사성(放射性):** 방사선을 내뿜는 능력을 지닌 물질 (방사성 물질)

전구를 예를 들면, 전구의 빛은 방사선, 전구의 밝기는 방사능, 전구 자체는 방사성이라 보면 된다. 원자는 원자핵 속의 양성자와 중성자 비율에 따라, 안정적인 원자핵이 되기도 하고 불안정한 원자핵이 되기도 한다. 불안정한 원자핵은 특정한 입자나 빛을 방출하게 되면서 안정적인 상태로 바뀌려는 성질이 있는데 이때 나오는 입자나 빛이 바로 '방사선'이다. 방사선은 눈에 보이지도 맛도 냄새도 없지만, 그 종류는 다양하며 크게 '전리 방사선'과 '비전리 방사선'로 분류된다.

[전리 방사선]

'전리방사선(Ionizing Radiation)'은 원자나 분자에서 전자를 분리시켜 이온을 생성할 수 있는 에너지를 가진 방사선이다. 알파선, 베타선, 감마선, 중성자선, 엑스선 등이 포함되며 발암물질 1군으로 분류된다.

① 알파선(α)

양성자 2개와 중성자 2개로 구성된 '알파'(헬륨, He)를 방출하는 알파선은 입자가 크고 무겁기 때문에 종이 한 장으로 차단이 가능하다. 의료 분야에서 종양 치료에 활용되지만, 상처가 있는 피부에 노출되거나, 호흡기를 통한 흡입, 경구로 다량 섭취 시 인체에 손상을 준다.

② 베타선(β)

'베타' 입자를 방출하는 베타 방사선은 고속 전자로 속도가 빠르다. 알파선보다 투과력은 강하지만 얇은 금속판으로 차단이 가능하다. 방사선 계측, 의료 진단, 산업적 용도 등 다양한 분야에서 활용된다.

③ 감마선(γ)

'감마' 광선을 방출하는 감마 방사선은 전자기파 형태로 공간을 통과한다. 투과력이 강해 밀도가 높은 납이나 콘크리트와 같은 재료로 1m 이상의 방벽을 쌓아야 차단할 수 있다. 의학 분야에서 진단 영상(PET, SPECT) 등 핵의학 검사, 암 치료, 의료기 멸균처리, 식품 보존, 컨테이너 검사에 활용된다.

④ 중성자선

전기적으로 중성인 '중성자'가 발생하는 방사선으로, 다른 방사선과 달리 투과력이 매우 강해 물질 깊숙이 침투하는 위험한 방사선이다. 수소와 충돌했을 때 많은 에너지를 잃어버리는 특징이 있어 수소가 많이 들어있는 물을 통해서 중성자선을 막을 수 있다. 주로 원자력 발전소, 핵 시설, 자동차, 항공기, 군수 산업에서 진단 장비로 활용된다.

⑤ **X선**

가시광선보다 투과성이 높고 파장이 짧아 물질 구조를 알아보기 유용하다. 피부 세포는 통과할 수 있지만, 뼈 조직은 통과하지 못해 뼈 사진을 찍을 때 주로 사용된다. 개인에 따라 방사선 민감도는 차이가 나지만, 특히 임산부와 영유아에게 더 취약함으로 방사선 노출을 피해야 한다.

[비전리 방사선]

'비전리 방사선'은 전리(이온화) 능력이 없는 방사선으로 분자구조에 영향을 미치지 않는다. 자외선, 가시광선, 적외선, 원적외선, 마이크로파, 초음파, 극초단파(휴대폰), 초단파(TV), 단파, 중파(라디오), 장파(전력선, 가전제품) 등이 있다. 전리 방사선보다 상대적으로 낮은 에너지 수준이지만 과도한 노출은 건강에 악영향을 미친다.

2. 방사선과 발암물질 관계

방사선 종류에 따라 방사선을 차단할 수 있는데 왜 위험하다는 걸까?

방사선은 물질을 구성하는 원자나 분자의 결합에 영향을 주어 물질 구조나 성질을 바꿀 수 있다. 장시간 필요 이상으로 방사선에 노출되거나 한 번에 많은 양의 방사선을 받게 되면 화상부터 유전자 변이와 세포 파괴로 각종 질병, 희귀 질환, 암 또는 사망까지 이른다. 양날의 검처럼 유용하게 사용하면 편리하지만 잘못 다루면 흉기가 된다.

방사선에 민감한 주요 장기는 림프구, 골수, 생식선, 갑상선, 소장, 뇌, 눈으로 세포분열이 빠르고 활발한 조직일수록 방사선에 더 민감하다. 특히 소아와 산모가 방사선에 취약한 이유도 세포분열 속도가 매우 빠르기 때문이다. 영아의 경우는 성인에 비해 2.5~3배 정도 위험하고, 잔여 수명이 길기 때문에 방사선 피폭 후 암 발생률이 높아진다.

방사성 물질은 '붕괴(핵변환)' 과정을 통해 방사선의 세기를 점차 줄여나가 더 이상 방사선을 방출하지 않는 물질이 되려고 한다. 핵변환은 스스로 일어나는 '자연 방사선'과 인위적으로 발생하는 '인공 방사선'으로 수행된다.

지구에는 다양한 방사성 원소가 존재하고 안정한 상태로 변화하기 위해 여러 종류의 방사선을 내뿜고 있다. 우주에서 대기권으로 쏟아지는 우주 방사선은 땅에 닿기 전에 사라지지만 일부는 빗물로, 일부는 동식물에 흡수되어 호흡이나 먹이 사슬로 인체에 흡수된다. 이처럼 자연에 존재하는 방사선을 자연 방사선이라 한다. 지역마다 차이는 있지만, 연간 자연 방사선 피폭량은 약 2.4mSv(밀리시버트)이다. 주요 핵종은 우라늄, 토륨, 포타슘, 라듐, 라돈 등이 있다.

인공 방사선은 인간이 인위적으로 생성한 방사선을 의미한다. X선 촬영, 유방 촬영, CT, PET(암 진단 검사) 등의 진단을 위한 의료 장비, 방사선 치료, 생명공학 기술 개발, 원자력 발전소, 핵실험, 방사성 폐기물, 과학 실험실, 산업의 공정이나 제품 관리 등이 있다. 방사선 치료를 제외하고 연간 인공 방사선의 피폭량은 1mSv로 제한되어 있다. 예를 들어 일반 CT 스캔의 경우 4~8mSv 정도의 피폭을 받는다.

연간 100mSv 이상 인공 방사선에 노출될 경우는 인체에 해로운 영향을 미친다. 암 발생 위험 증가, 백내장, 혈구 생성 감소, 심혈관 질환, 면역체계 약화, 생식세포의 돌연변이 영향으로 몇 세대를 걸쳐 후손까지 이어진다.

특히 어린이, 임산부, 면역 결핍자의 경우는 소량의 방사선 피폭에도 민감하여 더 심각한 영향을 미친다. 면역 결핍자는 방사선에 민감한 약물을 복용 중이거나, 백혈구 결핍으로 감염에 취약하다. 건강한 성인의 피폭 피해는 10~30년 후부터 발현하기 시작함으로 치료를 제외하고는 가능한 피해야 한다. 검진뿐만 아니라 거주지, 업무 환경, 식품 원산지 등에 신중한 선택이 필요하다.

방사성 물질은 대기, 수계, 토양 등 다양한 환경 매체로 유입된다. 음식, 물, 공기를 통해 인체에 해를 끼치는 방사성 물질은 주로 세슘, 요오드, 스트론튬, 코발트, 트리튬 등이다. 이는 핵실험이나 원자력 발전소의 사고로 노출되거나, 토양이나 수질, 대기로 채소, 작물, 유제품에 흡수된다. 먹이사슬의 최종 소비자인 우리 몸으로 섭취된 방사성 물질의 20~30%는 체내에 축적되어 전신 건강에 심각한 영향을 미친다.

고선량 피폭 시의 급성 영향은 구토, 설사, 두통, 피부 발적, 탈모, 중추신경계 장애, 소화 장애와 소화관 출혈, 조혈기관의 기능 저하, 사망을 일으킨다. 저선량 장기 피폭 시의 만성 영향은 백혈병, 갑상선암, 유방암, 폐암, 피부암 등 각종 암 발생, 심장과 혈관계 손상, 뇌 손상, 피부계 손상, 백내장, 불임, 유전 영향 등 서서히 생명을 위협한다.

[방사선 피폭을 줄이는 방법]

① 시간: 방사선 노출 시간을 최소화

- 필요 이상으로 방사선원 근처에 머물지 않음

- 작업 전 사전 교육을 통해 작업 시간을 단축

- 안전한 장소로 신속히 대피

② 거리: 방사선원으로부터 가능한 멀리 떨어짐

- 시간당 흡수되는 방사선의 양은 거리의 제곱에 반비례로 감소

  (예: 거리가 2배가 되면 선량율은 1/4로 감소)

- 원격 조절 장비를 활용하여 안전한 작업 거리 확보

③ 차폐: 차폐물을 설치

- 콘크리트(30cm 이상), 벽돌(40cm 이상), 흙(60cm 정도) 등으로

  차단된 공간 확보

④ 납조끼, 방독면, 방호복 등을 착용하여 호흡 및 섭취 경로를 차단

13.
POPs 잔류성 유기오염물질

'잔류성 유기오염물질(POPs: Persistent Organic Pollutants, 팝스)'이란 자연 분해되지 않고 생물에 농축되어 인체나 생태계에 피해를 주는 유기물을 뜻한다. 먹이사슬을 통해 상위 포식자에게 고농축으로 축적되며, 주로 지방조직에 결합되어 체내 배출이 어렵다.

바람과 해수를 따라 장거리 이동이 가능하며 면역 교란, 중추신경계 손상, 위장과 호흡기 질환 등을 유발하는 맹독성 물질이다. 주요 물질로는 다이옥신, DDT(유기염소살충제), PCBs(폴리염화바이페닐), 헥사클로로벤젠, 퓨란 등 30종이 있다.

생활 속에서 시나브로 축적된 경로는 산업 생산, 폐기물 저온 소각, 제초제, 살충제, 고엽제, 농약, 플라스틱 수지의 난연재(불이 붙어도 연소가 잘되지 않는 재료), 변압기, 축전기, 안정기, 전기 절연재, 전자 제품, ABS(Acrylonitrile Butadiene Styrene 아크릴로나이트릴, 뷰타다이엔, 스타이렌)수지 난연재,

PFAS(Polyfluoroalkyl substance 일회용 식품 포장재, 세제, 아웃도어 제품, 프라이팬 코팅제) 등 우리 생활 깊숙이 자리 잡고 있다.

1930~1940년대에 전설적인 POPs는 인체에 무해하며, 선택적으로 해충을 죽일 수 있다고 여겨졌다. 세계적으로 대량 사용되었으며 이를 개발한 과학자는 노벨상까지 수상하였다. 1960년경 야생동물의 이상 반응이 알려지면서 인간에게 미치는 유해성과 생태계의 위협을 직면하게 되었다. 1970~1980년을 기점으로 POPs 중 가장 독성이 강한 염소가 붙은 POPs 물질 생산과 사용을 법적으로 금지하는 특단이 내려지게 되었다.

2001년 스웨덴 스톡홀름에서 POPs 제조와 사용 규제를 위한 '스톡홀름' 협약이 채택되어 2004년에 발효되었고, 우리나라에서는 2008년 1월부터 '잔류성 유기오염물질 관리법'을 시행하여 POPs 관리 기준을 규제하고 관리하고 있다.

POPs와 발암물질의 종류는 중복이 많으며 유해성 또한 흡사하다. POPs는 강력한 지용성 물질로 세포막을 쉽게 통과하여 세포 내로 침투한다. DNA 손상, 암 발생 증가, 내분비계와 면역계 교란, 생식기능 이상, 중추신경계 손상까지 빠르게 침범

하며 대를 거쳐 이어진다.

POPs에 직.간접적으로 노출된 태아가 출생하면 ADHD(주의력결핍 과잉행동장애), 자폐증, 경련을 겪게 되고, 청소년기쯤 되면 또래 아이보다 인지능력이 떨어질 위험은 3배 정도 높다고 보고된다.

모유에서 나오는 POPs와 GMO(Genetically Modified Organism, 유전자 재조합 생물) 식품 등의 다양한 팝스에 노출되면서 당뇨, 심장 질환, 자가면역질환, 뇌졸중, 알츠하이머 치매, 암 등의 질병과 밀접한 관련이 있음을 여러 연구에서 발표되고 있다. "여기저기 온통 POPs에 노출되어 있는데, 어디 가서 살란 말인가? 산으로 들어가라고???" 여러 고민이 많아진다.

나에게 주어진 환경을 피해 갈 수 없다면, 알아차리고 행동으로 옮기면 얼마든지 줄일 수 있다. 비록 번거로움과 수고는 분명 따르지만, 몸은 절대 나를 배신하지 않는다. 우리 몸은 매우 과학적이고 자유자재의 치유력을 지니고 있어, 정성을 쏟은 만큼 건강의 물결이 요동치기 시작한다. 나와 소중한 사람을 지키는 길은 바로 '나'로부터 시작한다.

"생각을 바꾸면 습관이 바뀌고, 습관이 바뀌면 몸이 변한다.
몸이 변하면 미래가 창조된다."

[생활 속 POPs를 줄이는 방법]

① 독소 유입 차단

 - 미세먼지 및 매연 피하기

 - 화학첨가물이 포함된 음식 섭취 줄이기

 - 과일과 채소는 식초와 베이킹소다를 사용해 농약을 세척

   (유기농, 자연 재배 방식의 제품)

- 육류와 어패류보다, 제철 위주의 파이토케미컬 야채 식단

   (섬유소는 POPs 배출 용이)

 - 유해 성분이 최소한으로 함유된 화장품 사용

② 생활 습관 개선

 - 합성 세제 대신 천연 세제 사용(주방, 세탁, 청소 제품)

 - 자연 소재의 의류 구매

 - 방향제와 탈취제 사용 최소화

 - 전기 제품 사용 가능한 자제

 - 플라스틱과 종이컵, 1회용 제품 사용 자제

 - 컵라면, 가공식품 등의 용기 그대로 전자레인지 사용 자제

③ **해독 방법**

 - 충분한 수분과 섬유소 섭취

 - 운동을 통한 땀 배출

 - 충분한 수면과 휴식

④ **주의 사항**

 - 급격한 체중 감량 피하기(뇌 질환의 유발 인자 가능성)

지방세포에 축적된 POPs는 체중 감량 시, 지방세포가 분해되면서 혈액으로 방출된다. 갑작스런 체중 감량은 혈액 속에 있는 POPs를 지방조직이 풍부한 뇌로 유입시킨다. 이로 인해 뇌 세포는 손상되며, 특히 노인층에서 POPs 축적과 신체 기능 저하가 결합되어 알츠하이머 발병이 4.8% 증가한다는 연구 결과도 있다.

체중과 치매의 관련성은 학계의 논쟁거리가 되지만, 치명적인 중금속과 POPs는 지용성 물질로 세포막에 쉽게 침투한다는 사실은 명명백백하다. 그러므로 나이와 상관없이 단계적인 체중 감량이 건강한 다이어트이다. 요요 현상, 근육 소실, 신진대사 저하를 최소화할 수 있는 적정 다이어트 감량 속도는 일주일에 0.5kg~1kg 정도이다.

14.
MSG 모노소듐 글루타메이트

'MSG(Monosodium L-glutamate, L-글루탐산나트륨)'은 단백질을 구성하는 아미노산에 나트륨 이온 하나가 붙은 아미노산계 조미료이다. 최초로 대량 생산되어 조미료의 대명사가 된 물질이다.

1908년 일본 화학자 '이케다 기쿠나에'가 발견하였고, 다시마 국물에서 추출한 조미료로 '맛의 혁명'이라 불린다. 맛소금의 약자가 MSG(MatSoGeum)라는 농담도 있는데, 맛소금은 MSG와 소금을 조합한 제품이다.

우리가 잘 알고 있는 다시다는 CJ 제일제당, 미원은 식품기업 대상(주)가 생산하는 대표적인 조미료의 상품명이다. 주성분은 염화나트륨과 MSG로 신맛과 쓴맛을 중화하고 단맛과 감칠맛을 첨가하여 맛의 깊이를 더 해준다. 조미료 외에도 통조림에 MSG를 첨가하면 형태, 맛, 향, 색, 신선도 유지하는 방부제 효과가 있다.

MSG는 단백질과 소금의 결합으로 자연식품 된장, 고추장, 쌈장 같은 장류나 각종 소스, 젓갈, 해산물 등의 맛을 내는 천연 조미료에도 많이 들어있다. 서양에서는 MSG를 거의 사용하지 않고 효모 추출액 조미료나 스톡(고형화된 국물), 토마토 소스, 치즈를 주로 사용한다.

MSG는 백색의 결정성 분말로 냄새는 없으나, 특이한 맛을 가지고 있고 POPs와 반대로 물에 잘 녹고 기름에 녹지 않는 성질을 가지고 있다. 그러므로 체외에 아주 쉽게 배설되고 반감기는 30분 정도에 불과하여 인체에 무해함을 검증한 화학조미료이다. 하지만 일부 연구에서는 비만과 대사 장애, 신경독성 가능성, 간과 생식기관 장애, 심혈관 질환 가능성 등의 상충된 연구 결과들도 발표되고 있다.

MSG는 극소량만으로도 충분한 감칠맛을 내므로 최대한 적은 양을 사용하도록 하고, 가능한 천연 조미료 사용을 권한다. MSG가 아무리 안정성을 보장한 식품이라도 MSG를 남용하는 요식업계와 1일 섭취 허용량이 설정되어 있지 않은 현실에서는 "유해성이 없다가 아니라 유해성이 아직 명확하지 않다." 라고 해야 맞는 표현이다.

MSG의 안전성에 관한 반증의 예시로 저자는 MSG의 역치가 낮아 MSG양이 어느 정도 한계치에 도달하면 메스꺼움, 더부룩함, 가려움증, 두통, 복통 순으로 몸에서 거부 반응이 나타난다. MSG 섭취 후 30분~1시간 내 구토나 악취가 심한 트림과 설사 후, 점차 안정을 찾게 된다. 몸에서 가장 빠르게 반응을 보이는 음식은 스팸, 라면, 가공육(햄, 소시지, 베이컨), 밀키트 제품, 술, 숯불 음식, 탄산음료, 중식류, 아이스크림 순이다.

개인의 MSG 섭취 경험으로 안전성을 역설한 사례지만, 단순한 주관적 반응을 넘어 건강의 유해성을 반영하는 위험 신호로 볼 수 있다.

건강한 음식이라면 왜 알레르기 반응이 나타나는가?
그것도 매번 먹을 때마다?
일본에서는 왜 녹내장 환자와 임산부에게 주의를 요구하는가?
호주와 뉴질랜드에서는 왜 MSG에 민감한 사람들에게 병원 진료를 권하는가?

이런 점들에 대해 의구심을 가져볼 필요가 있다.

15

GMO 유전지 변형 유기체

'GMO(Genetically Modified Organism, 유전자 변형 유기체)' 는 생명공학 기술을 이용하여 생물체의 DNA를 인위적으로 변형시켜 만든 생물체를 말한다. 농작물, 미생물, 동물 등이 포함된다.

GMO는 1982년 미국 '몬산토' 회사에서 개발되었고, 1994년 미국의 FDA(식품의약청) 승인을 받았다. GMO로 만든 콩, 옥수수, 면화, 제초제를 전 세계적으로 판매하면서 알려지기 시작했다. 예를 들어 살충제에 강한 식물의 유전자를 추출해 콩, 옥수수 등의 유전자에 삽입하여, 유전자를 변형시켜 살충제에 강한 GMO 콩과 옥수수로 재탄생시키는 것이다. 이러한 유전자 조작작업은 우수한 품종개량과 함께 생산성을 극대화 시켰다. 그럼 '종자 개량'과 'GMO'는 같은 말인가?

'종자 개량'은 유사한 종들을 교배하여 원하는 특성을 가진 유전자를 선택하는 전통적인 품종개량 방법이다. 한 품종을 개발하는데 많은 시간과 시행착오가 필요하다. 반면 'GMO'는 원하는 특성을 가진 유전자를 다른 생물체에 직접 삽입하는 방법이다. 짧은 시간 내 원하는 생물을 만들 수 있고, 다른 종의 유전자에도 도입할 수 있어 대량 생산에 효율적이다.

GMO 제품은 콩, 옥수수, 사탕무, 딸기, 목화, 유채, 토마토, 밀, 감자, 벼, 카놀라 등의 식물뿐만 아니라 거미줄 성분을 포함한 우유, 슈퍼 연어, 의약품, B형 간염 백신, 인슐린, 혈우병 치료제인 혈액응고인자, 성장호르몬, 항생제 내성 마커(항생제 내성) 등이 속한다.

국내에서는 실험 목적을 제외하고는 GMO 농산물의 재배가 금지되어 있다. 그러나 GMO 농산물 중 콩, 옥수수, 사탕무, 면화, 카놀라, 알팔파(풀 사료의 여왕) 6가지 작물만 수입이 허용된다. GMO 생산국은 미국, 브라질, 아르헨티나, 중국 등이 차지한다.

GMO 수입국 1위는 일본 2위는 한국이다. 그러나 일본은 사료로만 사용함으로, 식용 GMO 수입국 1위는 한국이다. 우리나라의 경우 곡물 자급률이 20%에 불과하고, 옥수수와 콩 등 주요 곡물을 수입한다. 그리고 시중에 유통되는 수입 콩, 두부, 된장, 고추장, 간장 등 다양한 가공식품의 원료가 GMO 작물이 사용된다.

GMO 농산물이 포함된 식품을 판매할 때는 'GMO' 표시를 해야 한다. 그러나 3% 이하로 혼입된 경우와 정제나 발효과정을 통해 유전자 변형 DNA나 단백질이 검출되지 않은 유지류와 당류는 GMO 표시를 안 해도 된다. 그러므로 식용유, 간장, 당류(시럽, 과당, 엿류, 포도당, 올리고당류), 전분, 주류(맥주, 위스키, 브랜디, 증류주) 등의 가공류는 GMO 표시를 안 해도 된다.

2018년 3월 'GMO 완전 표시제' 시행을 촉구하는 청와대 국민청원이 있었지만, 반대 측의 반발로 무산되었다. 'GMO 완전 표시제'란 유전자 변형 단백질 성분과 관계없이 유럽연합국처럼 GMO 원재료를 사용하면 무조건 GMO 표시를 하자는 주장이다. Non-GMO나 GMO-free 표시는 GMO 함유량이 0%일 때만 사용한다. 그러나 %를 반올림하여 적용하기에 순수한 '0'이라 보기 힘들다.

GMO 식품으로 발생할 수 있는 유해성은 과민성 쇼크 같은 알레르기 반응은 확인되었으나, 위협적인 증상은 아직까지 없다는 것이다. 하지만 동물 실험에서는 암과 독성물질 검출, 수명 단축 등이 발현되고 있으므로, 부작용에 대한 문제 제기의 가능성은 농후하다. 또한 GMO 상품의 보급 기간이 몇 년 되지 않아, 인체와 생태계의 위해성을 밝히기에는 시기상조이다.

인체에서 알레르기 반응이 보인다는 것은 우리 몸에 유해물질이 침투했음을 알려주는 신호임은 분명하다. 알레르기 반응은 우리 몸의 초기 염증 대응책이지만, 장시간 동안 조금씩이라도 축적되면 분명 우리 세대뿐만 아니라 후세까지 인체와 생태계에 악영향을 미칠 것이다.

16.
환경호르몬

'내분비계 교란 물질(EDCs, Endocrine Disrupting Chemicals)' 은 환경호르몬이라는 용어로 널리 알려져 있다. 이 용어는 1997년 5월 일본 학자들에 의해 처음 사용되었으며, "환경 중에 배출된 화학물질이 생물체 내에 유입되어 마치 호르몬처럼 작용한다." 라는 개념을 설명하기 위해 만들어졌다.

내분비계 교란 물질은 생체 내 호르몬과 유사한 구조를 지니고 있어, 호르몬 수용체에 결합하고 정상적인 호르몬 작용을 방해한다. 이러한 물질은 성장, 발달, 생식기 이상, 암 등을 유발할 수 있으며, 쉽게 분해되지 않아 차세대와 생태계에 심각한 위협이 된다. 오존층 파괴, 지구 온난화와 함께 환경호르몬은 현대 세계의 주요 환경문제로 대두되고 있다.

환경호르몬으로 추정되는 물질로는 산업용 화학물질, 살충제, 플라스틱 가공에 필요한 가소제(Plasticizer 가공을 위한 첨가제), 소각로, 농약, 의약품, 식품첨가 등 100여 종이 있다.

물질명	피해	발생원
다이옥신	염소화합물로 연소 시 주로 발생 (지방에 축적) 에스트로겐과 프로게스테론의 농도 변화, 암 유발	쓰레기 소각과정 염소표백 살균 과정 월남전 고엽제
DDT (유기염소체 살충제)	유기염소 화합물로 물에 잘 녹지 않음 땅이나 물 속에 남아 식물에 축적 (지방에 축적)	농약 합성 살충제
비스페놀 A (BPA)	에스트로겐 수용체와 결합하여 여성호르몬 이상 (임산부와 어린아이에게 취약)	플라스틱 용기캔 내부 코팅제 영수증, 화장품, 의약품
제노에스트로겐	에스트로겐과 매우 유사함 유방암, 자궁암, 불임, 전립선암	치약, 샴푸, 진통제, 피임약, 냅킨, 생리대
PCE (테트라클로로 에틸렌)	간, 신경계 이상	의류 드라이클리닝
TBT (유기주석화합물)	생식독성, 내분비계 장애	선박, 해양 구조물 페인트
톨루엔	휘발유 냄새, 안구 건조, 두통, 폐질환	접착제, 페인트, 카페트 새집증후군
트리클로산 (항균제류)	간암, 갑상선 호르몬 이상	항균성 물질, 화장품, 비누, 샤워 제품, 크림, 치약, 도마, 구강청결제, 키보드, 장난감, 세정제, 겨드랑이 제품

파라벤 (보존/방부제)	에스트로겐과 매우 유사함, 호르몬 변화, 유방암, 자궁암, 전립선 장애	화장품, 샴푸, 연고, 소스, 의약품 등의 방부제
프탈레이트 (가소제류, PVC연화제)	생식기관 영향, 자궁내막증, 다낭성 난소증후군, 행동과 인지 장애, 신장과 혈액 장애	인공 피혁, 화장품, 향수, 네일, 헤어스프레이, 식품 포장재, 의료기, 장난감, 문구류
폴리스티렌	고온에서 잘 녹음 성호르몬 장애	배달음식, 컵라면, 비닐봉지, 일회용 제품
수은	수은 증기 흡입 시 치명적, 발열, 오한, 구토, 두통, 불면증, 신경계, 소화계, 폐, 신장 등의 변화	중금속
납	폐, 뇌, 신장 여러 장기로 확산 통증, 변비, 쇠약, 마비, 경련, 불면증	
카드뮴	신장, 골다공증, 호르몬 이상, 폐암	

[환경호르몬을 줄이는 방법]

① 유기농산물을 구입

- 화학 비료와 농약을 3년 이상 사용하지 않고 재배한 농산물

- 국내 추정 환경호르몬의 100여 개 중 농약이 약 47종

② 생활 쓰레기를 줄이고 재활용 실천

- 과자봉지, 비닐봉지, 플라스틱 소각 시 다이옥신 배출

③ 손을 자주 씻으며 주기적인 환기

- 피부로 통한 노출을 줄임

④ 일회용품, 통조림, 캔 음료 줄이기

- 비스페놀 A, 비스페놀 S로 코팅

⑤ 전자레인지 사용을 줄이기

- PP(폴리프로필렌), PCT(트라이탄) 사용 시 환경호르몬 발생

- 비닐 랩 제거 후→ 전자레인지 사용, 전자레인지 전용 그릇 사용

⑥ 드라이클리닝한 비닐을 제거 후 햇볕에 말려 옷장에 보관

- 유기염소계는 알레르기, 암, 심장 질환의 원인

⑦ 플라스틱 장난감 구매 시 재질 표시를 확인

- BPA-free 제품 사용

⑧ 항산화 식품을 섭취

- 환경호르몬 배출에 도움이 되는 녹차, 버섯, 알로에, 과일, 가공되

  지 않은 신선한 견과류

⑨ 골프장 이용 횟수 줄이기

- 밭에 뿌리는 양보다 골프장 농약 누적이 더 심각

- 52종의 살충제 중 7개가 내분비 호르몬 저해 작용을 유발

- 골프장 이용 시 손을 입에 갖다 대지 않으며, 골프 종결 시 비누로 손 세척

- 골프장 주위 냇물에서 물놀이나 낚시 금지

⑩ **가능한 모유 수유와 Non-GMO 두유 제품 권장**

- 플라스틱 분유 병은 비스페놀 A 성분→ 가능한 모유 수유, 분유 사용 시 BPA-Free 플라스틱 또는 유리 젖병 사용

- 대부분의 두유는 GMO 수입 콩으로 제조

- 국내산 콩으로 가정에서 직접 두유를 제조하여 섭취

- 1세 미만은 두유 섭취 금지(소화 장애 유발)

⑪ **향이 없는 제품 사용**

- 향 제품은 다양한 환경호르몬 성분을 함유

⑫ **파라벤 프리 제품과 자연 성분으로 만든 화장품 선택**

⑬ **친환경 인증을 받은 가구 선택**

⑭ **천연 세제 사용**

- 화학 세제 대신 베이킹소다와 식초 사용

17.
호모시스테인, 혈관 독소

'호모시스테인(Homocysteine)'은 메티오닌 대사 과정에서 생성되는 독성 부산물로, 황을 포함한 강력한 산화제 특성을 가진 독성 아미노산이다.

건강한 사람의 신체는 호모시스테인을 '메티오닌'이나 '시스테인'으로 전환시켜 혈중 농도를 낮게 유지한다. 메티오닌과 시스테인은 무해한 아미노산인 반면, 호모시스테인은 인체에 유해한 산화 물질로 '제2의 콜레스테롤'이라 불린다.

메티오닌(Methionine)은 필수 아미노산으로 체내에서 생산되지 못하기 때문에 음식을 통해 섭취해야 한다. 건강한 세포에서는 호모시스테인이 메티오닌 신타제(Methionine Synthase)에 의해 메티오닌으로 재합성되며, 이 과정에서 비타민 B12와 엽산이 중요한 보조인자로 작용한다. 비타민 B12와 엽산이 부족할 경우, 호모시스테인의 대사가 원활하지 못해 그 양이 증가하게 된다.

혈중에 증가된 호모시스테인은 지질 과산화 반응을 일으켜 혈관 내피세포를 직접적으로 손상시키고, 이로 인해 동맥경화증, 혈소판 응집, 혈전 생성 등의 심각한 혈관 질환을 유발한다. 또한 호모시스테인은 혈관 세포의 염증 증식을 촉진하고 신경섬유 보호막인 수초를 파괴함으로써 혈관 건강을 심각하게 위협한다. 심장마비, 뇌졸중, 골다공증, 치매, 정신 질환 등의 다양한 혈관 질환과 암 발생 위험을 높인다.

호모시스테인은 1970년대 하버드 의대의 '킬머 맥컬리' 박사에 의해 처음 발견되었다. 호모시스테인 체내 농도가 5μmol/L 증가할 때마다 다양한 혈관 질환의 위험이 크게 증가한다. 구체적으로 말초혈관 질환은 7.8배, 뇌혈관 질환은 2.3배, 심혈관 질환은 1.8배 증가한다.

호모시스테인 정상 수치는 5~15μmol/L이지만, 가능한 7 이하로 유지하여야 한다. 음식물에 따라 수치가 변할 수 있기 때문에, 검사 전 10~12시간은 금식이 필요하다.

메티오닌을 다량 함유한 식품은 동물성 고단백질인 육류, 계란, 우유, 치즈, 흰 밀가루, 커피, 통조림, 가공식품임으로 섭취량을 조절해야 한다.

호모시스테인 농도를 낮추기 위해서는 호모시스테인 대사의 촉매제인 비타민과 아연을 충분히

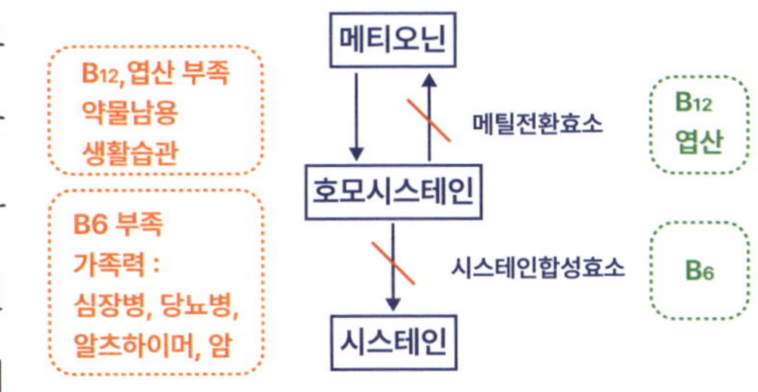

섭취해야 한다. 치료 목적으로 하는 경우 외는 화학적인 비타민 제품보다는 비타민이 풍부한 자연 음식으로 섭취한다. 시금치, 브로콜리, 토마토, 블루베리, 레몬, 아스파라거스, 쑥, 감자, 고구마, 당근, 버섯, 바나나, 무화과 등의 색깔별 제철 과일과 다양한 녹색 채소를 매일 섭취하도록 한다.

[호모시스테인 저하 식단]

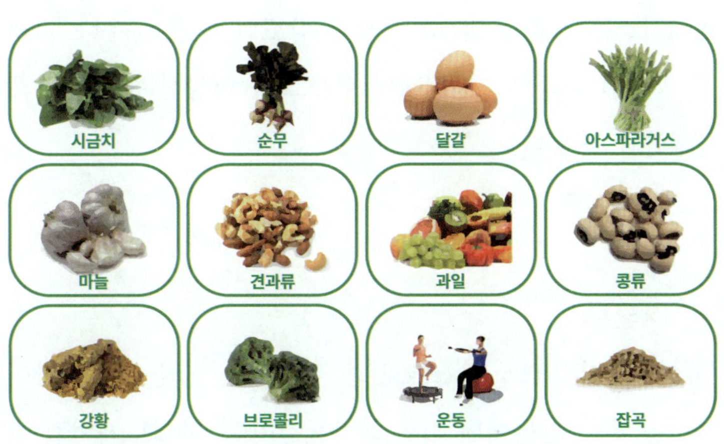

18.
호메시스

'호메시스(Hormesis)'는 해롭지 않은 수준의 가벼운 스트레스나 미량의 독소가 생명체에 오히려 면역 증진, 질병 예방, 수명 연장과 같은 유익한 효과를 나타내는 현상을 말한다. 그리스어의 'horme, 흥분'에서 유래되었고, 1888년 독일 약리학자 '휴고 슐츠'가 처음 발견한 후로 다양한 연구를 통해 발전되고 있다.

호메시스는 천연 물질, 단식, 낮은 강도의 운동, 사우나, 자외선, 방사선 피폭, 열, 정신적 스트레스 등 다양한 방법을 통해 활성화할 수 있다.

1) 천연 물질

'파이토케미컬(Phytochemical)'은 식물이 자신의 생존과 방어 기전을 위해 만들어낸 천연 화학물질이다. 파이토케미컬 섭취 시 인체에서 산화스트레스를 증가시켜 호메시스 반응을 일으킨다. 특히 열매의 껍질, 잎, 뿌리에 집중되어 있어 가능한 껍질 통째로 먹는 것이 좋다.

식물의 조직에서 분비하는 진액과 수액, 특유의 강한 향기도 식물의 호메시스에 포함된다. 진액 성분과 독특한 향은 동물로부터 자신을 보호하기 위해 만든 화학무기이다. 식물의 끈적한 진액은 자신을 위협하는 곤충의 팔다리를 묶어 자신을 방어하기도 하고, 누군가가 자신을 잡으려 하면 미끄러운 성질로 흩어지게 만들고, 자신의 상처를 자가 치유하기 위한 약이 되기도 한다. 매혹적인 향기는 벌과 나비를 유혹하기도 하지만, 때로는 자신을 공격해 오는 곤충의 폐에 치명적인 휘발성 유독 가스를 방출하여 자신을 보호한다.

식물에게 상처를 입히면 액이 나오거나, 스트레스를 주면 향을 내뿜는 종류들이 파이토케미컬에 해당된다. 사람이 병에 걸렸을 때 땀샘을 통해 독소를 배출하듯, 식물도 전신에 분포한 기공을 통해 다양한 물질을 분비하여 자신을 보호하고 치유한다. 이는 식물과 동물 모두가 생존하기 위해 진화해온 놀라운 자기방어 시스템이다.

파이토케미컬 종류는 고로쇠, 생강, 강황, 마늘, 당근, 연근,

가지, 부추. 깻잎, 무화과, 고구마, 옥수수, 밤, 호박류, 은행, 도토리, 메밀, 마, 인삼, 알로에, 꾸지뽕, 소나무 송진, 어린 탱자, 어성초, 민들레, 허브류, 여주, 다시마, 미역, 매생이 등이다.

동물 진액은 로열젤리, 복어, 장어, 문어, 오징어, 물메기, 아귀, 굴, 멍게, 해삼, 전복, 홍합, 고둥류, 새우, 흑염소, 오리, 닭, 토끼 등이 대표적이다. 동물의 진액은 우리나라 전통의학에서 단순한 식이요법을 넘어 호메시스 원리를 기반으로 한 중요한 치료 수단으로 활용되었다. 이러한 전통 지혜는 '별주부전'과 같은 설화에서도 엿볼 수 있다. 용왕의 병을 치료하기 위해 거북이가 토끼의 간을 구하러 가는 이야기를 통해, 호메시스의 개념이 우리 문화에 깊이 뿌리내렸음을 보여준 사례가 아닐까 의구심을 던져본다.

세계 3대 향으로 알려진 사향, 용연향, 침향은 모두 자연적인 호메시스 원리를 보여주는 예시다. 사향麝香은 사향노루의 수컷 향낭에서 얻은 무스콘(Muscone)의 독특한 향으로 달콤하면서도 복합적인 향기가 특징이다. 귀한 약재로 면역 증강제인 공진단의 주요 성분으로 사용된다.

용연향龍涎香은 향유고래의 배설물로 은은하고 달콤한 머스크 (Musky)향이 특징이다. 동양에서는 용이 흘린 침으로 여겨 용연향이라 불렸고, 서양에서는 '떠다니는 황금'이라 말한다. 전통의학에서 소화제, 강장제, 해독제로 사용되었고 현재는 고급 향수의 원료로 사용된다.

침향沈香은 침향나무에 상처가 나거나 감염될 때, 자기방어 메커니즘으로 분비되는 수지로 수십~수천 년에 걸쳐 얻어지는 천연 항생물질이다. 체온 정도의 열에 의해 향기가 발산되며, 정품은 너무 고가여서 시중에 판매되는 침향은 대부분 인위적인 제품이다.

침향의 주성분은 베타유데스몰, 벤질아세톤 등 다양한 화합물을 포함하고 있어 독특한 나무 향과 달콤한 아몬드 향이 난다. 침향은 휘발성이 강해 잔잔하고 부드러운 향을 남기며, 편안함을 주는 특유의 향기를 가지고 있다. 그러나 인위적으로 가공된 침향은 두통과 오심을 유발할 수 있으며, 특히 뇌 질환이 있는 경우 더욱 심각한 부작용을 초래할 수 있다.

침향 오일을 주원료로 한 혈전용해제는 고농축 인공 화학제품으로, 섭취 시 두통과 설사를 유발할 수 있다. 일부 제품의 경우, 저가 알루미늄으로 만든 단단한 연질 캡슐을 사용하여 소화가 어렵고, 이로 인해 과도한 위산 분비로 위벽이 손상될 수 있다. 또한, 합성 오일을 해독하는 과정에서 간과 신장에 불필요한 부담을 줄 수 있어 주의가 필요하다.

침향 오일은 콜레스테롤을 소량 녹일 수 있지만, 이미 굳어버린 혈전을 제거하는 능력은 없다. 따라서 침향 제품을 혈전용해제의 대체품으로 간주하기는 어렵고, 더욱이 시중에 유통되는 침향 제품의 진위를 구별하기가 매우 어렵다는 점도 주목해야 한다.

오메가-3와 오메가-6는 염증과 콜레스테롤 수치 조절에 도움이 되는 필수지방산이다. 건강한 오메가-3와 오메가-6의 섭취 비율은 1:1에서 1:4 사이로 권장된다. 이 비율이 중요한 이유는 두 지방산이 체내에서 경쟁적으로 대사되며, 혈압 조절, 혈전 생성, 염증 반응, 면역 기능, 수면 주기 등 다양한 생리적 기능에 영향을 미치기 때문이다.

하지만 현대 사회에서는 가공식품의 증가로 인해 오메가-3에 비해 오메가-6의 섭취가 평균적으로 20배 정도 높은 것으로 보고되고 있다. 이러한 과도한 오메가-6 섭취는 체내 지방 축적과 염증 반응을 촉진할 수 있어, 심혈관 질환과 다양한 만성 질환의 주요 위험 요인으로 작용할 수 있다.

오메가-3는 주로 기름진 생선(고등어, 정어리, 청어), 들기름, 아마씨유, 호두, 아보카도, 새송이버섯, 해조류에 풍부하다. 오메가-6는 주로 식물성 기름으로 참기름, 콩기름, 옥수수유, 해바라기씨유, 대두유에 많이 존재하며, 가공식품 제조 시 저렴한 오메가-6를 주로 사용한다.

2) 소식과 간헐적 단식

탄수화물을 제한하면 세포는 생존을 위해 호메시스 반응을 활성화한다. 이는 손상된 세포를 분해하여 대체 에너지를 생성하는 메커니즘이다. 소식과 간헐적 단식은 이러한 호메시스 반응을 자극함으로써 세포의 자가 포식 및 재생 과정을 촉진한다.

3) 운동

운동 중 인체는 체온 상승, 대사 변화, 활성 산소 생성, 다발적 근육 변화 등 다양한 형태의 스트레스를 받게 된다. 이러한 스트레스는 세포의 호메시스를 자극하고 혈액 및 림프 순환을 촉진하여 독소 배출을 돕는다.

4) 마사지, 사우나

적절한 외부 스트레스를 피부에 주는 것도 호메시스의 자극 요법이다. 적당한 압력으로 피부를 마사지하면 림프 순환을 촉진시키고, 사우나에서 냉온탕을 번갈아 이용하면 피부와 체내 온도를 자극하여 호메시스를 상승시킨다.

5) 방사선 피폭

일반적으로 방사선이 암과 기형을 유발한다고 알려져 있다. 하지만 고선량 방사선 치료는 주로 암 치료에 사용되고, 저선량 방사선 치료는 염증성 질환과 퇴행성 치료에 사용되고 있다. 최근 연구에 따르면 저선량 방사선은 염증성 '사이토카인'의 발현을 감소시켜 염증 완화, 면역세포 조절, 치매 원인 물질인 아밀로이드 베타 감소 등 긍정적인 요소를 강조하고 있다. 고선량 방사선보다 부작용이 적고 안전하다고는 하나, 여전히 지속적인 연구와 논의가 필요한 상황이다.

6) 햇빛

적당한 자외선 노출은 피부를 자극해 비타민 D를 합성하여 뼈 건강 유지와 염증을 감소시킨다. 세로토닌 생성을 증가시켜 우울증을 예방하고, 생체 시계를 조절하여 수면의 질을 향상시킨다.

7) 더위와 추위

적당한 더위와 추위는 우리 몸에 스트레스로 주어지면서 체온 조절 능력 향상, 면역 시스템 자극, 심혈관 기능을 강화한다. 한국의 사계절은 호메시스를 자극하는 천혜의 자연환경이다. 한국인들이 전 세계 어디에서든 적응을 잘하는 이유 중 하나가 사계절을 가진 땅에서 태어났고, 계절마다 변화하는 다양한 파이토케미컬을 먹고 자라서이지 않을까 싶다.

"바다와 땅의 음기가 강한 것은 습濕을 모아 진액을 만들어내고, 하늘과 태양의 양기가 강한 것은 건乾을 모아 향기를 내뿜어 자신을 보호한다."

19.
파이토케미컬

'파이토케미컬(Phytochemical)'은 식물의 'phyto 파이토'와 화학의 'chemical 케미컬'이 합쳐진 합성어이다. 식물이 자외선, 비, 바람, 해충, 세균, 바이러스로부터 자신을 보호하기 위해 자연적으로 만들어진 화학물질이다.

파이토케미컬은 체내에서 합성되지 않아 음식으로 매일 섭취해야 하며 우리 몸의 활성 산소를 억제하고 면역과 해독, 염증 완화, 호르몬 조절, 항암 효과, 노화 지연을 돕는다. 식물의 독특한 향, 맛, 색깔에 부여되는 '빨주노초파남보'의 천연 항생제라 표현해도 무방하며 '제7의 영양제'라 불린다.

비, 바람, 햇볕, 해충이나 곰팡이가 많은 곳에서 살아남기 위해 식물은 더 많은 파이토케미컬을 생산해낸다. 즉 농약을 치지 않고 자연 속에서 자란 제철 유기농 야채들이 파이토케미컬의 보물 창고이다. 음양오행, 본초강목, 인도의 일곱 차크라 역시 파이토케미컬의 컬러 에너지와 맥락관통脈絡貫通함으로 다양한 컬러 푸드로 내 몸을 다스려야 한다.

"음식이 곧 약이고, 색은 곧 의학이다."

[색깔별 파이토케미컬]

색깔별	성분	효능	종류
빨	라이코펜 (지용성)	항산화, 심혈관, 생식기 암	토마토, 석류, 수박, 사과, 붉은피망, 고추, 비트, 오미자, 자몽
	플라보노이드	항산화, 항암, 심혈관	
주/노	베타카로틴	비타민A로 전환, 항산화, 항암, 심장, 눈	당근, 호박, 고구마, 귤, 강황, 파인애플, 감, 옥수수, 바나나
	커큐민		
초	루테인	항산화, 항염, 신장, 간, 시력	시금치, 브로콜리, 깻잎, 케일
	인돌		
	지아잔틴		
	클로로필		
남/보	안토시아닌	항산화, 심장, 뇌	포도, 베리류, 가지, 감태, 다시마, 미역, 자색고구마, 검은콩
	폴리페놀		
흰	안토잔틴	항산화, 항암, 폐와 기관지, 콜레스테롤 저하, 항염	마늘, 양파, 생강, 무, 배, 더덕, 버섯, 도라지
	알리신		
	이소플라본		

[성분별 피이토케미컬]

성분별	식물	효능
라이코펜	토마토, 빨강 파프리카, 당근, 수박, 아스파라거스, 적양배추, 망고	항산화, 생식기 암, 심장질환
레시틴	달걀, 생선, 콩류, 청국장, 낫토, 땅콩, 옥수수, 해바라기씨, 곡류, 참기름, 깨, 오리고기, 표고버섯, 늙은 호박	콜레스테롤 등 지방 분해, 간기능 개선
리그난	브로콜리, 양배추, 해조류, 케일, 살구, 딸기, 콩류	항산화, 항암, 심장질환, 유방암
베타카로틴	당근, 파프리카, 시금치, 브로콜리, 고구마, 상추, 쑥, 고추, 살구, 멜론, 바나나 해조류(미역, 김, 다시마, 파래, 감태),	항산화, 항노화, 시력 개선, 피부, 항암
사포닌	새싹, 인삼, 도라지, 해삼, 콩, 팥, 생강, 마늘, 더덕, 양배추, 당근, 샐러리, 파슬리, 올리브, 감초	항암, 면역력 강화, 콜레스테롤 감소, 간 기능향상, 기침가래 억제
실리마린	민들레차, 엉겅퀴, 밀크 시슬	간 세포 재생, 항염, 당뇨, 항노화
아스코르브산	케일, 시금치, 키위, 브로콜리, 양배추, 딸기, 파프리카, 파슬리, 과일	콜라겐 합성, 항염, 항산화, 철분 보충
안토시아닌	포도, 블루베리, 베리류, 체리, 자두, 석류, 가지, 붉은 양배추, 검은콩, 적상추, 배	항염, 항산화, 항암, 시력 개선, 심장질환, 체중감량
안토크산틴	마늘, 양파, 배, 무, 인삼, 도라지, 양배추, 감자	항산화, 독소 배출, 항암, 항염, 항균
이소티오시아 네이트	배추과(양배추) 채소, 고추냉이, 순무	항암
쿼르세틴	마늘, 케일, 양파	항산화, 항염, 항암
키토산	갑각류(새우, 게, 가재), 버섯	유익균 증식, 항암, 항균, 심혈관 개선

타우린	해산물, 오징어, 홍합, 굴, 낙지, 주꾸미, 대게, 꼬막, 바지락, 새우, 아귀, 도미, 명태	순환기 개선, 뇌와 간 기능개선, 피로
탄닌	포도, 와인, 밤, 감, 곶감, 단감, 덜 익은 바나나	항산화, 항염, 해독, 살균
페놀산	밤, 감자, 대두, 귀리, 사과, 포도, 프룬, 귤, 배	항산화, 항염, 혈관계
피토스테롤	콩류, 참기름, 들기름, 호두, 옥수수, 해바라기씨, 브로콜리, 블루베리	식물이 함유한 스테롤, 항암, 콜레스테롤 개선, 피부 탄력
피틴산	현미, 아마씨, 들깨, 참깨, 콩류, 곡류	중금속 배출, 항암, 심장질환

20

오토파지

"발명은 예술로 더욱 아름답게 만든다."

'오토파지(Autophagy)'는 그리스어로 '스스로(auto) + 먹는다(phagy)'는 뜻의 합성어로 우리말로는 '자가 포식'이라 부른다.

우리 몸의 약 60조 세포는 매일 활동에 필요한 에너지와 특정 물질들이 만들어지는데 그 과정에서 기능이 저하된 세포 소기관(리소좀), 변형된 단백질, 노폐물 등이 생성된다. 세포의 노폐물들이 쌓이게 되면 결국 세포는 죽게 되는데, 이런 죽은 세포와 노폐물을 다시 가수분해하여 영양분을 재활용하는 자기 정화 시스템이 '오토파지'의 원리이다. 세포의 재활용뿐만 아니라, 몸속에 침투한 세균이나 바이러스까지 제거한다.

오토파지가 세상에 처음 알려진 것은 1962년 벨기에 생화학자 '크리스티 앙 드뒤브'에 의해서이다. 1992년 일본 '오스미 요시노리' 교수는 유전자와 오토파지 메커니즘을 처음으로 밝힌 공로로 2016년 노벨상을 수상하였다.

오토파지 시스템에 이상이 생기면 세포의 노폐물과 독소를 제거하지 못해 활성 산소가 대량으로 생성되어 질병이 생긴다. 암, 퇴행성 신경계(알츠하이머, 파킨슨, 루게릭) 질환, 노화 등 거의 모든 질병과 관련된다. 오토파지와 관련된 유전자에 이상이 생기면 뇌 안에 철이 쌓여 심각한 지적장애와 운동장애가 발생하며, 크론병 또한 오토파지와 관련된 유전자 돌연변이를 발견됐음을 보고하였다.

암세포는 정상 세포에 비해 오토파지 활동이 더 활발한 것으로 알려져 있어, 이를 억제하여 암을 치료하려는 연구가 활발히 진행되고 있다. 현재까지의 연구 기간이 비교적 짧아 결과는 미비하지만, 과학계는 이 분야에 대한 지속적인 관심을 보이고 있다. 오토파지와 다양한 질병 간의 상관관계가 점차 밝혀지고 있어, 오토파지를 활성화하는 것이 질병의 예방과 치료에 도움이 될 것이다.

오토파지는 우리 몸에서 항상 일어나는 현상이지만 스트레스를 받으면 더욱 활성화된다. 유산소 운동과 배고픔은 건강한 스트레스로 작용하여 오토파지를 촉진한다. 반면, 세균이나 바이러스의 침투와 같은 유해한 스트레스도 오토파지의 스위치를 약에서 강으로 전환시킨다.

그러나 스트레스 강도가 너무 높거나 지속될 경우는 오토파지의 임계치에 도달해 자가 포식의 수보다 세포사멸(Apoptosis)의 수가 월등히 많아져 몸의 항상성을 잃고 질병으로 이어진다. 우리 몸속의 오토파지를 적절히 활용하여 오롯이 자신의 힘으로 질병을 치료하는 것이 곧 건강이고 젊음을 유지하는 비법이다.

[오토피지 활성회하는 방법]

① 간헐적 단식

세포가 공복 상태가 되면 단백질을 분해하고 에너지를 생산하는 오토파지 시스템을 활성화시킨다. 공복 시간 12~16시간 후에 오토파지가 활성화된다. 단식은 인류 역사의 거의 모든 종교에서 중요한 종교적 관행으로 존재한다. 단순한 음식 절제를 넘어 영적, 정신적, 육체적 정화와 개인의 성장을 위한 깊은 의미의 수단으로 발전해 왔다. 이러한 단식 행위는 개인의 내적 성장뿐만 아니라 사회적 연대와 공감 능력의 변화를 추구하는 중요한 수련 방법이다.

간, 요산, 콜레스테롤 수치가 높거나, 당뇨 전 단계에 해당하는 사람은 간헐적 단식을 적극적으로 추천한다. 그러나 고령의 근감소증 환자와 섭식 장애가 있는 사람은 간헐적 단식을 피해야 하며, 임산부와 당뇨약을 복용 중인 자는 전문가의 상담이 필요하다.

단식의 방법은 여러 가지가 있으나, 본인의 생활 패턴에 맞게 선택하여야 한다.

- **하루 단식:** 저녁 식사 후→ 12~16시간을 공복 상태로 유지 후→ 식사
- **격일 단식:** 하루는 평상시 대로 식사→ 다음날은 단식을 하거나, 500 칼로리 이하 식사
- **5:2 단식:** 주 5일은 평상시 대로 식사→ 2일은 물과 소량의 소금만 섭취 또는 500칼로리 이하 식사

② 케톤 식이

고지방, 저단백, 저탄수화물 식이법으로 탄수화물, 단백질, 지방을 1:3:6 비율로 섭취한다. 우리 몸은 포도당이나 케톤체 두 가지를 원료로 사용하는데, 지방을 분해하여 케톤을 생성

한 후 에너지원으로 사용하는 상태를 '케토시스(Ketosis)'라
한다.

'케톤'은 간에서 지방이 분해될 때 생성되는 물질로, 포도당이
부족할 때 사용되는 대체 에너지원이다. '케토시스'는 혈액
내 케톤 농도가 증가하여 지방이 주된 에너지원으로 사용되는
상태를 말한다. 이때는 체내 포도당과 글리코겐을 모두 소모
하고 간에서 지방을 분해하여 케톤을 생성하는 상태이다.

최초의 케톤 식이는 간질을 치료하기 위해 만들어졌으며 현
재는 당뇨 치료, 신경계 질환의 보조 요법, 대사 증후군 개선,
암 치료, 다이어트에 많이 활용되고 있다. 피로, 두통, 구토,
집중력 저하 등의 '케토 플루(Keto Flu)'라는 부작용이 나타날
수 있으니, 점진적으로 탄수화물을 감소하고 충분한 수분 섭
취와 전해질 보충이 필요하다. 장기적인 케톤 식이는 간과 신
장에 부담을 줄 수 있으니 부작용이 나타나면 식단 조정이 필
요하다.

- **초기 단계(1~2주 차):** 탄수화물 섭취 제한→ 혈당 저하→ 체내에
  저장된 글리코겐을 사용→ 체중 감소 시작
- **케토시스 도달 시기(3~4주 차):** 체내 글리코겐 고갈→ 지방 분해→

케톤체 생산 시작(케토시스 상태 도달)

– **적응 단계(5주 차 이후):** 지속적인 지방 연소→ 체중 감량과 체지
방 감소의 가속화

③ 운동

유산소 운동은 운동 중 산소 공급을 통해 지방과 탄수화물을
에너지화시키는 전신 운동을 말한다. 몸 안으로 최대한 많은
양의 산소를 공급함으로 심폐기능 향상과 지방 및 글리코겐
을 연소시켜 오토파지를 활성화한다.

운동 초기 30분까지는 주로 탄수화물을 에너지원으로 사용하
고, 30분 이후로 지방을 서서히 소모하기 시작함으로 30분 이
상 운동해야 다이어트에 효과가 있다.

장기적인 유산소 운동은 혈관 내피세포의 혈관 전단응력
(Vascular Shear Stress)을 상승시킨다. 혈관은 3중 막으로 혈관
내피세포로 구성된 내막, 평활근 세포층을 구성하는 중막과
외막으로 형성된다. 혈관 내막을 구성하는 혈관 내피세포는
투과성, 혈관 운동, 혈전, 염증 반응을 종합적으로 조절하는
역할을 한다.

유산소 운동은 혈과 내피의 혈류 속도에 변화를 주어 혈류 역학적 마찰력을 의미하는 '혈관 내 전단응력'을 증가시킨다. 혈관 전단응력은 혈관의 이완과 혈관 신생 등에 변화를 가져오는데 이것이 바로 '오토파지'이다. 즉, 유산소 운동은 혈관 내 죽은 세포와 염증을 자가 포식하여 혈관 기능을 개선하고, 항상성을 유지하도록 하는 중요한 역할을 한다.

특히 심장, 뇌, 간, 지방 조직에 영향을 주며 운동의 종류와 강도에 따라 오토파지의 정도가 달라지고, 근력 운동보다 유산소 운동이 더 많은 오토파지를 유발한다.

저중강도 운동은 골격근계 오토파지를 자극하고,
고강도 운동은 간의 오토파지를 활성화한다.

[유산소 운동 종류]

ⓐ **저강도:** 걷기, 스트레칭, 아쿠아 에어로빅, 느린 댄스, 요가

ⓑ **중강도:** 빠르게 걷기, 자전거 타기(중간 속도), 계단 오르기, 빠른 댄스, 낮은 산 등반, 골프

ⓒ **고강도:** 달리기, 자전거 타기(빠른 속도), 줄넘기, 사이클링, 수영, 스쿼시, 높은 산 등반

[유산소 운동 방법]

ⓐ **최소한 주 3~5회, 30~60분 이상:** 오토파지 활성화 시간은 30분 이상부터 시작

  - 1단계(1~3주): 운동 첫 주는 가벼운 운동으로 20~30분 정도로 시작

  - 2단계(4~6주): 30~60분 정도로 시간을 늘리면서→ 단계적으로 강도 증가

  - 3단계(6주 후): 중강도 운동 20~30분, 고강도 운동 12~20분 교대로 조절

ⓑ **식사 1~2시간 후 운동 시작**

  - 식사 후 바로 운동→ 소화를 위해 혈액의 60%가 소화기관으로 집중→ 근육의 혈액량 감소→ 사지의 근력 약화→ 일시적 저혈압 초래→ 실신, 낙상의 위험

ⓒ **여름철:** 오전 6~8시, 오후 7~10시 (해 뜨기 전, 해가 진 시간대)

  - 여름철의 더운 날씨→ 체온 상승→ 체온 조절을 위해 땀으로 수분과 전해질 배출→ 혈액량 감소→ 혈액을 뇌, 심장, 중요 장기로 집중→ 발, 귀, 얼굴, 눈, 손의 혈액량 감소→ 근육 경련, 어지럼증, 구역질, 열사병, 낙상 등의 위험

ⓓ **겨울철:** 오전 10~ 2시 (낮 시간대)

  - 겨울철의 추운 날씨→ 체온 하강→ 체온 조절을 위해 전신 떨림, 근육 경직, 빠른 맥박과 호흡→ 혈액을 뇌, 심장, 중요 장기로 집중

→ 발, 귀, 얼굴, 눈, 손의 혈액량 감소→ 사지의 근력 저하→ 낙상, 동상 등의 위험

ⓔ **효과적인 운동의 강도:** 숨은 차지만 대화가 가능한 정도

- 대화가 되지 않을 정도의 숨이 차는 운동→ 과도한 활성 산소 분비→ 강도를 낮추고 휴식을 취함

ⓕ **충분한 산소가 공급되는 실외 운동 추천:** 산소 공급의 극대화

④ **수면**

부족한 수면은 인슐린 저항을 유발하여 혈관 내 혈당을 증가시키고, 이로 인해 오토파지의 기능이 저하되어 만성 염증, 대사성 증후군, 체중 증가 등의 부정적인 결과를 초래한다. 결과적으로 오토파지는 과부하 상태에 빠져 점진적으로 세포 재생 및 정화 기능을 상실하게 된다.

건강한 수면 주기를 위해서는 취침 4시간 전 금식을 실천하고, 밤 10시부터 새벽 2시 사이의 수면 시간을 포함하여 총 7~8시간의 충분한 수면을 취해야 한다. 이러한 수면 패턴은 오토파지를 효과적으로 활성화하여 세포 재생과 대사 건강을 촉진한다.

파이토케미컬과 발효식품에 함유된 '스퍼미딘(Spermidine)'은 오토파지 과정을 효과적으로 활성화시킨다. 스퍼미딘은 동물 정액에서 처음 발견된 천연 폴리아민으로, 비릿한 밤꽃 향기를 가진 약알칼리성(pH 7.2~8.0) 물질이다. 이 폴리아민은 세포 성장과 대사를 조절하며, 미토콘드리아의 DNA를 안정화하고 세포 돌연변이를 감소시킨다.

즉, 텔로미어의 길이 단축을 조절하여 노화를 늦추고, 세포의 돌연변이를 억제함으로써 대사 질환, 암, 심혈관 질환, 뇌 질환 등 다양한 만성 질환의 위험을 감소시킨다. 또한 남성호르몬인 테스토스테론의 수치 상승은 남성 건강에 긍정적인 영향을 미칠 수 있음을 시사한다.

스퍼미딘이 풍부한 식품은 발효식품(김치, 된장, 청국장, 장류, 치즈, 낫토), 버섯, 콩, 청경채, 견과류, 브로콜리, 계란 노른자, 닭고기, 해산물, 포도, 망고, 자두, 바나나, 키위 등이 있다.

21.
발효

1. '스퍼미딘' 발효식품

오토파지는 세포 내에서 일어나는 자가 분해과정으로, 불필요하거나 손상된 세포들을 제거하는 중요한 메커니즘이다. 발효식품은 이러한 오토파지 과정을 촉진하는 매개체 '스퍼미딘'이다. 스퍼미딘(Spermidine)은 다양한 발효식품에서 자연적으로 생성되며, 동물 실험에서 스퍼미딘 섭취가 수명의 25%를 연장한다는 연구 결과도 있다.

'발효(醱酵, Fermentation)'는 효모나 세균, 곰팡이 등의 미생물이 유기화합물을 분해하여 다른 물질로 만드는 작용을 말한다. 이때 발효작용으로 알코올, 유기산, 이산화탄소가 생기면서 향과 맛, 영양분이 증가하고 보존성도 높아진다.

라틴어로 '끓이다'라는 뜻에서 파생되었으며, 산소가 없는 상태에서 미생물이 탄수화물을 분해하여 에너지를 얻는다. 발효식품의 제조 과정에서 '효소'의 분해작용이 기본으로 이루어진 후 이차적으로 합성작용이 일어난다.

'효소(酵素, Enzyme)'란 생체 내 화학 반응을 촉진하는 특수한 단백질을 말한다. 예를 들어 음식물을 섭취할 경우 음식 그 자체로는 분자량이 커 세포막을 통과하지 못하므로, 소화 효소가 고분자인 음식물을 가수분해하여 저분자로 분해시킨 후, 세포로 영양분을 흡수하도록 돕는 역할을 하는 단백질이다. 우리 몸에서 소화, 영양 흡수, 세포분열, 신진대사 등 거의 모든 생명 활동에 관여하는 필수적 물질이다.

이처럼 중요한 효소는 인체에 3,000종이 존재하지만, 나이가 들수록 체내 효소의 보유량이 감소한다. 이 때문에 식품으로 체외 효소를 보충하지 않으면 섭취한 음식물은 독소로 변질하고 외부 병원균으로부터 방어 기능을 상실하여 질병과 죽음으로 이르게 된다.

우리 몸속의 대표적인 첫 번째 효소는 '탄수화물' 분해효소인 '아밀라아제(Amylase, pH7~8)'로, 녹말을 엿당으로 분해하는 역할을 하며 침 안에 들어있다.

두 번째 ‘단백질’ 분해효소 ‘펩신(Pepsin, pH2~3)’으로, 단백질을 아미노산으로 분해하는 역할을 하며 위액 중 염산에 의해 활성화된다.

세 번째 ‘지방’ 분해효소 ‘리파아제(Lipase, pH7)’로, 중성지방을 지방산과 글리세롤로 분해한다. 췌장에서 분비되는 이자액에 함유되어 있으며 소장에서도 소량 분비된다.

네 번째 ‘섬유소’ 분해효소 ‘셀룰라아제(Cellulase, pH6~8.5)’로, 식물 세포벽 성분인 셀룰로스를 분해하여 포도당과 같은 단당류로 만든다.

발효는 사람을 포함한 모든 동물의 위장관뿐만 아니라 여러 세포에서도 일어난다. 강렬한 운동을 할 경우, 산소가 제한되면 발효가 일어나고 그 결과 젖산이 생산된다. 젖산은 근육 내 글리코겐을 분해해 만들어진 포도당이 에너지원으로 사용될 때, 산소가 부족한 상태에서 에너지 대사산물로 생성된다.

젖산은 피로 물질과 통풍의 원인 인자로 오명을 받고 있으나, 세포 내의 산증으로부터 근섬유를 보호하는 물질이다. 그러나 과도한 젖산이 축적되면 몸을 산성화시키고, 젖산염으로 변화하는 과정에서 수소 이온이 근육통과 피로를 유발한다. 그러므로 고강도 운동보다는 자신에게 맞는 운동 강도와 운동 후 스트레칭과 수분 보충으로 근육에 축적된 젖산을 배출해야 한다.

발효와 부패는 미생물에 의한 유기물 분해 과정이지만, 동전의 양면처럼 몸에 유익하면 발효이고 악취와 독성으로 몸에 해로우면 부패이다.

"운동은 힘든 것이 아니라 즐거워야 한다."

2. 발효 종류

발효 종류는 알코올 발효, 젖산 발효, 초산 발효, 단백질 분해, 당질 분해로 분류된다.

[발효의 종류]

① 알코올(에탄올) 발효

효모는 산소가 존재하면 호흡계를 이용한 에너지 대사를 하지만, 무산소 상태에서는 에탄올 발효로 에너지를 생산한다. 에탄올 발효는 효율이 낮아 호흡계의 1/15의 에너지를 생산한다.

알코올 발효는 산소가 없거나 부족한 상태에서 효모가 포도당, 과당, 설탕 같은 당류를 분해해서 이산화탄소와 에탄올을 생성하는 과정이다. 알코올 발효의 부산물이 이산화탄소일 경우 빵을 만들고, 에탄올이 부산물일 경우 막걸리, 청주, 맥주, 와인 등의 술을 만든다.

② 젖산 발효

젖산 발효는 젖산(유산)균을 이용하여 당을 분해한 후 부산물로 젖산, 에탄올, 이산화탄소를 생성하여 새로운 유기물을 만들어내는 것을 말한다. 젖산은 산성을 띠는 물질이기에 음식의 pH를 낮춰 오랫동안 보관할 수 있는 이점이 있다. 또한 사람의 근육세포에서 산소가 부족할 경우, 포도당을 분해해 젖산을 생성하여 에너지를 대체하는 젖산 발효도 있다.

젖산 발효의 대표적인 식품은 김치, 장류, 청국장, 낫토, 치즈, 요구르트, 발효 유제품, 식혜, 차 등이 있다.

신맛을 내는 젖산과 초산, 톡 쏘는 이산화탄소, 시원한 단맛의 만니톨, 독특한 발효향을 내는 아세토인, 묵은지 유산균(락토바실러스, 와이셀라), 항염 작용에 강한 페닐 젖산을 함유하고 있어 젖산 발효식품은 변비 개선, 항염, 항암, 항바이러스에 탁월한 효능을 가지고 있다.

③ 초산(아세트산) 발효

공기 중의 산소를 이용하여 아세트산균이 알코올을 산화시켜 중간 생성물인 '아세트알데히드'를 거쳐 '아세트산'을 만드는 과정이다. 알코올과 젖산 발효와 달리 산소가 있는 상태에서 진행되며, 알코올 발효 과정을 거친 후에 초산 발효가 이루어진다. 예를 들어 막걸리를 공기 중에 방치하면 신맛이 생기는데 이때 아세트산 발효가 일어나는 것이다. 대표적인 식품은 식초와 산업 생산을 위한 생체 촉매제로 활용된다.

④ 단백질 및 당질 분해

'브로멜라인(Bromelain)'은 단백질 분해효소로 소화 과정을 촉진한다. 파인애플, 키위, 무화과, 파파야, 배에 풍부하며 고기와 함께 먹을 경우는 육류의 연육 작용을 도와주어 소화가 잘 된다.

브로멜라인은 알칼리성 포스타파제, 셀룰라아제, 당단백질 및 탄수화물, 단백질 분해효소 억제제, 비타민A, 베타카로틴이 포함되어 있다. 이 효소는 고기 연화제뿐만 아니라 염증 반응이 있는 근육과 결합 조직을 완화시켜 항염 작용, 항혈전 효과, 부종과 통증 감소, 관절염 치료, 다이어트 효과, 변비 개선, 비문증, 호흡기, 알레르기 질환에도 도움이 된다.

브로멜라인을 필요 이상으로 섭취하면, 구강 내 얇은 점막을 분해시켜 입안, 혀, 입술 등이 따끔거리는 통증을 경험할 수 있으며 심할 경우는 뺨까지 부풀어 오르게 된다. 천연 효소이기 때문에 시간이 지나면 자연적으로 치유되므로 염려할 필요는 없으나, 입안의 불편함과 속 쓰림을 느끼기 전에 섭취량을 조절하는 것이 필요하다.

파인애플과 키위를 식사 전이나 식사 중에 섭취하면 소화 효소가 음식물과 직접 접촉하여 소화와 흡수를 돕는 효과를 극대화할 수 있다. 파인애플에는 브로멜라인(bromelain)이, 키위에는 액티니딘(actinidain)이 포함되어 있어 단백질 소화에 도움을 준다. 특히 육류와 함께 섭취할 경우 효과가 두드러진다.

국내산 과일은 수확 후 농약 처리가 금지되어 있지만, 수입
과일은 장거리 보관을 위해 농약과 보존제가 사용될 수 있으
므로 가능한 국내산을 선택한다.

버섯은 그 자체로는 발효식품이 아니지만, 발효 과정과 유사
한 메커니즘을 가지고 있어 발효식품의 풍미를 높이는데 활
용된다. 또한, 버섯은 단백질, 비타민, 미네랄이 풍부하여 영
양학적으로도 가치가 높고, 스퍼미딘의 대표적인 식품이다.

[발효의 장점]

① 장기간 보관 용이

- 보관이 어려운 음식들을 발효시켜 먹음

② 유효성분(항산화제)이 증가

- 발효되는 과정→ 미생물 효소 생성→ 새로운 물질과 합성, 분해→
  항산화 증가

③ 소화흡수율 증가

- 장내 미생물과 유사한 유산균 증가→ 소화와 체내 흡수율 증가

④ 잔류농약 제거

- 잔류농약은 유기물질로 당 발효나 미생물 발효로 일부 감소

- 농약을 입힌 배추를 김치로 담가 2주 후 잔류농약을 확인→ 중금속

결과 기준치 이하로 감소(일부 실험 결과)

⑤ **중금속 제거**

- 특정 미생물과 포자는 중금속을 흡착하여 농도 감소

⑥ **유익한 세균이 증가**

- 피부, 비강, 구강, 위, 소장, 대장 등의 점막층에 존재→
  세균과 유해 물질 방어
- 여러 곳의 발효 효소가 상호작용→ 유익한 세균수 증가

⑦ **면역력을 강화**

- 발효 재료와 미생물에 따라→ 다양한 효과와 면역력 강화
- 프로바이오틱스: 장내 유익균의 성장 촉진, 해로운 박테리아 증식
  억제, 면역력 강화

⑧ **염증 감소**

- 만성적인 질병과 체내 염증 감소

⑨ **피부 건강**

- 피부 표면에 유익균 개체 수 증가→ 피부 장벽 강화, 외부 자극
  으로부터 피부 보호

⑩ **다이어트**

- 칼로리가 낮고 식이섬유가 풍부→ 체중 관리(청국장)

⑪ **뇌 건강 개선**

- 장내 미생물 환경 개선→ 숙변, 장내 가스 제거→ '장-뇌-축'의
  메커니즘 강화→ 뇌 건강

- 변비: 치매 위험 2배 증가

- 장뇌축(Gut-brain-axis): 장과 뇌가 서로 신호를 주고 받음

- 장 신경계는 5억 개의 뉴런으로 구성, 1억 개의 뉴런을 가진 척수
  보다 5배 많음

- 행복 호르몬인 세로토닌 분비량: 장 80%, 뇌 20%

[발효의 단점]

① 기존 성질의 변화

- 수용성 비타민이 감소되거나 다른 성질과 형태로 변형

② 과당의 증가

- 발효 유형별 당류 증가

③ 장기간의 발효 시간

- 일정한 시간과 온도 필요→ 장기간의 제조 시간

④ 나트륨과 질산염 과다 섭취의 위험

- 김치와 된장은 소금에 절이는 염장 절차→ 과다 섭취 시→
  나트륨과 질산염 증가→ 소화기 암 발생률 증가

[세계 각국의 대표적인 발효 음식]

나라	발효 음식	특징
일본	낫토	찐 콩을 발효시킨 음식
중국	취두부	두부를 발효시킨 중국 치즈
태국	남플라	생선을 발효시켜 만든 액젓
인도네시아	템페	삶은 콩을 발효시킨 음식 버섯 맛과 유사
러시아	케피어	발효시킨 우유
몽골	아이락	양이나 말의 젖을 발효시킨 술
그리스	페타치즈	양젖, 염소젖을 발효시킨 치즈
독일	사우어크라우트	흰 양배추를 발효시킨 음식
케냐	짱아	옥수수를 발효시킨 술
에디오피아	인제라	곡물을 발효시킨 빵

[효모와 효소의 치이]

분류	역할	구성	특징	활용
효모	음식물 제조와 발효 과정을 일으키는 생물	진균계열의 단세포의 생명체	알코올과 이산화탄소 생성	된장, 장류, 음료, 빵, 와인, 맥주
효소	생물체 내 대사과정을 일으키는 단백질	특수한 단백질	생화학 반응의 촉매 작용	음식물 제조, 바이오 에너지 생산, 의약품, 산업 프로세스
발효	미생물(세균, 효모, 곰팡이)이 유기물을 분해시키는 과정			

[발효액, 효소, 청 차이점]

분류	정의	목적	재료와 설탕 비율
발효액	설탕과 식물을 혼합해서 발효시킨 액체	발효	1 : 0.75~0.8
청	설탕과 식물을 혼합시킨 액체	보관	1 : 1
효소	발효 반응을 일으키는 물질		–

[발효액, 효소, 청 차이점]

분류	정의	목적
백설탕	사탕수수 정제 과정에서 맨 처음 만들어지는 설탕	색을 강조
흑설탕	사탕수수 원당을 농축해서 결정을 만들어 낸 설탕	향을 강조

22.
사이토카인

'사이토카인(Cytokine)'은 혈액 속에 존재하는 신호 전달 물질인 면역 단백질이다. 그리스어로 세포 'cyto'와 움직이다 'kinein'의 합성어이다. 세균이나 바이러스가 침입하면 면역 세포가 지원군을 부르는 신호 수단으로 사이토카인을 분비한다.

주로 림프구(T, B), 대식세포, 호중구, 비만세포 등 면역 세포뿐만 아니라 섬유아세포, 내피세포에서 생산된다. 사이토카인의 종류는 인터루킨, 인터페론, 종양괴사인자, 적혈구 조혈인자, 림포카인, 성장 인자 등이 있다.

사이토카인은 항염, 항암, 항바이러스 등의 면역 반응과 세포의 사멸, 분화, 증식 및 조혈 기능을 조절하지만, 과다 분비 시 정상 세포까지 공격하는 '사이토카인 폭풍' 현상이 일어난다.

자가면역 질환, 항암 치료, 그리고 백신 접종 후에 나타나는 신체 반응은 종종 사이토카인 폭풍의 형태로 나타날 수 있다. 백신 접종 후 경미한 발열, 발적, 부종, 오한, 근육통, 피로는 정상적인 사이토카인의 작용이다.

그러나 면역 취약자나 자가면역 질환자의 경우, 과도한 면역 반응으로 인해 심각한 합병증이 발생할 수 있다. 이들은 호흡 곤란과 장기 부전의 위험이 높다. 특히 폐에 액체가 축적되면 산소 교환이 어려워져 생명을 위협할 수 있으므로 산소요법과 정맥 주사 등 신속한 의료 조치가 필요하다.

법으로 정해진 필수 예방 접종 외에는, 권고되는 예방 접종이라도 개인의 상황을 고려해 신중히 결정해야 한다. 특히 의무 사항이 아닌 경우는 가능한 접종을 피하는 것도 고려해야 한다. 예방 접종의 이점과 잠재적 위험을 평가하고, 개인의 건강 상태와 환경 조건에 따라 결정하는 것이 중요하다. 나는 2006년 불임 진단과 동시에 자궁경부암 백신(가다실)을 접종하였으며, 그 외 권고 예방 접종은 하지 않는다.

과도한 사이토카인 증가와 사이토카인 폭풍을 예방하는 방법은 면역력을 높이는 것이다. 먼저 감염원 노출로부터 최소화하기 위해 손을 자주 씻고 아픈 사람과 접촉을 피한다. 습기와 온도 조절, 공기청정기와 에어컨 등의 필터 청소, 침구류 세탁, 알레르기 유발 요인 피하기, 균형 잡힌 식사, 규칙적인 운동, 질 높은 수면과 스트레스 관리 등 건강한 생활 습관이 중요하다.

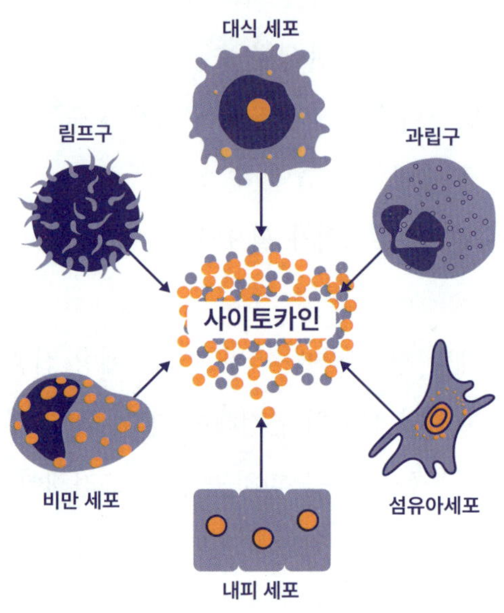

23.
산화질소

'산화질소 NO(Nitric Oxide)'란 혈관 내피세포에서 생성되는 무색의 질소와 산소로 이루어진 화합물이다. 인체 내 거의 모든 세포에서 극소량이 생성되며 반감기는 약 3초로 매우 짧다.

1980년대까지 스모그나 담배에서 발견되는 유독한 물질로만 간주되었으나, 1998년 미국의 '루이스 이그나' 로 박사에 의해 밝혀져 노벨 생리의학상을 수상 받았다.

인체 내에서 산화질소가 만들어지는 경로는 내인성 '아르기닌' 경로와 외인성 '아질산' 경로로 나뉜다. 내인성 경로는 혈관 내피에서 산화질소 합성 효소를 이용해 아르기닌으로부터 산화질소를 생성한다. 외인성 경로는 음식물과 미생물의 협업으로 산화질소를 생성한다.

혈관의 혈류량이 감소하여 혈관이 좁아지면, 혈관 내피에서 자연적으로 산화질소가 생성되어 혈관을 이완시킨다. 이 과정은 동맥경화, 뇌졸중, 심부전 등의 심혈관 질환 위험을 낮추는 중요한 방어 메커니즘으로 작용한다. 산화질소는 혈관을 확장시켜 혈압을 낮추는 효과가 있어, 일부 의료 상황에서는 혈압약 대신 산화질소를 처방하기도 한다.

한때는 산화질소의 소독과 살균 효과를 이용하여 수술 기구 세척, 수영장 위생 관리, 코로나 예방 물품 등 다양한 분야에서 활용되었다. 신경전달물질로 호르몬 조절, 혈전 억제, 활성산소 분해, 외부에서 들어오는 병원체에 대한 방어, 텔로미어 길이 증가, 세포 변이를 표적하여 암세포의 발현을 억제한다.

산화질소는 인체 내 10~15초만 없더라도 모든 세포가 괴사한다고 하여 그 중요성은 더욱 부각되고 있다. 산화질소 분비는 20대를 기준(100%)으로 40대는 50%, 50대는 40%, 70대는 10%밖에 생성되지 않는다. 그래서 40대 이후로 혈관의 탄력성이 떨어져 딱딱해지고 혈전이 침착되면서 협심증, 고혈압, 하지정맥류, 발기부전 등 혈관계 질환이 급증하게 된다.

[산화질소의 역할]

① 혈관 확장

– 평활근을 이완→ 혈관 확장, 심혈관 개선, 자궁내막 혈류 증가, 고혈압과 발기부전 치료

② 신경전달 물질 기능 강화

– 중추신경계의 신경 전달력 증가→ 신경 가소성의 기능 강화

– 신경 가소성(Neural Plasticity): 신경세포가 새로운 자극을 받아 뇌가 평생 변하는 능력

– 뇌경색, 알츠하이머, 파킨슨 등의 뇌 질환의 예방과 치료

③ 항염과 면역반응 조절

– 면역 세포인 백혈구의 대식세포: 산화질소 생성→ 세균, 바이러스 사멸

④ 혈소판 응집 억제

– 혈소판 응집 방해→ 혈전 생성 억제

⑤ 세포 성장과 분화 조절

– 세포 성장과 주기 조절→ 세포 조직 재생, 상처 치유

[산화질소를 강화법]

① 주 5일 하루 30분 이상, 규칙적인 유산소 운동

 - 운동 시 혈류 증가➛ 산화질소 생성의 활성화

② 코로 호흡하기(명상, 산책)

 - 코 점막의 내피 세포: 많은 양의 산화질소가 생성

③ 하루 30분 이상 햇볕 쬐기

 - 햇빛(자외선)➛ 피부의 질산염➛ 아질산염➛ 산화질소로 전환

"천둥 번개가 자주 치는 해에는 농사가 풍년이 든다."라는 속담이 있다. 번개는 강한 전기가 공기 중의 산소와 질소를 한 뭉치로 만들어낸 산화질소이다. 번개 속 산화질소는 대기 중에서 반응하여 질산염으로 변환되고, 비와 함께 땅에 떨어져 연간 약 10톤가량의 천연 질소 비료가 되어 풍년이 된다는 과학적 원리이다. 산화질소는 인체뿐만 아니라, 지구 순환과 생태계에서도 중요한 역할을 하고 있다.

④ 아르기닌: 마늘, 콩류, 생선, 적색육, 견과류

 - 산화질소 생산 증가

⑤ 시트룰린: 멜론, 수박, 참외

  - 산화질소 생성의 공급원

⑥ 질산염: 비트, 석류, 포도, 마늘, 녹색 잎채소

　(시금치, 상추, 케일, 브로콜리)

  - 질산염→ 아질산염→ 산화질소

⑦ 비타민 C: 감귤류, 딸기, 키위, 고구마, 브로콜리, 당근,

　아보카도, 토마토

  - 산화질소에 필요한 효소 증가

⑧ 고기, 생선, 해산물: 코엔자임 Q10의 공급원으로 산화질소를 보존

⑨ 발효 식품: 장내 미생물이 산화질소 수치 증가

24.
제3의 혈관 '글로뮈'

우리 몸의 혈액은 심장의 좌심실→ 대동맥→ 세동맥→ 온몸의 모세혈관→ 세정맥→ 대정맥→ 우심방 순으로 순환한다. 이 순환계의 어느 한 곳이라도 문제가 생기면 혈액이 막혀 응급상황이 발생되지만, 신비롭게도 순환계 역시 살아남는 방도를 가지고 있다.

예를 들어 추위와 강한 스트레스를 받을 때 모세혈관이 급격히 수축되어 혈액이 일시적으로 중단된다. 이처럼 모세혈관이 막혀 혈액이 중요 장기로 공급되지 못하면 뇌졸중이나 심근경색증 등의 치명적인 질환을 유발하게 된다.

그러나 모세혈관이 막혀 혈액이 정체될 경우, 세동맥이 모세혈관을 거치지 않고 바로 세정맥으로 이동하는 현상을 '혈액의 바이패스(Bypass)'라 하며, 혈액의 비상통로를 '글로뮈(Glomus)'라고 부른다. 이러한 우회 혈관은 모세혈관마다 1개씩 붙어있다.

글로뮈는 1707년 프랑스 해부학자 '레알리 레알리스'가 동물 생식기의 동정맥 문합부에서 처음 발견하였다. 현대의학과 자연의학 사이에서 혈액순환 메커니즘에 대한 관점 차이를 드러내는 중요한 혈관 구조이다. 현대의학은 혈액순환의 원동력을 단순히 '심장의 펌프' 작용으로 정의하는 반면, 자연의학은 '모세혈관 - 글로뮈 - 심장'의 협동작업을 통해 혈액순환이 이루어진다고 여겨 글로뮈의 역할을 더욱 중요하게 평가한다.

일부에서는 "글로뮈를 알지 못하면 의학을 논하지도 말고, 글로뮈를 알지 못하고 질병을 치료하거나 건강을 논하는 의학자가 있다면, 어린애에게 칼을 들린 것과 마찬가지다."라고 말하기도 한다.

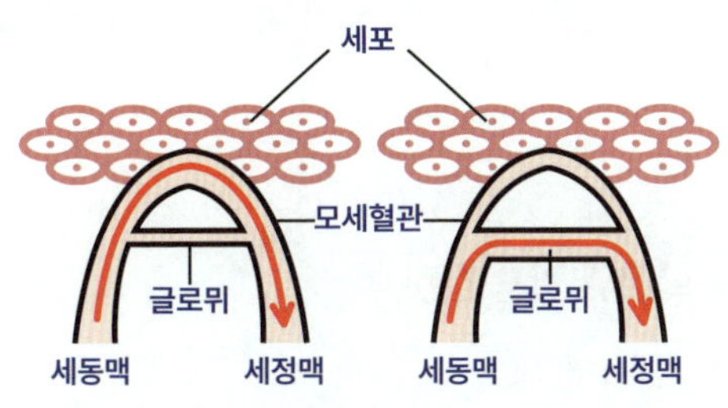

[글로뮈 역할]

① 혈압 조절

– 동맥관 내 과잉으로 정체된 혈액→ 글로뮈가 직접 정맥으로 이동
  → 혈압 조절

② **심뇌혈관 질환 예방**

- 모세혈관의 문제로 차단된 혈액→ 모세혈관벽에 부딪혀 모세혈관
  을 파괴, 피하 출혈 유발→ 이때 글로뮈는 정체된 혈액을 순환→
  역류 방지→ 뇌졸중, 심근경색, 혈관 질환 예방

③ **체온 유지**

- 추위에 노출될 경우: 모세혈관 수축→ 혈액 정체, 체온 저하
- 글로뮈가 닫히면: 혈액이 모세혈관으로 들어가→ 열이 발산
  글로뮈가 열리면: 모세혈관이 닫혀→ 열을 보존

[글로뮈 기능 저하]

① **과식과 변비**

- 숙변→ 유해 물질, 장내 가스→ 혈관 내피 세포에 상처→ 글로뮈의
  기능 장애

② **가공식품, 설탕, 알코올**

- 가공식품 속 당분과 알코올→ 글로뮈의 주요 구성 성분인 콜라겐
  합성 방해

③ **스트레스**

- 교감신경의 활성화→ 반복적인 모세혈관 수축→ 글로뮈 과부하
  발생

④ 추위 노출

- 장시간 추위에 노출→ 혈관 수축→ 글로뮈 과부하 발생

[글로뮈 강화법]

① 모관 운동

바닥에 등을 대고 누운 후, 팔과 다리를 하늘로 향해 쭉 펴서
들어 올리고 손과 발을 최대한 빠르게 떨어준다. 팔다리를 심
장보다 높이 올려 진동을 주면 모세혈관이 닫히고 글로뮈가
열리며, 반대로 손발을 원상태로 내리면 모세혈관이 열리고
글로뮈가 닫힌다. 의도적으로 지속적인 자극은 글로뮈의 기
능을 강화시키고 혈액순환을 촉진시킨다.

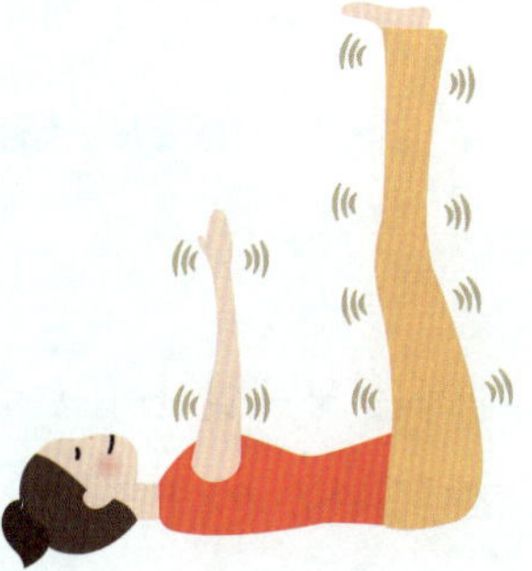

- 천장을 바라보고 바르게 누운 뒤, 팔
  과 다리를 최대한 위로 쭉 뻗는다.
- 팔다리를 수평으로 쭉 펴고, 손발을
  포함한 사지 전체를 동시에 1~2분간
  가볍게 떤다.

- 손목과 발목에 통증이 있는 경우, 밴드로 고정한 후 통증을 유발하지 않는 정도로 부드럽게 흔들어 준다.

② 냉온욕(입욕과 족욕)

제일 먼저 미온수로 몸을 씻은 후, 냉욕과 온욕을 교대로 반복한다. 냉탕에 먼저 들어가는 이유는 온탕에 존재하는 많은 균이 상처 난 피부 조직으로 침입하는 것을 방지하기 위해서이다. 냉탕은 피부 표면의 모세혈관을 닫아 균이 혈액으로 통하는 것을 미리 차단한다.

냉온욕	냉온 순서 (각 1분씩)	마무리	부위	찬물 온도	더운물 온도	횟수	효과	금기
입욕	찬물→ 더운물→ 찬물	찬물	샤워	15~20	40~42	7~ 9회	심혈 관계	심장, 만성 질환
족욕	더운물→ 찬물→ 더운물	찬물	발목 까지	14~15	40~43	20~ 30분	장염, 자궁, 무좀, 동상	
주의	너무 차가운 온도는 심장에 부담을 줄 수 있으니 물 온도 조절이 가장 중요! 고령, 알코올 섭취 후, 미열, 염증성 질환							

냉욕은 모세혈관을 수축시켜 글로뮈를 열리게 하고, 온욕은 모세혈관을 열어 글로뮈를 수축시키는 상호보완 작용을 한다.

이 과정에서 우리 몸의 체액은 냉수에서 산성화되고, 온수에서 알칼리화되면서 점진적으로 중화된다. 이러한 반복적인 냉온욕은 내분비계와 뇌신경계를 활성화하고, 피로를 회복하며 전반적인 면역력을 증가시키는 효과가 있다.

③ 비타민 C 섭취(딸기, 고추, 파프리카, 청귤, 레몬)

글로뮈의 주요 성분인 콜라겐 합성을 촉진시킨다.

④ 풍욕

'풍욕風浴'은 프랑스 의학자 '로브리' 박사가 개발하였고 일본의 니시의학에서 발전시킨 건강법이다. 풍욕의 관점에서 피부를 '제2의 심장'으로 보고, 피부 호흡을 통해 모세혈관과 글로뮈 작용을 촉진시킨다.

풍욕을 통해 몸속 일산화탄소를 산화시켜 탄산가스로 만들어 몸 밖으로 배출한다. 요산 등의 독소와 노폐물을 배출하는 자연요법으로, 암 환자의 건강 개선에도 긍정적인 영향을 미칠 수 있는 자연요법이다.

방법은 아침에 잠자리에서 일어나 창문을 열고 옷을 벗은 후, 1~2분 주기로 이불을 덮었다 들추는 방식으로 20~30분간 피부에 바람을 자극하는 방법이다. 정해진 시간과 주기는 없으나 가장 좋은 시간은 기상 직후, 식사 전, 운동 전, 목욕 전, 취침 전을 권유한다. 이유는 신진대사를 활성화시켜 소화와 독소 배출을 촉진한다.

풍욕 시 주의사항은 다음과 같다. 식사, 운동, 목욕 직후에는 체온이 높으므로 최소 1시간 간격을 두고 안정을 취한 뒤 실시해야 한다. 체온이 38℃ 이상인 경우에는 면역 기능 저하를 방지하기 위해 풍욕을 중단해야 하며, 적절한 온도에서 실시하고 찬 공기는 피해야 한다. 땀이 날 정도의 담요나 이불을 선택하고, 풍욕 종료 후에는 담요를 덮은 상태에서 2~3분간 안정을 취하도록 한다.

풍욕을 시작한 초기 2~3일 후에는 가려움증이나 발진 등의 명현반응이 나타날 수 있으며, 이는 피부를 통한 독소 배출 과정으로 과도하게 걱정할 필요가 없다. 명현반응이 심해질 경우에는 횟수와 간격을 조절하면서 점진적으로 진행하고, 최소 3개월 동안 꾸준히 실천할 것을 권장한다.

풍욕에 가장 이상적인 환경은 피톤치드가 풍부한 숲, 염분이 함유된 해변, 공기가 맑은 아침 또는 일출과 일몰 시간대이다. 개인의 체력과 건강 상태를 고려하여 시간, 장소, 강도를 적절히 조절해야 하며, 외부에서 실시할 경우 타인에게 방해되지 않는 장소를 선택해야 한다.

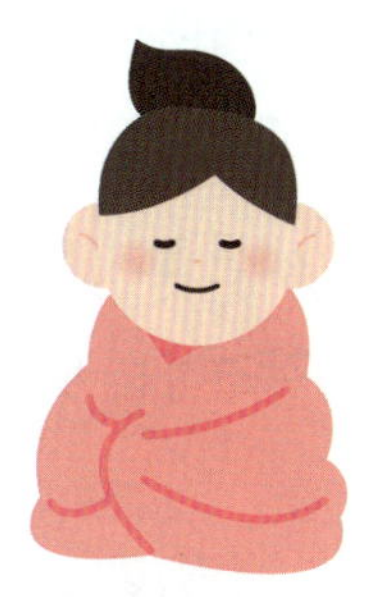

25

플렉시테리언 식단

'플렉시테리언(Flexible Vegetarian)'은 '유연한'과 '채식주의'의 합성어이다. 주로 식물성 식품을 섭취하지만 때로는 육류와 생선을 유연하게 섭취하며, 최소한으로 가공된 자연식품을 강조하는 낮은 단계의 채식주의를 말한다.

특정 음식을 완전히 배제하지 않기 때문에 식사 계획을 세우고 유지하기가 비교적 쉽다. 주로 채소, 과일, 곡류, 콩류, 견과류 위주의 식단을 기반으로 특별한 날이나 개인의 취향과 라이프 스타일에 맞게 소량의 육류와 생선을 섭취하는 현대적 식이요법이다.

세계보건기구(WHO)가 선정한 우수 식단 1위인 지중해 식단과 플렉시테리언 식단의 차이점이다.

[지중해 식단과 플렉시테리언 식단의 차이점]

분류	지중해 식단(그리스 크레타섬)	플렉시테리언
기본원칙	식물성 식품 +생선과 해산물 (주 2회 이상)	식물성 식품 + 육류와 동물성 제품
육류 섭취	생선과 닭고기 위주, 붉은 고기 (월 1~2회)	주에 255g~800g 이내로 제한
지방 섭취	올리브유 위주의 지방 공급원	다양한 식물성 기름
알코올 섭취	적당량의 적포도주 권장	특별한 알코올 지침 없음
유연성	엄격한 식단 구성	개인 선호도에 맞는 유연한 접근 방식
제한 식품	가공육, 가공식품, 탄수화물, 소금 제한	최소한으로 가공된 자연식품
접근 방식	지중해 지역의 전통적인 식습관을 기반	현대식 식단 접근 방식
공통점	체중 관리, 심뇌혈관질환 예방, 당뇨 조절, 암 예방, 염증 감소, 균형 잡힌 영양섭취	

[플렉시테리언의 장점]

건강, 환경, 윤리적 측면의 이점과 개인의 상황과 선호도에 맞춰 유연하게 조절 가능하며 균형 잡힌 식단이다.

① 체중 관리

- 과일, 채소, 통곡류는 섬유질이 풍부→ 포만감 지속, 변비 완화

- 육류 섭취를 줄임→ 칼로리 감소

- 원푸드, 저탄고지, 과도한 다이어트: 뇌가 응급상황을 대비→ 지방과 당을 과도하게 축적→ 높은 다이어트 실패율

② 콜레스테롤 저하, 혈압 조절

- 채식 위주의 식물성 식품: 낮은 포화지방과 콜레스테롤→ 혈액순환

  개선→ 심뇌혈관 질환, 만성질환 예방

③ 당뇨병 예방, 항염 작용

- 고섬유질 식단: 항산화 기능→ 혈당 수치 안정화, 염증 저하

④ 영양의 균형(빈혈과 신경계 질환 예방)

- 소량의 육류 섭취: 철분, 비타민 B12, 아연, 오메가3 지방산은

  동물성 식품에 풍부→ 빈혈, 신경 세포 손상 예방

⑤ 동물 복지와 환경 문제 개선

- 육류 소비 감소→ 동물 학대 문제 개선, 이산화탄소와 메탄 등

  온실가스 배출 감소→ 지구 온난화 억제

⑥ 경제성

- 육류 소비 감소→ 식비 절감

⑦ 지속 가능성

- 기호나 상황에 따라 소량의 육류 섭취 가능→ 지속적인 실천 가능

26.
소금

1. 소금의 오해

"빛과 소금은 사람과 지구를 썩지 않게 지켜줄 하늘이 준 선물"이라는 성경의 표현처럼 사람이 살아가면서 못 먹으면 죽는 것이 물과 소금이요, 빛이 없으면 생명체가 존재하지 못한다.

고대 문명에서는 소금의 변하지 않는 성질로 인해 종교의식에서 신성한 제물로 사용되었다. 로마 시대에는 비싼 소금을 군인 월급으로 지급하여 로마자 '샐러리(Salary)'라는 용어가 소금(Salt)에서 유래되었다. 고대의 설탕은 사탕수수에서 추출한 귀한 자원으로, 주로 소독과 통증 완화를 위한 귀중한 약재로 사용되었다.

"설탕은 보약이고, 소금은 만병의 근원이다."이라는 서양의 맹목적 의학 정보로 인해 현재까지 소금이 심혈관계 질환의 주범으로 오명을 받고 있다. 그러나 산업혁명 이후 인공 설탕과 인공 정제염은 저가로 대량 생산됨으로써 설탕은 식용으로 소금은 공업과 식용 구분 없이 폭발적으로 공급되었다. 산업혁명 이후 20~30년간 설탕과 소금의 과잉섭취로 고혈압이 급증하게 되었고, 고혈압에 대한 연구들이 활발해졌다.

이때 설탕 산업의 자금을 받은 연구는 설탕이 고혈압에 직접적인 영향을 주는 결과가 나왔음에도 불구하고 설탕의 부정적인 결과는 축소시켰다. 대신 소금을 고혈압의 주범으로 편향된 연구 결과만을 발표하였다. 1967년 국제설탕연구재단(ISRF)은 설탕과 심장질환 간의 상관관계를 보여주는 연구 결과를 은폐함이 발각되면서부터 논란의 여지가 되기 시작했다.

소금은 우리 생명과 직결되어 반드시 필요한 물질이지만, 체내에서는 만들어지지 않는다. 우리 몸의 체액은 0.9% 소금물로 이루어져 있으며 소화촉진, 해독, 살균, 노폐물 제거, 혈액순환, 신진대사, 항산화 등 중요한 기능을 하고 있다.

"소금은 잘 먹으면 보약이고, 잘 못 먹으면 독이다."라는 말은 소금의 중요성을 강조하는 표현이다. 소금은 단순한 조미료를 넘어 우리 몸의 필수 미네랄이다. 소금의 오해를 씻어내고

질 좋은 소금을 보약처럼 적절히 섭취함으로써 우리 몸을 다스려야 한다. '황제내경'에 따르면, 소금은 음식의 독성을 제거하고 본질적인 맛을 살리는 최고의 자연산 양념으로 설명하고 있다.

다량의 미네랄 성분과 불순물을 포함한 자연산 천일염 역시 독성을 지니고 있다. 이를 제거하기 위해 예로부터 불(火)로 독성을 없애는 '구운 소금'의 지혜를 보여주었다. 구운 소금은 고온에서 불순물과 유독 성분을 제거하여 맛이 부드럽고 순하다.

반면, 광물질 암염(히말라야 소금)과 서양 천일염은 국산 천일염보다 짠맛이 3배에서 30배 이상 강하며, 미네랄 함량이 낮다. 그러나 광고업계의 힘입어 우수한 우리나라 천일염의 시장 점유율은 약 10%대에 그치며, 나머지는 수입산 정제염과 다양한 수입산 소금이 차지하고 있다.

2. 소금의 종류

1) 정제염

'정제염精製鹽'은 전기투석이라는 정제 기술을 이용해 바닷물을 빠른 시간 내 대량 생산이 가능한 소금이다. 미네랄과 다른 천연 물질이 제거되고 염화나트륨 비율이 99%에 달하는 순소금이라 불리며 식품 산업에 광범위하게 사용된다.

1924년부터 세계인구의 1/3이 요오드 부족 상태로 건강문제를 예방하기 위해 전 세계적으로 요오드화칼륨을 첨가하기 시작했고, 2013년 유니세프와 세계보건기구가 소금 생산 시 요오드 첨가를 공식적으로 권장하였다. 현재 약 120개국에서 이 제도를 시행하고 있으므로 정제염 구매 시 건강 상태를 고려한 신중한 구매가 필요하다.

2) 천일염

'천일염天日鹽'은 전통적인 방식으로 바닷물을 바람과 햇볕을 이용해 자연 증발시켜 만드는 소금이다. 입자가 굵고 칼슘,

칼륨, 철분, 마그네슘 등 50가지 이상의 다양한 무기질이 풍부하다. 가공되지 않은 천연 소금의 특성상 불순물과 간수를 포함하고 있어, 일반 요리보다는 장을 담그거나 김장과 같은 전통 식품 가공에 주로 활용된다.

3) 꽃소금

꽃소금은 천일염을 깨끗한 물에 녹인 후 불순물을 제거하고 팔팔 끓여 만든 소금이다. 곱고 가는 입자와 하얀 색상 때문에 '꽃소금'이라는 이름이 붙어졌다. 국내에서 유통되는 꽃소금은 주로 호주나 멕시코산 천일염을 사용하며, 국내 천일염은 가공 시 철분 산화로 인한 색 변질 때문에 거의 사용되지 않고 있다.

염화나트륨 농도가 88%로 높고 미네랄을 함유하고 있어 해산물 요리나 채소를 데칠 때 주로 사용된다. 특히 프랑스 게랑드 꽃소금은 수확량이 적고 일반 소금보다 나트륨은 낮으며, 미네랄 함량이 높아 '명품 소금'으로 불리고 있다.

4) 맛소금

MSG는 정제염에 인공 향료를 첨가하여 나트륨 함량은 줄이고 감칠맛을 높인 '화학조미료'이다. 냉동식품, 통조림, 가공육, 디저트, 빵, 면, 아이스크림, 과자 등 거의 모든 유통 식품에 사용되고 있다. FDA와 세계보건기구에서는 평생 먹어도 안전한 식품 첨가물로 판명되었지만, 일부 연구에서는 축적된 인공 글루탐산나트륨(MSG)이 뇌의 신경 세포를 사멸시켜 알츠하이머병, 파킨슨병, 헌팅턴병 등의 신경퇴행성 질환을 유발한다는 쥐 대상의 연구 결과도 있다.

쥐 세포와 인간 세포의 구조와 기능은 유사하지만, 쥐 실험 결과를 인간에게 그대로 적용하는 것은 신중한 해석과 추가 검증이 필요하다. 그러나 과량의 MSG 섭취 시 나타나는 두통, 메스꺼움, 어지러움, 숨 가쁨, 심한 갈증, 가슴 통증, 졸음, 식은땀, 입 주위 무감각, 빠른 심장 박동, 안면 홍조, 가려움증 등의 증상들은 글루탐산나트륨의 명백한 부작용임은 틀림없다.

여기서 하나의 진리는 '모든 부작용의 축적은 반드시 후유증을 남긴다.'는 것이다. 단지 그 후유증이 언제? 어디서? 어떻게 일어날지만 모를 뿐이다. 그러므로 우리가 직접 만들어 먹는 음식만이라도 인공 조미료가 대신 자연식품의 천연 조미료를 사용함으로써 인공 MSG의 부작용을 최소화해야 한다.

자연이 선사한 건강한 감칠맛 성분은 토마토, 치즈, 간장, 콩, 버섯, 생선, 다시마, 해산물, 고기, 옥수수, 견과류 등에 풍부하게 들어있다.

5) 구운 소금

구운 소금은 천일염을 800℃ 이상의 고온에서 가열하여 불순물과 나트륨 농도를 낮춘 소금이다. 이 과정을 통해 천일염 특유의 쓰고 강한 맛이 사라지고 염도는 높아지며 맛이 부드러워져 국, 조림, 구이 등에 주로 사용된다.

식약청에서는 가정에서 소금을 굽는 것보다 전문 식품업체에서 제조한 구운 소금을 섭취할 것을 권장한다. 그 이유는 800℃ 이하의 온도에서 소금을 구울 때 유독물질인 아황산가스, 탄산가스, 다이옥신이 발생할 수 있으며, 가정에서 800℃ 이상의 고온을 유지하기란 현실적으로 어렵다.

6) 암염

히말라야 핑크 소금은 파키스탄 광산에서 직접 채굴한 '암염巖鹽'을 녹여 소금물로 만든 후, 다시 수분을 증발시켜 만든 소금이다. 약 2억 5천만 년 전 히말라야산맥 지역의 바다가 말라 형성된 돌소금은 기원전 326년경 알렉산더 대왕의 군사 말이 바위를 핥는 모습을 보고 발견하였다는 전설도 있다.

철분이 풍부하여 핑크색을 띠며 미량의 미네랄을 포함하고 있어 고기 요리나 구이에 많이 사용된다. 일반 소금과 차별화된 핑크색 소금의 매력을 살려 요리 마무리 단계에서 뿌려주거나, 플레이팅(Plating)에 사용되어 예술적 표현을 가미한 시각적 즐거움을 주기도 한다. 하지만, 핑크 소금에서 불순물이 반복적으로 검출되면서 수입 안전성과 품질 관리의 문제가 거론되고 있다. 미량의 미네랄을 함유하고 있음에도 불구하고, 이국적이고 청정한 이미지를 마케팅하여 실제 효능과 달리 높은 평가로 소비자의 관심을 끌고 있다.

7) 함초염

'함초염鹹草鹽'은 바닷가 주변에서 자라는 함초 식물을 가공하여 만든 천일염이다. 함초를 말리고 갈아 만든 분말을 천일염과 혼합하거나, 함초 발효액을 천일염과 섞어 자연 건조하는 방식으로 생산된다.

일반 소금보다 나트륨 함량이 20% 낮아 저염식이에 필요한 사람에게 적합하며, 미네랄과 식이섬유가 풍부하여 숙변 제거와 다이어트, 대사성 질환 개선에 도움을 줄 수 있다. 함초의 특유의 맛으로 해산물과 채소요리에 잘 어울린다.

8) 죽염과 지죽염

'죽염'과 '자죽염'은 대나무 통에 천일염을 넣고 고온에서 여러 번 구워 만들어진 소금이다. 죽염竹鹽이라는 이름은 대나무를 뜻하는 '죽竹'과 소금을 의미하는 '염鹽'을 조합한 것이며, 자죽염紫竹鹽은 구워낸 소금이 보라색을 띠어 '보라색'을 뜻하는 '자紫'를 더해 명명되었다.

죽염의 특징적인 계란 노른자 맛과 유황 냄새는 제조 과정에서 대나무의 천연유황과 소나무의 송진이 9번의 굽는 과정을 거치면서 소금에 스며들기 때문에 발생한다. 이렇게 형성된 유황은 체내에서 글루타치온 생성을 촉진하고 중금속과 노폐물 배출을 촉진한다.

죽염은 천일염을 대나무 통에 넣고 황토로 입구를 막은 후, 소나무로 가마를 태워 800℃의 고온에서 8시간 이상 8번 반복적으로 구워낸다. 이 과정에서 대나무 숯과 황토의 일부가 소금에 자연스럽게 베어든다.

마지막 9번째 과정은 송진을 이용해 1,300℃ 이상으로 가열하여 죽염을 용융熔融시키는 과정이다. 용융 기술력에 따라 죽염과 자죽염이 구분되며, 남아 있는 재와 불순물의 양으로 품질이 결정된다.

용융이란 8회 구운 딱딱한 죽염을 특수 가마에 넣고 12시간 동안 1,300℃~3,000℃ 이상의 고온 처리를 하여 용암과 같이 고체 소금을 완전한 액체 상태로 녹이는 것이다. 1,500℃ 이상의 고온 용융 과정은 중금속과 불순물이 제거되고 미네랄이 농축된다. 1,700℃ 이상에서는 발암물질 다이옥신이 파괴되고, 2,200℃ 이상에서는 보라색을 띤 강알칼리성 건강식품으로 재탄생된다.

죽염의 색깔과 성분은 굽는 횟수와 온도에 따라 결정된다. 9번을 구운 죽염은 pH가 10~13로 강알칼리이며 굽는 횟수가 증가할수록, 온도가 높을수록 ORP(산화환원력 전위)의 마이너스 수치가 높아진다.

'ORP(Oxidation Reduction Potential)'란 산화와 환원 정도를 나타내는 측정값으로 플러스 값이 높으면 산화력(산성)이 강하고, 마이너스 값이 높으면 환원력(알칼리성)이 강하다는 의미이다. 천일염을 한 번 구우면 - 46mv의 환원력을 나타내지만, 아홉 번을 구우면 - 430mv로 환원력이 높아짐으로 여러 번 구을수록 죽염은 강알칼리로 변한다.

죽염과 자죽염은 고온 처리 과정에서 색상과 알칼리성이 달라진다. 일반 흰 소금의 pH 7과 달리, 회색빛 죽염은 pH 10~11, 보라빛 자죽염은 pH 12~13으로 자죽염이 더 강한 알칼리성을 띠며, 미네랄과 유황 성분 또한 더욱 풍부하다.

색상 변화는 고온 처리 중 대나무 유황, 황토, 송진이 타면서 탄소 성분이 소금에 혼입되고 나트륨과 반응하여 발생한다. 소금은 온도 상승에 따라 회색에서 백색, 적색, 자색, 보라색, 연분홍색, 황금색으로 점진적으로 변화한다.

은수저가 죽염이나 계란과 접촉하면 검게 변하는 현상은 유황 성분과 은의 화학적 반응 때문이다. 구체적으로 죽염의 유황 성분은 은과 반응해 황화은(Ag_2S)을 형성하고, 계란의 황화철(FeS) 역시 은수저를 변색된다. 계란을 삶을 때 노른자와

흰자 사이에 녹황색으로 변화는 이유도 노른자의 철 성분과
흰자의 황 성분이 반응하여 황화철(FeS)을 형성하기 때문이다.
계란의 신선도가 낮을수록 이러한 녹변 현상이 잘 일어남으
로, 냉장 보관 시 가능한 7일을 넘기지 않도록 해야 한다.

과거 왕실에서 은수저를 독살 방어책으로 사용한 이유도 이
러한 화학적 반응 원리를 이용한 것으로, 비소와 같은 독극물
의 존재를 은수저의 색 변화로 감지할 수 있었기 때문이다.

[죽염과 지죽염의 제조 과정]

① 천일염 준비

- 3년간 저장한 천일염의 간수를 제거
- 한 해중 5~6월의 국내 천일염이 미네랄 함량이 가장 높음

② 대나무 통에 천일염을 충진(充盡, 채워 넣음)

- 간수를 뺀 천일염을 다져 대나무에 넣음
- 국내산 3~5년 대나무는 수액과 자연 유황을 가장 많이 함유

③ 황토 봉인

- 천일염을 충진한 대나무 통 입구를 황토로 막음
- 황토의 유용 성분과 해독 작용을 활용

④ 소나무 장작 가열

- 대나무 통을 가마에 넣고 800℃~1,200℃ 이상으로 8시간 소성

- 죽염은 약 800℃, 자죽염은 800℃ 이상

⑤ **가열한 천일염을 꺼냄**

⑥ **죽염 분쇄**

- 타서 재로 남은 대나무와 황토 등의 불순물을 제거하고 죽염 덩어리를 잘게 분쇄

⑦ **2차 대나무 통 충진(채워 넣음)**

- 분쇄한 죽염가루를 새로운 대나무 통에 넣고 황토로 봉인

⑧ **2차 소나무 장작 가열**

- 800℃~1,200℃ 이상 굽는 과정을 총 8회 반복

⑨ **최종 9번째 용융 작업**

- 죽염과 자죽염으로 분류

- 죽염: 1,300℃ ~1,700℃ 이상으로 용융, 회색빛 죽염

- 자죽염: 송진과 공기를 주입하여 1,500℃~3,000℃ 이상의 용융, 자색(보라색)빛 죽염

[소금의 종류]

소금 종류	제조 방법	특징	Nacl % 함량	용도
정제염 (순수 소금)	바닷물을 전기분해하여 Nacl만 분리	대량 생산 가능하여 저렴	99.8	요리, 산업

천일염 (굵은 소금)	바닷물을 염전에서 자연 증발	수분, 미네랄, 약한 쓴맛(마그네슘)	82.9	김장, 젓갈, 장류
꽃소금	천일염을 정제	불순물이 거의 없음, 위생적	88	대부분의 요리
구운 소금	천일염을 구움	쓴맛이 적고 부드러움, 고소	94	무침, 조림, 생채
자염	천일염을 가마솥에 끓임	전통적인 방식, 문화재	95	건강식품
맛소금	정제염+MSG	감칠맛 우수	90	나물, 김 구울 때
허브 솔트	천일염+향신료	풍미를 더함	73	샐러드, 파스타, 구이
핑크 솔트	히말라야산맥의 암염(암석 소금)	광산 소금으로 철분이 풍부하여 핑크색을 띰	97	조미료
자죽염	천일염+대나무+ 황토+소나무= 태움	항산화 작용, 구수함, 풍미, 보라색	85	요리, 치료

[죽염의 특징]

소금 종류	정제염 (精製鹽)	죽염 (竹鹽)	자죽염 (紫竹鹽)
제조 과정	바닷물을 증발	5~6월 천일염을 사용 1~8회 800도 굽기 9회 1,300(1,700)도 이상 용융	5~6월 천일염을 사용1~8회 800도 이상 굽기 9회 1,500(2,000)도 이상 용융
색상	흰색	회색	자색(보라)

유황(계란) 맛	무	중	강
산화환원력	무	-350	-500
생산량(가격)	저렴	49%	41% (20% 비쌈)
3~5년생 대나무 (수액과 천연유황)	무	중	강
황토(미네랄)	무	해독, 단맛	해독, 단맛
소나무와 송진 (테레빈유 성분)	무	항균과 살균, 미네랄 증가	항균과 살균, 미네랄 증가
PH	중성 7	강알칼리성(11)	강알칼리성(13)
염화나트륨 NaCl	99.5%	94.1%	80~90% 미만
미네랄 성분 (철, 칼슘, 인, 황, 마그네슘, 망간	저	중	고
풍미	균일한 짠맛	쓴맛(마그네슘) 구수함(대나무, 황토, 소나무)	구수하고 다양한 풍미
항산화 작용	무	중강	강

3. 지죽염의 효능과 부작용

'자죽염紫竹鹽'은 한국의 전통 제조 방식으로 만들어진 세계 유일의 소금이다. 대나무 통에 천일염을 넣고 황토로 봉한 뒤 소나무 장작불로 9번 구워내는 독특한 과정을 거친다. 이 과정을 통해 죽염은 일반 소금과 달리 다량의 미네랄이 풍부하게 함유되며, 강알칼리성 식품으로서 체내 산염기 균형을 효과적으로 유지하는 데 큰 도움을 주는 천연 항암제이다.

정상적인 우리 몸의 체액은 pH 7.3~7.4로 약알칼리성이지만, 암과 염증 조직의 pH는 5~6.9로 산성 환경을 나타낸다. 그러므로 암 환자와 염증 질환자의 경우, 정상인보다 더 산성화되는 경향이 있다. 산성화된 체액은 암과 염증 세포의 성장을 촉진하는 조건이며, 정상 세포의 기능을 저하시킨다.

암 치료법 중 알칼리화 요법은 소변 pH를 7.5~8.0 이상으로 유지하는 원리이다. 방법은 알칼리성 식품 섭취를 늘리는 식이요법과 알칼리화제를 투여하는 약물 요법이 있다. 알칼리화 요법은 보조적인 치료법으로 표준 치료와 병행하여야 하며, 의료 전문가의 상담이 중요하다. 알칼리성 식품은 자연의 선물 '파이토케미컬'을 의미하는 사절기 제철 채소와 자죽염이 대표적이다.

선조들의 지혜가 담긴 자죽염은 단순한 조미료 이상의 가치를 평가받는 귀중한 자연의 약이다.

[인체의 부위별 정상 pH 수치]

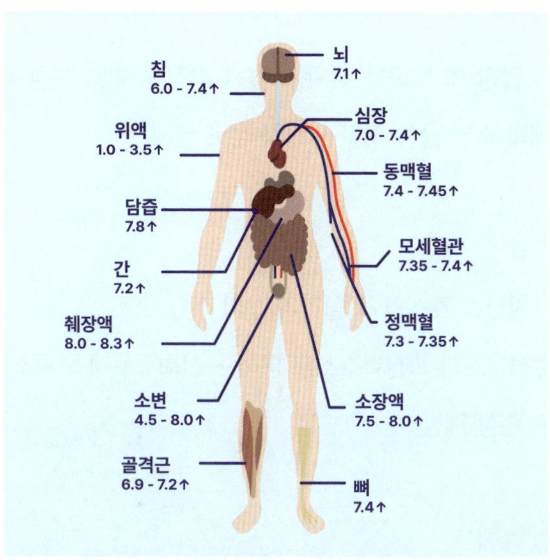
침
6.0 - 7.4↑
위액
1.0 - 3.5↑
담즙
7.8↑
간
7.2↑
췌장액
8.0 - 8.3↑
소변
4.5 - 8.0↑
골격근
6.9 - 7.2↑
뇌
7.1↑
심장
7.0 - 7.4↑
동맥혈
7.4 - 7.45↑
모세혈관
7.35 - 7.4↑
정맥혈
7.3 - 7.35↑
소장액
7.5 - 8.0↑
뼈
7.4↑

[신성, 알칼리성 식품 종류]

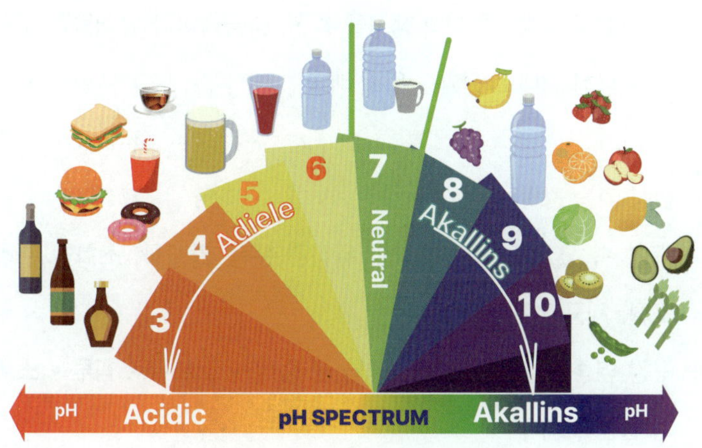
3
4 Adiele
5
6
7 Neutral
8 Akallins
9
10
pH Acidic pH SPECTRUM Akallins pH

[지죽염의 효능]

① 혈액 순환 개선

- 죽염의 칼륨은 혈관 벽의 근육 이완→ 혈관 확장→ 혈압 하강→ 혈류 원활→ 체내 수분 균형 조절→ 혈액 점도 유지

② 항산화 작용과 염증 완화

- 죽염의 철분은 항산화 효소인 '카탈라아제'의 주요 요소
- 카탈라아제: 활성산소의 과산화수소를 분해→ 산화스트레스 감소, 세포막과 DNA 손상 예방

③ 체내 독소 배출 촉진

- 죽염에 포함된 황은 해독 과정의 핵심 물질인 '글루타치온'의 성분으로 구성
- 글루타치온: 항산화제의 생성을 촉진, 중금속이나 유해물과 결합 → 수용성 형태로 전환→ 독소 배출

④ 위장 기능 강화

- 죽염 속 요오드: 신진대사와 위장관 운동 활성화, 소화액 분비 조절, 세균 억제
- 구강 염증→ 입안의 박테리아와 균 증식→ 소화기로 침투→ 소화기 질환 초래

- 선조들은 죽염으로 양치와 가글을 하여 잇몸 건강을 유지

⑤ 골다공증 예방

- 죽염 속 칼슘: 체내 흡수율이 높아 뼈 건강에 직접적인 영향 제공
- 뼈 속으로 흡수된 칼슘→ 뼈의 칼슘 농도 증가→ 골절 예방
- 부갑상선 호르몬 분비 조절→ 뼈의 칼슘이 혈액으로 빠져나가지 못하도록 조절→ 골다공증 예방

[죽염의 부작용]

① 메스꺼움과 구토

- 한꺼번에 과다 섭취할 경우→ 구토 유발
- 구토: 갑작스러운 고나트륨혈증(혈액 중에 나트륨 농도 증가)을 막기 위한 신체의 방어기전

② 위의 통증(타는 듯한 느낌)

- 위염, 십이지장 궤양, 위장 질환: 위벽의 상처에 죽염이 닿임→ 따가운 통증 유발(2차 감염 위험)
- 농도를 낮춰 마시는 것보다 가능한 음식 조리 시→ 소금 대신 죽염으로 대체 사용

③ **설사와 변비**

- 과다한 죽염 섭취→ 장내 염분 농도 증가→ 삼투압 현상으로 장내

  수분 유입→ 설사

- 과다한 죽염 섭취→ 장내 염분 농도 증가→ 체내 수분의 불균형→

  변비

④ **두통**

- 죽염의 과다 섭취→ 혈관 수축→ 혈압 상승

- 저혈압: 두통 발생률이 높음

- 고혈압: 목덜미 부위가 뻣뻣하면서 머리 뒷부분의 통증

  (죽염량 조절 필요)

- 죽염 복용 후 첫 두통은 1~2주 내로 사라짐

⑤ **부종**

- 죽염의 과다 섭취→ 고나트륨 혈증→ 체내 수분 증가→ 부종

- 부종은 1~2주 내 사라지지만, 부종 확인 시 섭취량을 반으로 줄임

⑥ **주의가 필요한 경우: 신장 기능 부전, 심장 질환, 요오드 과민증, 갑상선 환자**

- 정상인의 경우: 과한 자죽염 섭취→ 즉각적으로 다양한 부작용

  으로 신호를 보냄

- 특정 질환이 있는 경우: 이상 증상을 감별하기가 쉽지 않으므로
  각별한 주의가 필요
- 신장 질환: 염분과 수분을 배설하는 능력 저하➡ 체내에 수분과
  나트륨 축적➡ 투석 필요성 증가
  (서서히 소량씩 자죽염 섭취 증가, 소금 대신 죽염으로 염분을 대체
  한다는 의미로 섭취)
- 심장 질환: 물을 끌어당기는 나트륨 성질➡ 체내 수분량 증가➡
  혈관과 심장에 부담
- 요오드 과민증과 갑상선 질환: 자죽염 내 요오드➡ 요오드 치료에
  방해

아무리 좋은 다량의 무기질과 강알칼리 식품인 자죽염도 잘
못 먹으면 독이 되므로, '소금 대신 자죽염으로 요리한다.'는
대체 수준으로 소금을 섭취해야 한다.

"자연은 인간에게 약과 같다."
- 랄프 왈도 에머슨 -

4. 지죽염의 활용

순수한 우리나라의 천연 재료로 만든 자죽염은 건강에 이로운 소금으로, 다양한 방법으로 활용이 가능하다.

1) 소금 대신 지죽염으로 요리

세계보건기구(WHO)가 권장하는 순수 소금인 염화나트륨 섭취량은 하루에 5g(찻숟가락 한 스푼) 이하이며, 우리나라 역시 5g 이하로 권장한다. 아무리 좋은 효능을 가진 자죽염이라도 "많아도 독, 작아도 독"이라는 경고를 명심해야 한다. 절대적 섭취량 기준은 없으나, 본인의 건강 상태와 환경에 맞게 섭취량을 조절해야 함을 재차 강조한다.

요리할 때 소금 대신 죽염으로 음식을 간을 한다. 죽염으로 첫 요리를 시도하면 음식의 색도 변질되고, 비릿한 유황 맛과 텁텁함으로 꺼리는 경우가 많아 쉽게 포기한다. 처음에는 기존에 먹던 소금의 양과 자죽염 양을 8:2 비율로 시작하여 점진적으로 죽염 비율을 높인다. 밥 지을 때와 찌개 요리부터 도전해 보면 된다. 자죽염 속의 풍부한 미네랄 성분이 밥과 음식의 풍미를 더 해 깊고 맛있는 건강한 밥상으로 변신한다.

요리로 자죽염 응용이 불가능하다면, 자죽염수로 마시면 된다. 미온수 500cc에 티스푼 1/4부터 희석해 마서본다. 자죽염 섭취량의 정답은 없다. 왜냐면 사람의 혈중 나트륨 농도는 개인의 건강 상태, 환경, 식습관이 다르기 때문이다.

저자는 자죽염수 섭취의 독특한 방법을 제시한다.
"혀가 자죽염 물이 달다고 느껴질 때, 바로 그때가 내 몸이 진정으로 원하는 소금 농도이다. 우리가 아는 상식과 반대로 짜면 나트륨 농도가 적으니 자죽염을 더 타고, 쓰면 나트륨 농도가 과하니 물을 더 희석해서 마셔라. 그러면 어느 순간 귀신같이 단맛이 느껴진다." 무릎을 탁 칠 무렵 자죽염이 내 몸의 보약이 되는 때이다.

자죽염수를 만들면 미량의 숯이 물 밑으로 가라앉게 되는데, 이 숯은 몸속의 노폐물 배출에 도움을 주지만 원치 않으면 버리고 마시면 된다. 그러나 투석 환자, 심부전, 말기 암 환자, 부종을 동반한 질환자, 뇌 손상으로 미각에 이상이 있는 경우는 이 방법을 적용하기 어렵다. 이런 경우는 음식 조리나 과일에 소금 대신 영양이 풍부한 자죽염을 넣어 치료식으로 먹으면 된다.

"맛있다~ 이제 음식이 먹을 만하네, 먹는 게 즐겁다~." 하고 느끼는 정도가 병으로부터 지켜주는 자연이 준 최고의 명약 '소금'이다.

저자는 저염식이가 치료식이라는 무조건적인 고정관념의 고착함에서 벗어나 '맛있고 건강한 식이'가 진정한 치료식임을 강조한다. 몇 번의 죽음의 고비를 넘긴 개인적 경험과 연구 결과를 바탕으로 주장한다.

그리고 국내 최초 요양병원 내 인공신장실 오픈과 최연소 투석실 수간호사의 꿈을 동시에 거머쥐면서 그때 나 자신에게 약속한 것이 있었다.
'강석경을 믿고 함께해 준 노인 투석 환자의 사망률을 무조건 줄이겠다!'

첫 사례 연구는 '저나트륨혈증과 투석 환자의 사망률 관계'였다. 환자의 혈액 검사 결과를 기반으로 저자가 개발한 환자별 맞춤 소금 요구르트와 일본에서 수입한 소금 사탕으로 저나트륨혈증을 정상화시켜 전해질 균형을 조정하였다. 식욕부진, 심방세동, 저혈압, 근육경련, 전신 가려움증, 통증, 전신부종, 설사 등의 합병증과 사망률을 감소시켰다.

그리고 2년 동안 축적한 여러 연구들을 2011년 6월 제2회 '아시아만성기의료학회'에서 당당히 사례발표를 하였고, 질의응답은 예상했던 대로 한국 의사들보다 외국 의사들의 질문이 쇄도했다. 질문에 답하는 순간…
'아무리 한국 의료가 세계 수준이라 하여도 의료진의 의식 수준은 아직 멀었구나…'

단순히 약물 처방이나 고가의 수술만이 치료가 아니라는 것이다. 환자의 진정한 요구를 파악하고 해결책을 찾아주는 것이 '명의'의 역할이라 생각한다. 또한, 의료진뿐만 아니라 누구나 환자를 이해하고 치료를 돕는다면 '명의'가 될 수 있다.

입원 환자 중 저나트륨혈증으로 인한 사망률이 6.15~24.5%에 달한다. 저나트륨 혈증의 발생률이 고나트륨혈증보다 더 높다. 탈수나 신장기능 장애, 특정 질환에 의해 고나트륨혈증이 나타나지만, 오랫동안 저염식이에 세뇌되어 저나트륨혈증의 위험성을 인지 못 한 채 지낸 세월의 흔적들이다.

혈중 나트륨 농도는 혈액 내 나트륨 농도를 나타내며, 정상범위는 135~145mEq/L이다. 135 미만은 저나트륨혈증, 145 이상은 고나트륨혈증으로 분류된다. 저나트륨혈증은 내 몸에 염분이 적고 고나트륨혈증은 내 몸에 염분이 너무 많은 것이다.

염분이 부족한 저나트륨혈증의 증상은 두통, 구토, 설사, 무기력, 집중력 저하, 근육경련, 핍뇨가 대표적이다. 염분이 과한 고나트륨혈증의 증상은 갈증, 건조, 오심, 구토, 혼란, 무기력, 불면증, 불안감, 피로감, 식욕부진, 빈호흡이 나타난다. 아이러니하게도 이 증상들은 겹치는 경우가 많아 증상으로 감별하기는 쉽지 않다.

가정에서 소변 비중과 염도를 측정하는 것은 가능하나, 정확한 진단을 위해서는 혈액으로 나트륨 농도를 측정하여야 한다. 고령자와 영아의 경우는 저/고나트륨혈증으로 생명을 위협할 수 있으므로 신속한 의료 조치가 필요하다.

하나 더 덧붙이자면, 가정 내에서 나트륨 농도를 측정할 정도의 인지력을 가진 사람이라면, 저나트륨혈증의 위험에 빠질 정도로 소금을 멀리하지는 않을 것이다.

2) 지죽염 기루 치약

잇몸과 구강 건강을 위해 pH 관리는 매우 중요하다. 정상적인 잇몸 pH 범위는 6.2~7.6이며, 입안이 pH가 5.5 이하로 떨어지면 치아 에나멜의 '탈미네랄화'로 충치와 박테리아 활동이 촉진된다. pH 10~13 이상의 알칼리 죽염이 박테리아를 살균시켜 잇몸의 염증 완화, 구취 제거, 치석 제거에 효과적이다. 그러나 주의해야 할 점이 있다.

① 자죽염 치약

- 자죽염 가루만으로 장기간 양치하면 치아의 마모를 일으킴
- 치약과 자죽염 가루를 3:1로 혼합하여서 사용
- 충분히 입안을 헹굼(잔여 미네랄 침전 방지)

② 죽염수 가글링

- 미지근한 물 200cc + 자죽염 1/4 티스푼을 녹임
- 하루에 2~3회, 30초 정도 가글링
- 개인이 편안하고 상쾌함을 느낄 정도의 농도로 조절

인간이 참을 수 없는 가장 큰 3대 통증이 치통, 산통, 말기 암통이라 하였다. 모든 음식의 첫 번째 통로인 치아를 잘 관리하여 '오복 중 하나인 치복'을 누리길 바랄 뿐이다.

나는 어릴 적부터 늘 치통과 구취, 구강 헤르페스 등 치아

문제로 시달려 왔고, 온전한 본인 치아는 거의 없었다. 이로 인해 음식은 나에게 고통이었다. 복통과 변비, 이유 없이 한 번 쏟아지면 쉽게 멈추지 않는 코피가 늘 엄습해왔고 정상적인 등교도 버거웠다. 몸이 지치니 자신감도 없고, 말도 거의 하지 않으니 또래 친구도 없었다.

소화가 힘든 나는 흰죽과 달걀찜만 먹는 편식하는 아이가 돼버렸다. 영양부족으로 인해 1~2주 만에 1번 정도의 피 묻은 토끼똥을 봐야 했다. 어린 나에게는 대변이 고통이었고 남들도 1주일에 한 번씩 대변을 보는지 알았다. 건강한 치아와 대변이 얼마나 큰 행복이란 걸 느껴 본 건 불과 몇 년도 채 되지 않는다.

이 또한 얼마나 감사한 일인가! 어릴 때부터 치통, 28살에 산통, 32살에 각막암, 45살 자궁경부암의 암통…
3대 극심한 통증을 인생의 여정에서 다 겪은 본 셈 아니겠는가?

나는 지금 신체의 오복인 치아, 소화, 눈, 귀, 대소변을 온전히 누리고 있고, 이 행복을 오랫동안 지키고 싶은 간절함뿐이다. 그리고 수많은 질병의 고통과 회복을 통합의학으로 직접 체득

하였다.

"통합의학의 힘과 가치를 단순히 건강 회복의 사례로 거칠 것이 아니라, 기존 의학의 한계를 보완하는 새로운 치료 접근법에 기여하고자 한다."

3) 천연 스크럽제, 세안

① 자죽염을 이용한 스크럽

- 세안 전에 클렌징 오일이나 미용 오일에 소량의 자죽염 자루를 희석

- 얼굴을 3~5초간 부드럽게 마사지

- 효과: 각질 제거, 천연 스크럽제 역할

② 자죽염을 이용한 세안

- 세안 마지막 헹굼 단계에서 소량의 자죽염을 물에 녹여 세안

- 깨끗한 물로 여러 번 헹구기

- 효과: 피부에 미네랄 보충, 보습효과

③ 주의 사항

- 얼굴 피부 장벽의 pH 정상범위: 4.5~6.5

- 클렌징 제품이나 비누 pH: 5.5~7.0

- 강알칼리성 자죽염을 과다 사용 시 피부 건조 및 자극 유발

- 사용 빈도는 주 1~2회 정도로 제한

- 피부에 상처가 있는 경우 사용 금지

4) 족욕, 반신욕

① 방법

- 죽염 1티스푼을 물에 희석

- 온도: 38~40℃

- 시간: 20~30분(25분: 최적의 효과)

- 빈도: 주 2~3회

② 효과

- 피부 전해질 이동 활성화

- 땀 분비 촉진, 노폐물과 독소 배출

- 혈액 순환 촉진

- 근육 이완

- 피로 해소

③ 주의 사항

- 30분 초과하지 않기: 피부 연화로 손상의 우려, 혈압 변화, 수분

소실

- 음주 후 2시간 이내 피하기: 알코올 대사 과정에서 혈관 확장→ 체온 상승, 심박동 증가

- 시행 전후 따뜻한 물 200cc 섭취: 혈액 순환 증진과 탈수 예방

④ **사후 관리**

- 물기 충분히 제거 후 보습제 사용: 발 건강과 수분 증발 예방

- 정강이 높이의 양말 착용(1시간 이상): 체온 유지→ 혈액 순환 촉진

- 찬바람 쐬지 않기: 급격한 체온 저하→ 면역력 저하, 갑작스러운 혈관 수축→ 근육통 유발

- 저녁 시간대 권장: 휴식을 취함→ 수면 유도

27.
우유

1. 우유의 오해

이 챕터는 '제인 플랜트'의 『여자가 우유를 끊어야 하는 이유』 책을 기반으로 구성되어 있다.

여자의 암이라면 유방암과 자궁암을 떠올릴 수 있을 것이다. 우유와 여성암은 밀접한 연관성을 가지며 특히 유방암의 상관관계는 더욱 그러하다. 유방암은 2024년 한국 여성암 발생의 21.8%로 1위를 차지하며 40대가 가장 많이 발생한다. 40 〉 50 〉 60 〉 70 〉 30대 순으로 호발된다. 유방암 발생률은 서구 선진국에 비해 70% 수준이지만, 계속되는 증가세와 20대 발생률도 증가하고 있다. 그 이유는 낮은 출산율과 서구화된 생활 환경, 호르몬 이상(피임약, 호르몬 치료), 환경호르몬 노출, 치밀 유방 증가, 가족력 등이 있다.

제인 플랜트는 영국의 지구화학자로 42세 유방암 진단을 받고 유방 절제술 후 함암 치료와 항암 식이를 병행하였다.

그러나 가족력이 없음에도 불구하고 7년 동안 5번의 유방암과 끈질기게 싸워야만 했다. 5번째 유방암 진단 후, 의료진에게만 의존하지 않고 스스로 유방암의 원인과 치료에 대한 연구를 시작했다.

연구 당시 우연히 중국 여성들은 유방암에 잘 걸리지 않는다는 소식을 듣고 중국인들의 음식을 연구하기 시작했다. 중국인들은 주로 기름진 음식을 먹는데도 불구하고, 유방암 발생률은 서양인에 비해 1/10로 턱없이 낮았다. 그래서 중국인들에게 유방암은 '부자 사모님' 병이라 불렀다.

나아가 중국뿐만 아니라 동양인들의 음식과 유방암의 관계를 연구하기 시작했고, 여기서 알게 된 사실은 '동양인은 우유나 유제품을 거의 먹지 않는다.'는 것이다. 그 후로 제인 플랜트는 냉장고에 있던 우유, 요구르트, 치즈, 버터 모든 유제품을 버렸고 6주쯤 손으로 만져지던 종양이 기적처럼 사라진 것이다.

우리나라의 성장기 아이들과 산모들에게 필수 식품으로 권장하는 유제품이 왜 유방암의 원인이 된단 말인가? 모유보다 단백질과 칼슘 함량이 3~4배나 높은데, 도대체 어떤 성분이 암을 일으킨단 말인가?

암의 유발 인자는 우유 속 호르몬인 '인슐린 유사 성장인자(IGF)' 이다. IGF는 사람의 유방 세포에 끊임없이 증식하라고 신호를 보내고, 잘못된 신호를 받은 세포는 돌연변이를 일으켜 암을 만들어 낸다. 게다가 축산업은 우유의 생산력을 늘리기 위해 젖소에게 인슐린 유사 성장인자(IGF)를 2~5배 농도를 높여 먹인다는 것이다. 100년 전의 우유와 현재와의 우유는 매우 다르며, 산업화된 동물성 단백질 섭취 증가는 전립선암, 난소암과 같은 성호르몬과 관련된 암에 영향을 주는 것으로 발표되었다.

인슐린 유사 성장인자(IGF, Insuline-like Growth Factor)는 인슐린과 유사한 구조를 가진 단백질로, 성장호르몬을 자극하여 세포 증식, 분화, 생존을 조절하며, 신체의 정상적인 성장과 생리 기능 유지에 중요한 역할을 한다. IGF는 혈중 성장호르몬 농도를 안정화시키고 혈당 조절에도 관여하지만, IGF 수치가 정상을 벗어나면 암(특히 유방암, 대장암, 전립선암 등), 당뇨병, 노화와 같은 질병의 원인이 될 수 있다.

유제품뿐만 아니라, 가금류 동물성 식품에도 마찬가지로 인슐린 유사 성장인자(IGF)가 높은 식품들이다. 대표적인 달걀, 닭, 소, 돼지, 오리, 양식 생선 등은 방목과 방사가 아닌 가두어 키우는 사육 동물들이 대부분이기 때문에 가능한 월 1~2회로 육류 섭취를 제한하기를 권한다.

유제품과 가금류를 포함한 동물성 식품도 인슐린 유사 성장인자(IGF)가 높은 식품들이다. 달걀, 닭, 소, 돼지, 오리, 양식 생선 등 대부분의 육류는 밀집 사육 방식으로 키워져 IGF 함량이 높을 수 있어, 월 1~2회로 섭취를 제한하는 것을 권한다. 특히 햄, 소시지, 육포, 베이컨, 스팸, 통조림 같은 가공육은 IGF 외에도 발색제, 산화방지제, 향미 증진제, 방부제, 항생물질을 포함하며, 훈제 과정에서 벤조피렌, 아크릴아미드, 니트로사민 등이 생성될 수 있어 1급 발암물질의 종합세트라 할 수 있다.

"죽어도 나는 먹어야겠다, 먹고 죽은 귀신이 때깔도 곱다."

어느 날 1급 발암물질이 함유된 식품을 너무 먹고 싶은 충동에 점령될 때, 저자의 방법을 제시해 본다. 인공 합성물이 무첨가된 수제 햄을 구입해서, 햄이 잠길 정도의 물과 자죽염 반 숟가락을 넣고 3~5분 정도 끓인 후 햄을 넣고 삶은 물을 버린다. 2차로 햄이 반 정도 잠긴 물에 자죽염을 소량을 넣어 살짝 데친 후 먹으면 된다.

첫 번째 끓임은 자죽염의 유해물질 흡착 원리를 이용한 것이며, 두 번째는 유해물질과 나트륨 및 각종 조미 맛들이 빠져 나갔기 때문에 미네랄 소금으로 간을 맞추는 것이다. 저자는 거의 모든 인스턴트 면류에 이 방법을 적용하며, 월 1회 이하로 섭취한다. 가능한 인스턴트 식품이 눈에 보이지 않도록 구매를 자제하는 자기통제력이 수반되어야 한다.

이러한 수고스러운 과정을 감수해야 만이, 내 몸을 지킬 자격이 주어진다. 발암물질을 완전히 제거할 수 없다면 섭취를 자제하거나 직접 조리하는 것을 권한다. 모든 것이 원인과 결과가 있듯이, 정성이 들어간 손길 하나하나가 모여 내 몸의 기적을 만들어 내는 것이다.

우유와 유제품 대신 국산 두유, 두부, 된장 등의 콩 제품과 채소로 대체하고, 가금류 대신 자연 방사 동물성 식품을 선택하여 IGF로부터 위험을 줄여야 한다.

간혹, 유방암 환자들이 콩 먹는 것을 두려워하는데 전혀 두려워할 필요가 없다. 사실 두려운 건 '식물성 에스트로겐 콩'이 아니라 병원에서 처방해 주는 '타목시펜'과 각종 '갱년기 호르몬제'가 더 위험하다. 오랫동안 복용한 타목시펜은 자궁암뿐만 아니라, 다른 장기의 2차 암 위험을 증가시키고 각종 호르몬제는 유방암을 증가시킨다.

오히려 콩에 함유된 이소플라본은 유방 조직을 보호, 유방암 재발을 약 26~28% 감소시키며, 에스트로겐에 직접적인 영향을 주지 않는다. 면역력 강화를 위해 매일 종이컵 1/2컵 정도 콩과 하루에 1~2잔 정도가 적당하다. 단, 시판 두유보다는 국내산 콩으로 직접 만들어 먹거나, 신뢰할 수 있는 곳에서 구매한 두유를 섭취해야 한다.

단 땅콩은 '아플라톡신'이라는 발암물질인 곰팡이균에 감염될 가능성이 있기 때문에 먹지 않도록 하고, 브라질 땅콩 역시 라듐 226이 고농도로 함유하고 있으므로 땅콩을 섭취할 때 신중한 판단이 필요하다.

"직접 키워서 먹을 수가 없는데 도대체 뭘 먹으란 말인가?"

우리가 가장 쉽게 접하는 완전 식품인 달걀의 경우 달걀 번호를 확인하여 구입하거나, 믿을 만한 자연 방사 농장의 달걀과 닭을 구매해서 먹도록 해야 한다. 2018년부터 시행된 '난각표시제'는 달걀 껍데기에 10자리 난각번호가 있다. 앞 4자리는 산란 일자, 중간 5자리는 생산자 고유번호, 마지막 1자리는 사육환경 코드를 나타낸다. 사육환경 코드는 1~4번까지 있으며 1번은 자연 방사, 2번은 축사 내 방사, 3번은 넓은 닭장, 4번은 좁은 닭장으로 분류되고 가능한 1번을 먹어야 한다.

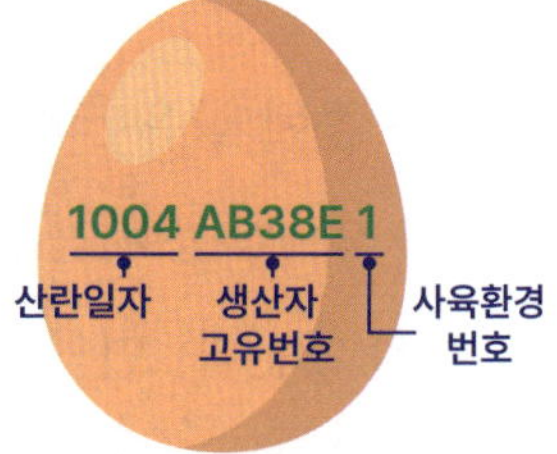

단가의 차이는 무시할 수 없는 것이 현실이지만, 배부르게 먹는 것이 아니다. 질 높은 건강한 식품을 소량 자주 섭취하여 '질병으로부터 예방'이라는 관점으로 보면, 비용 부담의 무게는 그렇게 커지만은 않을 것이다.

자연 방사 달걀의 경우 간혹 사육 코드 표시를 하지 않은 것도 있다. 표시가 없는데 어찌 믿을 수 있겠는가? 하는 의구심도 들겠지만, 우리 혀와 장이 바로 알아차린다. 자연 방사 달걀은 날것으로 먹어도 비린내가 거의 없으며 삶거나 구울 경우, 노른자와 흰색의 경계가 선명하며 탱탱하다.

그러나 아무리 자연 방사 달걀이라도 반드시 0~15℃ 냉장 보관을 해야 하며 소비기한은 산란일로부터 약 45일로 되어 있다. 하지만 21일 이후부터는 단백질 변형이 시작될 수도 있으므로 보관 상태를 확인하고, 변색이나 이상한 냄새가 나면 즉시 폐기해야 한다.

2. 우유 대신 지연 칼슘

우유를 대체할 수 있는 칼슘과 단백질이 풍부한 자연 식품들이 있다.

[칼슘이 풍부한 지연 식품]

칼슘이 풍부한 자연 식품들	
녹색 잎채소	시금치, 양파, 양배추, 미나리, 브로콜리, 청경채, 케일
뿌리채소	무, 당근, 우엉, 부추, 고추냉이
콩류	두부, 콩나물, 완두콩, 병아리콩, 콩가루, 청국장, 장류, 낫토
과일류	산딸기, 키위, 무화과, 블랙베리, 오렌지, 호박
견과류	귀리, 통밀, 참깨, 해바라기씨, 대두
해조류	미역, 다시마, 김, 감태. 파래

[체내 칼슘을 지키는 방법]

① 동물성 단백질 섭취 줄이기: 체내 산성화 촉진으로 칼슘 손실

- 동물성 단백질은 체내 산성화 촉진→ 이를 중화하기 위해→ 뼈에 저장된 칼슘이 혈액으로 유출→ 중화제 역할을 마친 혈액 내 칼슘은→ 부갑상선 호르몬에 의해 뼈로 재흡수→ 과도한 동물성 단백질은 부갑상선 기능을 억제→ 칼슘을 재흡수 못 하고 소변으로 칼슘을 배출

② 햇볕 쐬기: 칼슘 흡수 촉진

- 햇빛은 피부에 있는 '디하이드로 콜레스테롤'과 반응해 비타민 D를 합성
- 비타민 D는 칼슘 흡수에 필수 요소

③ 카페인 섭취 줄이기: 칼슘 흡수 방해

- 카페인은 체내 칼슘 흡수를 방해, 소변으로 칼슘을 배출
- 하루에 커피 섭취량은 400mg 이하(2잔)로 섭취
- 커피에 포함된 폴리페놀, 인산, 수산, 탄닌 또한 칼슘 흡수 방해
- 에너지 드링크, 녹차, 홍차에도 카페인 함유

④ 금주와 금연

- 알코올과 담배 속 니코틴과 카드뮴은 비타민 D와 칼슘 흡수 저해

- 흡연자 경우 비흡연자에 비해: 골밀도가 4~15.3% 낮으며, 골절의 위험도 25% 높음
- 꼭 술을 마셔야 할 경우: 맥주에 칼슘이 소량 포함되어 있으니 맥주 한 잔 정도, 또는 항산화 물질이 포함된 레드 와인 한 잔 정도로 제한

⑤ **마그네슘 섭취: 칼슘과 마그네슘의 균형은 2:1이 이상적**
- 마그네슘은 칼슘을 운반하고 뼈에서 칼슘 유출 방지
- 비타민 D 조절하여 골다공증을 예방
- 녹색 채소에 풍부하며 콩류, 통밀, 현미, 견과류, 씨앗, 사과, 무화과에 풍부

⑥ **붕소 섭취**
- 붕소는 칼슘과 비타민 D 대사를 돕고 흡수 촉진, 성호르몬 균형
- 자연 붕소는 사과, 딸기, 살구, 포도, 배, 자두, 대추야자, 토마토, 아몬드, 양배추, 시금치, 브로콜리, 콩, 견과류에 풍부

⑦ **꾸준한 운동: 특히 체중이 실리는 부하 운동이 뼈와 근육에 도움**
- 최소 20분, 주 3회 이상이 효과적
- 저비용 고효율 운동: 걷기, 달리기, 계단 오르기, 댄스, 턱걸이, 윗몸 일으키기, 팔굽혀 펴기

28.
간 청소

1. 간 청소

'안드레아스 모리츠'의 『의사들도 모르는 기적의 간 청소』는 전 세계 100만 부 이상 판매 된 베스트셀러로, 간 청소의 중요성을 강조하고 있다. 지금도 "비과학적이다, 믿을 수 없다."라는 수많은 비난도 받지만, 한편으로는 많은 의사들이 자신의 경험을 바탕으로 간 청소를 추천하고 있다.

간 청소는 암 환자, 원인 모를 미병에 시달리는 환자, 만성 질환자, 예방의학 측면에서 많은 사람이 경험한다. 간 청소를 통해 제거된 담석을 의학적으로 확인함으로써, 그 가치를 인정받고 있다. 저자 또한 1년에 1~2번 가족들과 간 청소를 하고 있으며, 교육에도 많이 활용하고 있다.

'만병일독萬病一毒' 만 가지 병의 원인은 '독'에서 생긴다는 말이 있듯이, 안드레아스 모리츠는 "간에 쌓인 결석이 만병의 원인이다."라고 정의한다. 그가 말하는 간 청소법은 인도 전통의학인 '아유르베다(Ayurveda)'에 기반하고 있다. 아유르베다는 '삶의 지혜'를 의미하는 산스크리트어로 약 5,000년 역사를 가지고 있으며 주요 치료법은 식이요법, 약초, 마사지, 명상, 체내 해독 등이 있으며 한의학과 공통점이 많다. 아유르베다는 WHO가 공식적으로 인정한 대체의학이며 미국과 유럽에서 점차 관심이 높아지고 있다. 면역치료, 암, 알레르기, 당뇨, 염증 질환, 정신 치료까지 다양한 질환에 적용되고 있으며, 우리나라 정부와 달리 인도 정부의 적극적인 지원으로 성장과 전 세계적으로 시장을 확대하고 있다.

아유르베다의 핵심 개념은 '질병은 균형이 깨질 때 발생한다.'이며, 기본 철학은 '모든 인간은 자신 스스로 질병을 치유할 수 있는 능력을 가지고 있다.'는 점이다. 인간을 소우주로 보며 우주와 인간이 분리될 수 없는 관계라 여기고, 개인적 건강 상태와 체질에 따라 맞춤형 치료를 중요시하는 전인적인 자연 치유법을 추구한다.

'간 청소'란 무엇인가?

간에는 엄청나게 작은 관들이 모여 큰 관으로 합쳐지고 그것이 또 합쳐져 큰 담관이 만들어진다. 문제는 작은 관들 사이 사이에 간에서 해독하고 내보내는 찌꺼기들, 간에서 만들어진 담즙, 몸에서 내보내는 콜레스테롤 및 호르몬들이 쌓여 작은 관들을 막고 있는 경우가 많다.

이 찌꺼기들을 '담석'이라 하고 돌같이 딱딱한 것들도 있지만, 대부분 콜레스테롤을 함유한 말랑말랑한 공 같은 형태가 많다. 담석의 주요 성분은 90% 이상이 콜레스테롤이며 그 외 칼슘, 인, 빌리루빈, 중성지방, 담즙산이다. 이들이 담도와 담낭, 간 구석구석에 들어차 있으며, 담즙과 함께 농축되면 석회화가 되어 초음파, CT 등의 의료 장비로 발견된다.

상황에 따라 다양한 방법으로 담석 제거술을 하지만, 담낭 제거술까지 병행하는 경우는 평생 소화불량을 겪는 사례가 많으므로 수술보다는 부작용이 거의 없는 '간 청소'를 권한다. 간 청소란 말 그대로 간에 있는 담석을 청소하는 것이다.

2. 간에서 담석이 생기는 이유

간은 오른쪽 가슴 밑 옆구리에 위치하며, 크기는 좌우 약

25cm, 무게 1.2~1.5kg으로 인체 내 가장 크고 무거운 장기이며, 체내 혈액의 약 13%를 보유하고 있다.

'인체의 화학 공장'이라 불리는 간은 인체에서 매우 중요하고 다양한 기능을 한다. 탄수화물, 단백질, 지방을 대사, 해독 기능, 담즙 생성과 배출, 영양소 저장, 면역 기능, 호르몬 대사, 혈액 저장을 한다.

하지만 많은 중역을 해내는 장기임에도 불구하고 '침묵의 장기'로 질병 초기에는 특이한 증상이 거의 없으며, 60~70% 이상 심각한 손상까지 진행되어야 진단이 가능하다. 거의 모든 장기도 70% 이상 손상된 후에야 발견되는 것은 매 마찬가지인데, 굳이 '간'을 더 강조하는 이유는 뭘까? 역으로 간의 1/3을 제거해도 6개월이 지나면, 정상적인 부피와 기능을 회복하는 강력한 재생력을 지니고 있는데, 왜 굳이 침묵의 장기라 불리는지 의구심이 들지 않는가?

이유는 간세포 내에는 신경세포가 매우 적어 종양이 생겨도 통증을 느끼기 어렵고, 통증을 호소할 때쯤은 이미 세포 재생이 불가능한 상태이다. 그리고 가장 큰 맹점은 중역을 맡고 있음에도 불구하고 하나밖에 없다는 것이다. 폐, 신장, 갑상선 등의 장기에서 병소가 생기면 한쪽은 제거하고 남은 한쪽이 나를 지켜준다. 그러나 간을 포함한 담도계 질환은 대체해 줄 반쪽이 없으므로 다른 장기에 비해 발병률보다 사망률이 높다.

간의 중요한 기능 중 하나는 하루에 약 1L 정도의 '담즙'을 생산하는 것이다. 담즙은 노란색, 갈색, 초록색을 띤 점성이 있는 강알칼리성 액체로 pH 9.5 정도의 쓴맛이 특징이다. 충분한 양의 담즙이 공급되지 않으면 위장에서 분비된 염산이 소장으로 넘어오면서 중화되지 못한 상태로, 위장관 전체를 녹여 염증을 일으킬 수도 있다.

소장은 지방과 칼슘을 흡수하기 위해 음식과 담즙을 섞는 과정이 필요하다. 그런데 담즙이 충분하지 않으면 지방이 제대로 흡수되지 않아 장내 세균의 먹이로 쓰인 후 분해되어, 지방산을 만들기도 하고 대변과 함께 배출되기도 한다.

지방이 흡수되지 않으면 칼슘도 흡수되지 않아 혈액에 칼슘이 부족해진다. 그 결과 혈액 내 칼슘 농도를 조절하기 위해 뼈에서 칼슘을 뺏어오기 때문에 담즙 분비에 문제가 있는 경우에 골다공증이 흔하게 발생한다. 지방이 칼슘 흡수를 돕는 중요한 역할을 하기에 지방과 칼슘을 함께 섭취하도록 권하는 이유이다. 예를 들어 두부와 들기름, 녹황색 채소와 올리브유 드레싱, 멸치와 견과류 볶음 등이 좋은 예시이다.

그러면 담석은 왜 생기는 걸까?

담석은 담낭이나 담관 내에 발생하는 단단한 덩어리로 크기는 좁쌀에서 동전 크기만 한 것까지 다양하다. 담즙 성분은 수분, 담즙산, 인지질, 단백질, 콜레스테롤, 빌리루빈으로 구성되어 있다. 담즙 내 콜레스테롤이나 빌리루빈이 과포화 상태로 존재하게 되면 담석 결정체가 형성된다.

담석은 40대 이후에 증가하는 경향이 있으며, 70대 이상에서 25.3%로 가장 높은 비율을 차지한다. 특히 여성과 고령자에게서 더 흔하게 나타나고, 발생 나이 또한 젊어지는 추세다. 위험 요인은 여성호르몬, 고령, 비만, 알코올 섭취, 고지방/고콜레스테롤 식이, 다출산, 급격한 체중 변화, 대사성 질환, 약물, 유전 등이 있다. 예방을 위해서는 균형 잡힌 식단, 운동, 체중 유지가 중요하다.

담석의 종류는 크게 콜레스테롤 담석과 색소성 담석으로 분류된다. 콜레스테롤 담석은 가장 흔한 형태로 과도한 콜레스테롤이 담즙에서 결정화된 경우이며, 색소성 담석은 빌리루빈이 과하게 포함된 경우로 간 질환이나 용혈성 질환과 관련이 있다.

[담석이 생기는 이유]

① 콜레스테롤 담석: 노란색~녹색

- 담석의 구성 성분의 50~70% 콜레스테롤

- 비만, 고지방 식이, 고콜레스테롤 혈증

② 색소성 담석: 갈색, 흑색

- 빌리루빈으로 구성

- 간디스토마와 같은 기생충, 간담도계의 염증 후 발생

- 흑색 담색은 간경변증, 용혈성 빈혈, 크론병

③ 담낭 기능 저하

- 담낭 수축 기능 저하

- 담즙 정체

- 위절제술 후, 척수 손상 환자, 장기간 금식, 급격한 다이어트

④ 호르몬 관련: 여성이 남성의 4배, 폐경 후 비슷한 남녀 발생 비율

- 에스트로겐: 담즙 내 콜레스테롤 증가, 담낭 수축 약화, 간 기능 손상, 중성지방 양 증가

- 경구 피임약: 혈전 생성의 위험성

- 갱년기 전후 여성호르몬의 변화: 담석증 발생 위험 증가

⑤ **대사성 질환**

– 당뇨병, 이상지질혈증

⑥ **생활 습관**

– 입안 염증, 변비, 잦은 야식, 단백질 과잉 섭취, 잦은 육류 섭취, 수분과 수면 부족

⑦ **약물 남용, 멜라토닌 제품, 항암제: 자가 면역력 저하로 각종 염증 유발 인자**

⑧ **유전, 연령 증가: 담즙 생성 감소**

[담석이 있을 때 나타나는 증상]

① **담도 산통**

– 명치나 오른쪽 위쪽 배부터 심한 통증과 중압감

– 우측 견갑골 하부(날개뼈 아래)나 어깨 쪽에서 등까지 넓게 퍼진 통증

– 갑자기 시작되어 1~4시간 동안 지속되다가 갑자기 소실

② **소화기 증상**

– 오심, 구토: 폭식 후 증상 악화, 담즙의 역류로 입안에서 쓴맛과 신맛을 느낌

③ **합병증과 관련 증상**

– 담낭염, 담관염 후 발열이나 오한

④ **황달과 기미나 갈색 반점(검버섯)**

　– 황달: 빌리루빈 수치 증가 시

　– 기미, 갈색 반점: 간내 담관 폐색→ 역류된 담즙→ 피부 축적→

　　피부 손상→ 멜라닌 축적

⑤ **대변 색**

　– 갈색: 담석증 자체는 대변 색에 영향을 주지 않음

　– 회색, 점토색: 담관 폐쇄

⑥ **대부분 담석증 80%는 무증상, 검진에서 발견되는 경우가 많음**

[담도, 담석 시진]

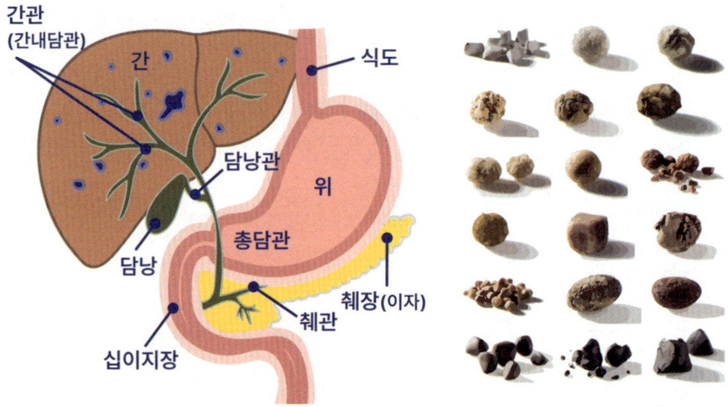

3. 간 청소 방법과 주의 사항

한 번 만에 담석이 빠져나오는 경우는 거의 드물다. 염증이 많은 체질이나 간담도계 이상이 있는 경우는 4~5회차에 대변에서 담석이 보이거나, 기름이 뜨기 시작한다.

간 청소를 하고 난 처음 2~3일은 몸이 날아갈 듯이 가볍다가 다시 원 상태로 피로, 두통, 복통, 무거움을 느낀다. 이것은 깊은 곳의 담석이 완전히 빠져나오지 못해, 앞쪽 담석 자리를 다시 막았기 때문이다.

주기는 1~2주 간격으로 반복 시행하고, 횟수가 증가할수록 몸살처럼 느껴지는 경우가 많다. 갑작스러운 실변, 복통, 두통, 미열을 동반하는 경우가 많으니, 주말이나 휴일에 간 청소를 한 후 충분한 휴식을 취해야 한다. 여성이 월경과 출산으로 몸을 정화하듯, 간 청소도 자연의학으로 담석을 제거하는 정화법이므로 반드시 몸조리가 필요하다.

저자의 경우 1회부터 소량의 연두색 담석이 토끼똥 크기로 소량 나왔고 가려움증, 복통, 두통을 호소하였다. 2~3회차는 2cm 크기의 적갈~초록색 담석이 종이컵 반 컵 정도 쏟아져 나왔다. 매회 간 청소 후 머리는 맑아졌으나, 3회차 간 청소 후는 미열과 몸살로 고생을 하였다. 4회차 간 청소부터는 무조건 집에서 안정을 취해 후유증을 최소화하여 월요일부터 정상 출근을 하였다. 지금은 연 1회 생일날을 기점으로 가족들과 꾸준히 하고 있다.

안드레아스 모리츠가 제시한 간 청소 방법은 현실적으로 실행하기에 난제가 많아, 시작부터 포기하는 경우가 빈번해 짧은 시간에 쉽게 할 수 있는 방법을 모색하기 시작했다. 간 청소 제품을 판매하는 병원을 검색해 여러 곳의 간 청소 제품을 먹어보고, 부작용이 최소한 제품을 선택해 교육하기 시작했다. 예상대로 실행률은 80% 이상을 차지하였고, 만족도와 결과 또한 기대치 이상이었다.

안드레아스 모리츠의 간 청소 방법은 7~9일이 소요되며, 저자가 추천하는 간 청소 제품은 2일이 걸리고 1회 비용은 약 10~30만 원이다. 안드레아스 모리츠 방법을 선택하든, 병원 제품을 선택하든, 자신에게 맞는 간 청소 방법을 선택하여 한 번쯤 도전해 보기를 바란다.

간 청소 시 일반적으로 복용 중인 약물을 중단해야 하지만,

갑상선약이나 고혈압제와 같은 약물은 반드시 정해진 시간에 복용해야 한다. 만 10세 이하 또는 90세 고령의 경우는 용량을 반으로 줄여 간 청소를 시행할 수 있다고 설명한다. 그러나 저자의 경우 복통과 두통, 가려움증, 심한 기력저하를 경험했기 때문에, 허약한 체질은 건강 상태를 고려하여 간 청소 시행 여부를 신중히 결정해야 한다.

간 청소를 피해야 하는 경우는 장 폐색, 허약 체질, 장 질환, 급성 감염증, 변비, 치질, 심한 복통, 임신과 모유 수유, 월경 기간, 항암 치료 기간(마지막 항암 6~8개월 후 가능), 담도 스탠드, 당뇨(저혈당 쇼크 우려) 등이 있다.

마지막으로 간 청소 일주일 전에 구충제를 복용하여 간 청소 효과를 극대화한다. 기생충 감염은 간담도계 질환의 중요한 요인 중 하나로 담관염, 담석증, 담도암 등을 유발하므로, 예방적 차원에서 간 청소와 함께 연 1~2회 복용을 권한다.

[간 청소 주기]

정기적인 간 청소를 권장하나 개인의 상황과 전문가의 조언을 고려하여 적절한 방법과 시기를 선택하는 것이 중요하다.

① **첫 주기(첫 6개월)**

- 간 청소 1주일 전 구충제 복용: 간 청소 효과 극대화

- 월 1회 6개월 또는 1~2주 간격으로 5회 시행

② **장기 관리**

- 첫 6개월 집중 관리 후, 연 1~ 2회 권장: 구충제 복용과 함께 시행

③ **실행 시기**

- 월~금: 채식 위주의 식단으로 준비 기간

- 토~일: 본격적인 간 청소 시행

[안드레이스 모리츠의 간 청소 방법]

일		방법	주의사항	비고
1~5일	매일	사과주스 1리터를 복용 (유기농, 무첨가)	-식사 전후 1~2시간은 금지 -6pm 이후 금지 -물 6~8잔 마시기 -동물성 식품 금지	사과의 말산이 담석 연화제로 작용
6일째	아침	-가벼운 식사 후 -사과주스 1리터 복용	가공식품 금지	담즙 소모를 줄임
	점심	-가벼운 점심 후 -1.30pm이후 물만 섭취	과일, 채소, 부드러운 식사 물만 섭취	담석 배출 용이
	6pm	물1.8리터+ 자죽염60g (1.5큰 스푼)	-자죽염이 힘들면 천일염 -구연산 마그네슘으로 대체	-담관 평활 근 이완 -담낭 크기 1/3 축소

6일째	8pm	물1.8리터+ 자죽염 60g (1.5큰스푼)		
	9.30 pm	증류수 관장	대장이 비워지지 않는 경우 증류수 관장 시행	담석 배출 용이
	10 pm	180cc 자몽이나 레몬즙+ 120cc 올리브 오일	-한 번에 음용 후 -머리를 배보다 높인 후 즉시 바로 누워 잠 -오른쪽 측위도 가능 -2시간 이내 물 섭취 불가	-20분 이상 눕기 -20분 후 배개를 편하게 높이 조절
7일째	6am	-양치 후 따뜻한 물 -물1.8리터+ 자죽염60g (1.5큰스푼)	-가능한 선 자세를 취하고 -기운이 없으면 다시 취침	충분한 수분 섭취로 효과 증대
	8am	물1.8리터+자죽염 60g (1.5큰스푼)		
	10am	신선한 과일이나 즙 음용		
	12pm	가벼운 식사부터 시작	채식 위주	과식 금지
8~9일	매일	가벼운 식사(채식)	컨디션 회복 기간	간담도의 수술 효과

4. 간 청소의 효과

간 청소는 간과 소화기관의 기능을 개선하고 잠재워져 있는 자가 치유력을 일깨워 내 몸의 기적에 한 발짝 더 가까워질

수 있다.

소화 기능은 분해, 흡수와 대사, 배출 세 단계로 나뉜다.

- **1단계 분해:** 섭취한 음식물을 입과 위에서 영양 성분으로 잘게 쪼개는 분해 작용
- **2단계 대사:** 소장에서 영양소를 흡수하고 혈액을 통해 신체 각 세포로 운반
- **3단계 배출:** 대장에서 수분을 흡수하고 남은 노폐물을 배출

우리 몸의 60~100조의 세포는 효율적으로 이용되고 교체되면서 항상성을 유지한다. 매일 3,300억 개의 세포가 죽고 새로운 세포로 대체되려면 소화 기능이 매우 중요하다. 담석이 있으면 소화작용 1단계인 '분해' 작용부터 문제를 일으켜, 독성물질이 쌓이게 되고 세포 교체가 원활히 일어나지 않는다. 그러므로 담석 없는 소화기관이 건강의 전제 조건이 되어야 한다.

① 소화 기능 향상
- 지방 소화 개선

- 숙변 제거와 배변 상태 개선

- 복통과 복부 팽만감 완화

② 간 기능 개선

- 간과 담관의 노폐물과 독소 제거

- 간의 해독 기능 향상

③ 혈액 지표 개선

- 콜레스테롤과 중성지방 수치 감소

- 간 수치 개선

④ 기타 증상 완화

- 눈과 머리, 피부가 맑아짐

- 피로 감소

- 부종과 알레르기 증상 완화

- 어깨와 목 뻐근함 완화

- 수면의 질 개선

- 알코올 분해력 증가

29

수면

1. 수면과 건강

『황제내경』에는 '밤에는 사람의 기운이 오장으로 들어가 장기를 튼튼하게 만든다.'라고 기록되어 있다. 이와 같은 맥락에서 '잠이 보약'이라는 옛 선조들의 표현은 수면의 중요성을 간결하게 나타낸 것이다.

'렘수면(REM: Rapid Eye Movement)'은 빠른 안구 움직임과 뇌 활동이 활발하며 꿈을 꾸는 단계이다. '비렘수면(non-REM)'은 안구 움직임이 없으며 신체와 뇌가 에너지를 충전하는 휴식 단계이다. 렘수면은 전체 수면의 20~25%, 비렘수면은 75~80%를 차지한다.

렘수면은 꿈을 꾸는 시기로 몸을 움직일 수 없게 만들어 꿈을 꾸면서 행동을 하지 못하게 한다. 비렘수면은 얕은 잠 1~2단계와 깊은 잠 3~4단계로 분류된다. 최근에는 4단계에서 3단계로 구분하는데 1단계는 얕은 수면, 2단계 본격적 수면, 3단계 깊은 단계로 구분하기도 한다.

렘수면-비렘수면은 약 90~120분 주기로 반복되며 약 5회 정도의 주기를 가지고 잠이 들기까지 평균 15분이 소요된다. 자려고 누웠을 때 5분 안에 잠드는 경우는 피로 누적과 수면 부족을 알려주고 한 시간이 지나도 잠이 안 오면 불면증 초기 가능성이 있다.

사람마다 필요한 수면 시간은 차이가 있으나 일반적으로 어린이는 9~10시간, 성인은 7~8시간이 필요하다. 각자에게 필요한 수면 시간은 기상 후 피곤하지 않고 낮 동안 졸리지 않는 상태를 유지할 수 있는 시간이다. 수면의 역할은 신체 회복, 에너지 보존, 호르몬 분비, 기억 저장, 면역, 감정 조절 등 많은 역할을 한다. 잠이 부족하면 기억력과 집중력 저하, 감정 기복의 변화, 주간 졸림, 식욕증가 등이 발생한다. 실제로 24시간 이상 잠을 자지 않으면 혈중 알코올 농도 0.1%의 상태와 같고, 수면이 4시간 줄어들면 반응 속도는 50% 감소한다.

수면과 각성은 '수면 욕구'와 '생체 시계'에 의해 조절된다. 수면 욕구는 '신체 항상성'의 한 가지로 잠이 부족할 때는 낮에도 졸리며 평소보다 일찍 자고 많이 자는 현상이 나타나고, 본인이 필요한 만큼 잔 경우에는 더 이상 졸리지 않는다. 생체 시계는 뇌의 시상하부의 '시교차 상핵(Suprachiasmatic Nucleus, SCN)'에 존재하며 망막으로부터 직접 빛 정보를 받아 처리하므로 낮에는 깨어있고 밤에는 잠들게 하는 인체의 알람 시계이다. 수면(멜라놉신/멜라토닌), 신체활동, 의식, 호르몬, 체온, 면역, 소화 등 24시간 주기에 맞춰 다양한 생리 기능을 조절한다.

점심을 먹고 졸리는 이유는 오전 중에 증가하던 생체 시계(각성)가 잠시 주춤하는 사이에, 조금씩 증가하는 수면 욕구가 일시적으로 강해져 졸리게 된다. 그 후에는 다시 생체 시계가 수면 욕구보다 강해져 자기 전까지 졸리지 않는다.

수면은 단순한 휴식이 아닌 세포를 재생하는 시간이다. 하루의 1/3을 수면으로 비중을 차지하는 이유는 하루 동안 사용한 손상된 세포를 밤사이에 회복시키기 위한 시간이 그만큼 필요하기 때문이다. 한국인의 평균 수면 시간은 6.8시간으로 OECD(경제협력개발기구)국가 중 가장 적다. 또한 한국인 26% 이상이 수면 장애를 겪고 있어 질병 발생의 촉진 요인이 되고 있다.

[렘수면과 비렘수면 치이]

구분	렘수면	비렘수면
뇌 활동	활발	느림, 휴식
안구 활동	빠름	없음
근육 상태	마비	이완
역할	기억과 감정 처리	신체 회복, 면역 강화
전체 수면의 비중	20~25%	75~80%

2. 수면의 기능

수면은 인체의 건강과 기능 유지하는데 필수적인 요소로, 중요한 기능을 수행한다.

1) 신체 회복

비렘수면 중 3단계 깊은 수면은 '서파수면(slow-wave sleep)' 이라 한다. 이 과정을 통해 우리 몸의 모든 장기는 피로를 회복하고, 유해 물질과 손상된 세포를 제거와 복구시킨다. 동물들도 다치면 밖으로 나오지 않고 잠만 자듯, 사람도 아프거나 수술 후에는 손상된 조직을 회복하기 위해 휴식과 수면을 통해 자연적인 회복 메커니즘으로 들어간다.

2) 에너지 보존

잠자는 8시간 동안 120Kcal가 소모된다. 수면 중 골격근 이완
은 기초대사율을 낮추어 에너지를 보존하고, 기상 후 즉각적
인 신체활동을 가능하게 하는 준비 과정이다.

3) 멜라토닌 호르몬 분비

수면 중에는 뇌의 송과체에서 멜라토닌 호르몬을 분비한다.
멜라토닌은 면역세포를 만드는 티뮬린과 인체 저항력을 높여
주는 인터류킨 분비를 조절하여 활성산소 중화, 해독, 암세포
등을 파괴하여 면역력을 증진시킨다. 면역 세포 중 하나인 헬
퍼 T세포와 NK세포는 밤 11시~ 새벽 3시에 가장 많이 분비
된다..

4) 성장 호르몬 분비

성장 호르몬은 수면에 들어간 지 약 90분 후 렘수면일 때 가
장 많이 분비되고, 일반적으로 밤 10시~새벽 2시에 분비된다.
유아동과 청소년에게는 뼈와 근육 등의 발육에 도움을 주고
성인에게는 신진대사, 피부 회복, 피로 회복에 도움이 된다.

5) 기억 저장

렘수면 상태는 기억을 장기기억과 단기기억으로 구분한다. 뇌는 렘수면 중 각각의 영역이 활발하게 움직이고, 낮에 습득한 뇌 겉면 정보를 측두엽 안의 해마로 깊숙이 옮겨놓는다. 해마로 보내진 정보는 7~15일 정도 기억하고, 이 기억들은 매일 밤 렘수면 때마다 되새김되어 1개월~1년 이상 기억된다. 충분한 잠을 자는 새벽형이 올빼미형보다 성적이 더 좋다는 이유다.

6) 비만 방지와 면역 기능

'그렐린(Ghrelin)'은 주로 위장에서 분비되는 호르몬으로 '배고픔 호르몬'으로 불리며, 식욕을 자극하고 음식 섭취를 증가시킨다. 특히 탄수화물과 기름진 음식을 자꾸 먹고 싶게 만들어 비만과 당뇨를 유발한다. 수면 시간을 4시간 줄이면 이틀 후 혈중 그렐린 호르몬 농도는 30% 증가한다.

'렙틴(Leptin)'은 지방세포에서 분비되는 호르몬으로 '포만감 호르몬'이라 불리며, 식욕 억제와 포만감을 조절한다. 수면 부족 시 렙틴 호르몬은 18% 감소한다. 그러므로 충분한 수면은 비만을 줄여준다.

'코티솔(Cortisol)'은 부신피질에서 분비되는 '스트레스, 각성 호르몬'으로 불리며, 새벽 3~4시부터 증가하여 오전 6~8시에 분비량이 최고치에 도달한다. 멜라토닌은 밤에 증가하고 코티솔은 아침에 증가한다.

코티솔은 에너지를 공급하면서 신체기능과 뇌를 활성화시키고 인슐린 조절에 관여한다. 잠을 자지 못하면 코티솔 분비가 증가하여 에너지를 늘리기 위해 고칼로리, 고지방을 선택적으로 섭취하게 되면서 복부 지방과 당뇨, 고혈압을 유발한다.

코티솔은 대사율을 증가시켜 체온을 높인다. 이로 인해 코티솔 분비가 많은 아침 체온이 저녁보다 높게 측정된다. 역으로 새벽에 체온 저하로 잠을 깰 경우는 코티솔 농도가 낮음을 간접적으로 알려줌으로써 면역계 이상을 감지할 수 있다.

"체온이 1도 낮아지면 면역력이 30% 떨어진다."
적정한 수면 환경과 수면 시간이 얼마나 면역계와 밀접한지를 잘 말해준다.

7) 정신적 영향

'세로토닌(Serotonin)'은 위장관에서 90%, 뇌에서 10% 생성되며 '행복호르몬'이라 불린다. 햇빛이 망막을 통해 뇌의 봉선핵에 전달되면 뇌에서 세로토닌이 합성하기 시작한다. 아침에 활동을 시작하면 해와 함께 세로토닌이 증가하고 해가 지면 세로토닌도 감소한다.

세로토닌은 멜라토닌의 전구체로 수면-각성 주기를 관여하여 수면 조절, 포만감 유지, 체온, 인지, 기분, 자세 유지를 조절한다. 잠에서 깬 2시간 후가 세로토닌 분비가 가장 활성화되는 시기이므로 수면 장애와 우울증, 치매, 암, 만성질환이 있는 경우에 간단한 아침 식사 30분 후 산책을 권한다.

푹 자고 일어났더니
따스한 햇살이 내 눈가로 스며들어오네
몸이 따뜻해져 기분 좋고
행복하니 안 먹어도 배가 절로 부르고
기분이 좋으니 어깨도 펴지고 머리도 맑아지네
이런 게 행복이 아니겠는가?

잠 자시오~ 잠을 자~
잠을 자시오~ 잠을 자시오~

사랑 사랑 사랑 사랑 사랑

보약의 잠이로구나 ♪~~~

[수면 부족으로 발생하는 질병]

7~8시간 수면을 기준으로 한 연구 결과이다.

① **고혈압: 2배 (연세대학)**

 - 6시간 미만: 고혈압 2배 증가

② **심혈관 질환: 2배 (미국 시카고대학)**

 - 6시간 미만: 심근경색증과 뇌졸중 2배, 울혈성 심부전 1.6배 증가

③ **당뇨망막증: 1.8배 (성빈센트병원)**

 - 5시간 이하: 당뇨망막증 1.8배, 당뇨망막증의 실명 위험 1.5배

 증가

④ **비만: 22% 증가 (서울대학)**

 - 5시간 이하: 복부 비만 32% 증가, 전신 비만 22% 증가

⑤ **골다공증 (미국 콜로라도 대학)**

 - 3주간 5~6시간: 골 형성 지표(P1NP) 감소

⑥ **피부 노화 (유니버시티 메디컬센터)**

 - 미세한 주름, 피부 침착, 탄력성 저하, 피부 쇠퇴, 피부 노화 지수

 상승

⑦ 만성질환 (미국 질병통제예방센터)

– 6시간 이하: 치매, 우울증, 당뇨병, 비만, 뇌와 심장 질환 증가

[수면 과잉으로 발생하는 질병]

7~8시간 수면을 기준으로 한 연구 결과이다.

① **치매: 42% 증가 (국립암센터)**

– 8~9시간 이상: 인지 장애 위험 38% 증가, 치매 위험 42% 증가

② **우울증: 18% 증가 (미국 워싱턴 주립대학)**

– 7~9시간 이상: 우울증 27% 증가

– 과도한 수면: 우울증 18% 증가

③ **심장병: 2배 상승 (미국 워싱턴주립대학)**

– 9시간 이상: 협심증 2배, 관상동맥 질환 1.1배, 심장병 2배 증가

3. 수면 환경

최적의 수면 환경은 숙면을 유도하는 중요한 역할을 하며 편안한 빛, 온도, 습도, 소음, 이불, 베개, 잠옷 등이 이에 영향을 미친다.

1) 빛과 수면

빛은 소금처럼 삶에 필수적인 요소이다. 그러나 현대인은 창문이 없는 환경이나 교대근무로 인해 자연조명보다는 인공조명에 더 많이 노출되어 있어 생체 시계의 교란이 증가하고 있다. 생체 리듬의 주기 혼란은 수면 장애로 이어져 결국 건강을 위협한다. 멜라토닌은 수면을 유도하는 호르몬으로 빛에 의해 조절된다. 낮에 30분 이상 자연광을 쬐거나, 불가능할 경우 인공조명을 이용하여 멜라토닌 분비를 조절할 수 있다.

멜라놉신은 망막에 존재하는 단백질로 빛 정보를 뇌에 전달하여, 생체 시계를 조절하는 역할을 한다. 멜라놉신은 멜라토닌 분비를 억제함으로써, 깨어있는 상태를 유지하도록 한다. 자연광이나 청색광(약 480nm 파장)은 멜라놉신을 자극하여 활동과 기분을 조절한다. 이러한 광자극의 차이로 햇볕이 쨍쨍한 날은 활기차고, 흐린 날에는 차분한 감정이 유발되는 것이다. 따라서 낮에는 높은 조도의 청색과 백색 조명으로, 저녁에는 낮은 조도의 붉은색 조명으로 사용하는 것이 좋다.

수면 2시간 전부터 조명을 어둡게 하고 잠자리에 들면 가능한 모든 조명과 전기제품을 끈다. 특히, 휴대폰을 머리와 멀리 두어 청색광으로부터 멜라토닌을 방해받지 않도록 해야 한다. 아침 햇살이 강한 동향 방은 차광커튼이 효과적이며, 빛 조정이 불가피한 경우는 수면 안대 착용이 도움이 된다. 그러나 장시간 착용 시 안대 압력으로 부종, 가려움증, 피부 발진, 안구 건조증 등이 발생할 수 있기에 한시적으로 착용해야 한다.

멜라놉신의 기능 장애는 대사증후군, 암, 비만, 인지 기능과도 연관이 있으므로 수면 장애를 '뇌'로만 국한 지을 것이 아니라 '눈'을 포함한 통합적인 관점에서 해결해야 할 것이다. 시력의 90%를 좌우하는 망막의 중심부인 황반에서 변성이 일어나는 '황반변성'과 수면 장애의 연관성을 연구한 결과도 있다. 이 결과를 기반으로 멜라토닌이 황반변성과 수면 치료제로 주목받고 있다. 멜라토닌 복용자 중 약 2~6%가 두통, 졸음, 악몽, 위장장애, 천식 등의 부작용을 경험하므로 안전성에 관한 추가 연구가 필요하다.

저자는 32살에 좌측 각막암, 모친은 82살에 양안 황반변성을 겪었다. 모친의 좌안은 실명, 우안은 시력 측정이 거의 불가능한 상태였으나, 84세부터 연 1~2회 림프곤 제거술을 통해 현재 시력은 좌안 측정 불가, 우안 0.15~0.2이다. 현재 모친은 인공눈물, 루테인, 멜라토닌 등 모든 화학 제품의 사용을 금지하고 있다. 그 대신 제철 음식과 과일을 치료제로 먹으며, 매일 아침 산책 30분 이상, 무조건 밤 10시쯤 주무신다. 돌침대와 눈 안마기, 기타 전기제품 사용도 금지하는 등 엄격한 관리를 하고 있다. 건강 관리에서는 한 치의 양보도 없는 혹독한 딸을 늘 '주치의'라 불러주는 고마운 고객이시다.

2) 온도와 습도

수면 시 적절한 실내 온도 20~24℃, 습도 50~60%는 멜라토닌 분비를 촉진시켜 숙면을 유도한다. 온도가 25℃ 이상 상승하면 수면 효율성은 5~10%로 감소하고, 온도가 낮으면 혈관이 수축하여 혈액순환 장애, 부종, 근육 경직, 면역계 약화, 저체온증 등을 야기한다.

습도 역시 중요한 요소로, 너무 낮으면 눈, 코와 기도 등이 건조해져 호흡기와 안과 질환을 유발하고, 습도가 너무 높으면 곰팡이 번식의 증대로 호흡기와 피부과 문제를 일으킨다. 개인의 체질과 선호도에 따라 최적의 온도와 습도를 유지하는 것이 건강한 수면을 위해 중요하다.

3) 소음

소음의 부정적인 영향은 아드레날린과 코티솔 호르몬을 자극하여 심장 박동수와 혈압을 상승시켜 각성 효과를 일으킨다.

낮은 수준의 소음(40dB, 도서관)도 얕은 수면 단계에서 뇌의 활동이 활발해져, 깊은 수면의 진입을 방해한다. 지속적인 소음의 노출은 수면 중 잠을 깨워 수면의 질 뿐만 아니라, 스트레스 호르몬을 증가시켜 심혈관 질환, 분노, 불안, 우울, 난청까지도 위협한다. 미국 매사추세츠병원의 연구에 따르면 높은 수준의 소음에 노출된 사람은 심장마비나 심혈관 질환 위험이 3배 이상 높다고 발표했다.

소음의 최소화를 위해 이중 창, 두꺼운 커튼, 필요 시 귀마개 사용 등의 방법을 활용한다. 그러나 귀마개는 감염과 청력 저하, 이명 등의 부작용이 있을 수 있으므로 8시간 이상 착용을 피하고 항상 청결을 유지해야 한다.

4) 침구류와 매트리스

연구에 따르면, 무거운 이불(6~8kg)을 사용한 그룹이 가벼운 이불(1.5kg)을 사용한 그룹보다 수면 중 뒤척임이 적고 불면

중에 효과가 있다고 한다. 무게감 있는 이불은 신체 전반에 균일한 압력을 가해 포옹과 같은 안정감을 제공함으로써 부교감신경을 활성화하기 때문이다. 일반적으로 체중의 약 10% 정도의 이불 무게가 적정하다고 알려져 있으나, 본인이 가장 편안하게 느끼는 것이 최적의 무게이다. 침구류 원단은 땀을 잘 흡수하고 통기성과 보온성이 뛰어나며 피부에 자극이 없는 소재를 선택하여야 한다.

베개 높이는 수면 자세에 따라 다르며, 바로 누울 때는 6~10cm, 옆으로 누울 때는 어깨의 높이를 고려하여 10~15cm가 적당하다. 똑바로 누운 자세에서 목과 척추의 자연스러운 C자 곡선을 유지해 주며, 목 밑의 공간에 손가락 2개가 들어갈 틈이 있는 베개를 선택한다. 너무 높은 베개는 목뼈가 일자로 되어 경추신경을 압박해 통증과 만성 피로를 유발하고, 너무 낮은 베개는 머리가 척추보다 낮아져 안압 상승으로 녹내장의 유발 인자가 되기도 한다. 라텍스, 메모리폼 등 푹신하면서도 단단한 재질의 네모난 모양이 바람직하다. 냄새가 나거나 알레르기 증상이 나타나면 교체하여야 하고 일반적으로 2~4년마다 교체를 권장한다.

매트리스는 체형과 수면 자세에 따라 적절한 경도의 매트리스 선택이 가장 중요하다.

① **바로 자는 자세:** 척추, 목 지지→ 중간 경도의 매트리스

② **옆으로 자는 자세:** 어깨, 엉덩이의 압력 분산→ 척추 정렬 유지→
부드러운 중간 경도의 매트리스

③ **엎드려 자는 자세:** 허리가 휘는 것을 방지→ 단단한 매트리스

④ **허리 통증이 있는 경우:** 허리 지지→ 단단한 매트리스

3~6개월마다 매트리스를 회전과 뒤집기를 하여 관리한다면, 매트리스의 수명을 최대한 연장할 수 있다. 매트리스 표면이 눈에 띄게 내려앉거나 허리 통증이나 알레르기 증상이 나타나면 교체하여야 한다. 권장하는 교체 시기는 10~15년으로 주기적으로 매트리스 상태를 확인하고 관리하여야 한다.

잠옷은 헐렁하고 통기성이 좋은 저자극 원단으로 면, 실크, 텐셀, 린넨을 추천한다. 극세사 원단은 합성섬유로 만들어져 정전기가 쉽게 발생하며, 먼지를 끌어당기는 성질이 있으므로 피부에 직접 닿는 극세사는 가능한 피하도록 한다.

5) 향기 요법

아로마 테라피는 천연 식물에서 추출한 에센셜 오일의 향을 이용하여 뇌의 변연계에 직접 영향을 주어 스트레스 감소, 수면 개선, 심리적 안정을 준다. 약물 부작용이 낮아 수면 장애 치료에 효과적이지만 과하면 독이 된다.

아로마 테라피에 사용되는 인공적인 향료는 뇌, 폐, 간, 신장 질환뿐만 아니라 발암물질의 원인이 된다. 또한 향을 내기 위한 방향제는 향료를 용해하고 분사하기 위해 알코올, 벤젠, 톨루엔, 아세톤, 포름알데히드 등의 휘발성 유기화합물인 VOCs를 방출한다. VOCs(Volatile Organic Compounds) 휘발성 유기화합물은 대기 중에 휘발 현상을 발생하는 탄화수소 화합물이다. 산업현장, 새집 증후군, 새차 증후군, 마사지 오일, 디퓨저, 의약품, 향수, 양초, 향료 등 우리 생활에 깊숙이 자리 잡고 있다.

수면과 심리 안정을 위한 아로마 테라피를 안전하게 사용하기 위해서는 인공이 아닌 천연 방향제로 대체하면 된다. 계절에 맞는 과일 껍질, 허브 식물의 잎과 꽃, 들꽃, 커피, 편백나무, 참숯, 시나몬 스틱, 대추, 귤, 모과, 쑥, 방아, 치자, 자연이 준 선물 모든 것들이 향기 요법이다.

인공 향기를 피할 수 없다면, 반드시 하루에 최소 2~3회 정도 창문을 열어 환기를 자주 시켜야 한다.

6) 저녁 루틴 만들기

취침 전 뇌를 휴식시키는 루틴은 정서적 안정을 도모하여 수면 유도에 도움이 된다. 전자기기 대신 종이 글 읽기, 마음을 진정시키는 명상, 따뜻한 물로 목욕(반신욕, 족욕)을 한다. 40~42℃ 목욕은 체온을 상승시켜 혈액 순환을 촉진하고, 목욕 후 체온이 서서히 떨어지면서 멜라토닌 분비가 활성화되어 졸음 상태로 전환된다. 잠자기 전 1~2시간 전 20분 정도가 적당하다. 반대로, 수면 3시간 전에 운동이나 전자기 사용, 카페인, 알코올은 수면 방해가 되므로 가능한 자제한다. 취침 4시간 전에 가벼운 식사와 운동, 명상, 감사 일기, 하루 정리와 내일의 계획 세우기로 의미 있는 하루를 마무리한다.

7) 규칙적인 수면 패턴 유지

매일 정해진 시간에 잠들고 일어나는 습관은 몸의 생체 리듬을 안정화하고, 빠른 수면과 깊은 수면을 촉진하여 신체기능을 안정적으로 조절한다.

가능한 주말이나 휴일에도 수면 패턴을 지키는 것이 중요하며, 무엇보다 일찍 일어나야 일찍 잠이 든다. 7~8수면 시간이 중요한 것이 아니라, 세포가 재생하는 '10pm~4am' 시간대를 지키는 매일 밤이 나를 젊게 지켜 줄 것이다.

"밤을 잊은 아픈 그대여,
가만히 눈을 감아보아요.
그대 품에 잠이 스며들 거예요.

꿈이 당신 손을 잡아 줄 때,
아픈 기억과 상처들을
살며시 지워줄 거예요."

30

때 밀기

1. 때 밀기를 왜 터부시하는가?

때 밀기는 한국의 전통적인 목욕 문화로 피부 각질층의 죽은 세포와 노폐물을 제거하는 방법이다. 정규화된 매체와 현대 의학의 발달로 때 밀기는 '노화의 결정적인 원인'으로 혹평을 받고 있다. 그러나 때를 미는 행위는 림프 흐름을 촉진하는 마사지 효과와 체온을 상승시키는 호메시스 작용을 한다.

때수건으로 때를 빡빡 미는 것은 무지한 행동이고, 화학적인 스크럽제를 이용한 각질 제거와 각종 레이저 시술은 과연 피부 건강을 위한 길인가 묻고 싶다.

무비판적이고 획일적으로 주입된 의학 지식과 어린 시절부터 대중목욕탕만 다녀오면 방광염으로 고생한 나는 사람들이 왜 목욕탕을 가는지? 왜 때를 미는지? 이해할 수가 없었다. '목욕탕' 하면 떠오르는 단어는 엄마의 유인책인 '바나나 우유'만

그려질 뿐.

2021년, 저자는 타인의 설득으로 아무런 준비 없이, 아무런 두려움 없이, 그저 사람만 믿고 '방문목욕' 사업에 뛰어들었다. 날파리가 불 속으로 뛰어들 듯. 그 결과는 금전적, 정신적, 신체적으로 너무나 참담했고 쓰렸다. 직원들의 협박과 통보 없는 사직, 연이어 숨겨진 뺑소니와 교통사고는 한 달에 1번 주기로 신고가 몰려 들어왔다. 경찰서는 내 집 드나들 듯 출석부를 찍었다.

경찰 조사가 처음에는 당황스러웠고, 두 번째는 화가 치밀어 오르고, 세 번째부터는 충격에도 면역이 생겨 음료수도 몰래 사 들고 가 경찰과 함께 마시면서 조사를 받는 여유까지 생겼다. 주무관도 이제 좀 그만 오라며 웃는다.
"저 맘은 오죽하겠습니까? 저도 제정신인 저가 신기합니다~ 참~~ 오래 살 건가 봅니다~"

방문목욕 사업은 요양보호사 2~3명이 어르신 댁으로 직접 찾아가, 목욕차 내 욕조에서 목욕 서비스를 제공하는 것이다. 블루오션이라 믿었기에 과감한 투자와 함께 여태껏 쌓아온 간호의 노하우를 목욕사업에 최대한 접목시켰다.

'집으로 찾아가는 물차 앰뷸런스'를 탄생시킨 것이다.

어르신을 목욕차로 이동하기 전에 조무사 출신의 요양보호사가 기초 활력 증후를 1차 체크하고, 이상 신호를 연락받으면 어르신 댁으로 달려가 청진으로 2차 건강 사정을 하였다. 청진 상 이상음이 들리면 보호자와 연락 후 신속하게 병원으로 입원시켰다.

어르신의 1차 사정 시 문제가 없을 경우, 목욕차로 모셔 탈의 후, 온몸의 피부 상태를 2차 확인하고 어르신 건강 상태에 맞는 천연 입욕제, 비누, 샴푸, 때수건, 보습제, 피부 연고제, 면도, 때밀이 방법 등을 세밀하게 분류하여 개별적으로 적용했다. 그리고, 응급상황을 대비하여 소방대원 출신을 운전 기사로 채용하고 최고의 소독 제품으로 철저한 위생관리를 하였다.

거친 나뭇가지처럼 갈라진 각질과 비듬, 퀴퀴한 악취 나는 '노넨알데하이드' 노인 냄새는 어느새 맑고 부드러운 향기 나는 피부로 변해있었다. 피부 발진, 욕창, 탈모, 가려움증, 짜증, 통증 등의 부정적인 면은 찾아볼 수가 없었고 온통 긍정적인 면으로 가득 차기 시작했다.
"유레카!!!!
이게 바로 때 밀기의 힘이다!"

반면, 직원들의 불만은 돈으로 감당할 수 없을 만큼 기하급수적으로 증폭하였다. 사업 초기에는 직원들 역시 어르신의 변화하는 모습을 보며 보람과 행복을 느꼈다. 어르신이 좋아하는 곡을 보호자에게 물어보고, 요일별로 어르신 그룹에 맞춰 애창곡을 USB에 저장하였다. 애창곡에 맞춰 신나게 때도 밀고 손톱도 발톱도 깎아드리고 따뜻한 온기를 전해드렸다. 예상대로 대상자는 급속도로 증가하였고, 그 대가는 직원들의 사고와 단체 사직으로 고스란히 이어졌다.

밤 11시 55분이 되면 한 명씩 사직 문자가 톡톡 울린다.
"내일부터 출근 안 합니다~." 그러고는 전화기를 꺼버린다. 애걸복걸해도 소용없다. 현실은 냉혹했다. 요양보호사 자격증을 가진 20살 딸을 설득해 본다. 찜통 같은 더위에 마스크를 쓰고 땀과 눈물을 흘려가며 지린내 나는 할머니, 할아버지를 씻겨드린다. 목욕 중에 대변도 치워드리고 곱다고 칭찬도 아끼지 않는 딸이 아리고 대견스러웠다.

"선생님은 운전도 해야 하니깐 저가 상체 밀게요. 다리만 미세요"
그러고는 어르신 머리를 말릴 때쯤, 딸아이는 또 나에게 말한다.

"선생님. 제가 마무리할께요. 밖에 나가서 욕조 물 빼고, 에어컨 바람 앞에서 좀 쉬세요."

딸은 찜통 같은 욕조 옆에서, 나는 운전석에서 빵 대신 뜨거운 눈물을 삼켰다. 서로에게 눈물을 보이지 않으려고 아무리 더워도 우리는 절대 마스크를 벗지 않았다. 딸의 여름방학이 끝나자, 상처투성이 목욕차 사업도 끝이 났다.

추운 겨울날은 얼어붙은 수도꼭지를 끓인 물로 녹여가며 1톤 물탱크를 채워야 했고, 더운 여름날은 옷을 입은 채로 찜통 속에서 역겨운 냄새들과 싸워야 했다.

방문목욕 사업 1년 만에 피눈물을 흘리며 종지부를 찍었다. 그 후유증은 몇 년 동안 지속되었다. 정신없이 몰아친 목욕차의 힘든 여정은 내가 알고 있었던 때 밀기의 고정관념을 확실히 깨주었다. 수업과 특강에도 때밀이의 장점을 부각하여 역발상의 때밀이를 홍보하기 시작했다.

목욕사업으로 잃은 만큼 피부와 땀샘에 관한 표준화된 의학 통념을 벗어나 새로운 패러다임의 자연요법에 더욱 매료되었다. 병원에서는 경험도, 시도조차 못 해 본 사례를 지역사회 방문사업을 통해 몸으로 익힌 다양한 해법을 찾아냈다.

내가 살기 위해 목욕으로 욕창과 피부병을 낫게 해야만 했고,
내가 살아남기 위해 어르신을 행복하게 해드려야 하는 생존
의 절박함이 새롭고 전략적인 '목욕 호메시스'를 만들어낸 것
이다.

"사랑하는 아버지, 어머니 오늘은 이 효자가 두 분께 등 한 번
밀어드리겠습니다. 썬~~하게 밀어드리겠습니다."

야위고 구부정한 우리 부모님의 등을 한 번이라도 밀어 드린
적이 있으십니까…?

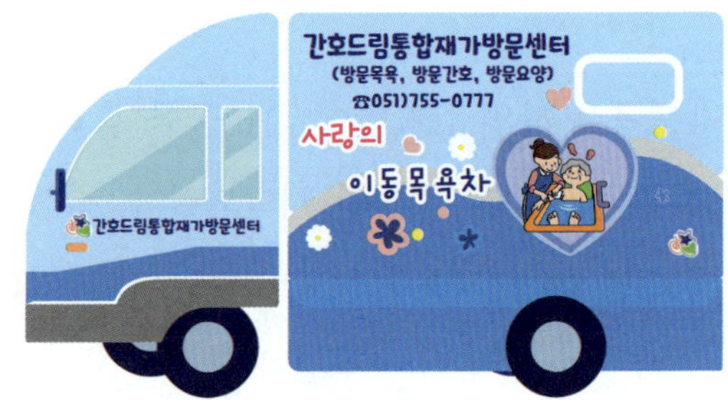

2. 때 밀기의 효과

때 밀기의 긍정적인 효과와 부정적인 영향 및 주의 사항을
정리하였다.

[때 밀기의 긍정적인 효과]

① 각질 제거

- 오래된 각질과 노폐물을 제거➡ 매끈한 피부, 모공 속의 염증 감소

- 특히 지성 피부와 여드름, 발진, 두피 염증에 효과적

② 혈류 증가

- 때를 밀 때 가하는 물리적 자극➡ 피부 표면의 모세혈관 확장➡ 혈류 증가

- 피부 조직에 산소와 영양분 공급➡ 세포 생성 촉진

- 상처나 욕창의 빠른 치유

③ 체온 상승

- 혈액순환 촉진➡ 체온 상승

- 신체 순환 개선

④ 림프순환 개선

- 림프순환 촉진➡ 체내 독소 제거

⑤ 긴장 해소와 심리적 효과

- 안면 마사지, 지압➡ 신체 긴장감 완화

- 청결 유지➡ 자존감 향상

⑥ **악취 제거**

- 모공을 덮고 있는 오래된 각질과 노폐물은 세균의 먹이→ 악취
  원인 제거

[때 밀기의 부정적인 영향]

① **피부 손상**

- 과도한 때 밀기→ 피부의 상피 세포 제거

- 상피 세포는 피부의 습기 유지와 보호막 역할

② **건조와 탄력 감소**

- 상피 세포 제거→ 거칠고 건조한 피부→ 피부 탄력 저하

③ **염증 악화**

- 강한 때 밀기와 부적합한 목욕제품 사용→ 기존 피부 질환 악화

- 아토피, 지루성 피부염, 건선 악화

[때 밀기의 올바른 방법]

① **빈도 조절**

- 피부 재생 주기: 1달(세포 생성 2주→ 각질층 형성과 탈락 2주)

- 나이에 따른 피부 재생 주기: 어린이→ 1주, 10~20대→ 1달, 30대 이후→ 2달

- 가벼운 마사지 위주의 때 밀기: 2주~1달에 한 번

- 각질 제거: 2달에 한 번

- 육안으로 각질이 보일 경우: 1달에 한 번

② 때 밀기 방법과 주의 사항

ⓐ 욕조 물 온도

- 38℃~42℃, 팔꿈치를 넣어 따뜻하게 느낄 정도

ⓑ 세정제 선택

- 때 비누 사용 자제: 강한 세정력과 강한 알칼리성

- 피부는 약산성임을 고려하여 약산성 비누 사용

ⓒ 때 밀기 과정

- 준비: 따뜻한 물에 10~20분 불리기

- 방법: 피부가 빨개지지 않도록 부드럽게 밀기

- 시간: 본격적인 때 밀기는 10분 내외

ⓓ 피부 상태에 따른 조절

- 상처나 약한 피부: 부드러운 가제 손수건으로 손가락을 이용해 밀기

- 일반적인 경우: 부드러운 천 재질의 때수건 사용

ⓔ 때 밀기 방향과 순서

- 방향: 안→ 바깥으로 한 방향으로 마사지하듯 밀기

- 순서: 심장에서 먼 곳부터(팔→ 다리→ 몸통), 심장의 부담 저하

ⓕ **편안한 환경 조성**

- 음악 청취

- 어두운 조명→ 편안한 분위기 제공

- 프라이버시 보장

③ **천연향을 우려낸 입욕제 사용**

ⓐ **상처가 없는 경우**

- 개인 선호와 피부를 고려한 천연향 입욕제

- 쑥, 소금, 허브잎, 유자, 솔잎, 녹차를 세척 후 사용

ⓑ **상처가 있는 경우**

- 입욕제 사용 금지

- 삼투압 현상을 일으켜 통증과 염증 악화

ⓒ **오일형 입욕제와 고체형 입욕제 금지**

- 리모넨, 리날로올, 소듐 라우릴 설페이트

- 피부염과 낙상 위험 인자

④ **보습제 사용**

- 습한 부위: 헤어드라이기를 이용한 완전한 건조

- 순한 보습제로 피부를 보호

– 각질이나 가려움증이 심한 부위: 무첨가 바셀린을 얇게 도포

– 부드러운 면 소재 옷과 긴 양말로 보온 유지

⑤ **충분한 수분 섭취**

– 피부의 유분, 수분 제거→ 충분한 수분 공급→ 건조 예방

[때 색깔별 건강 상태]

① **회색**

– 정상(각질, 땀, 먼지, 피지 혼합)

② **갈색, 검은색**

– 흙, 환경 오염물질 노출→ 땀과 피지가 산화→ 갈색으로 변색

③ **노란색**

– 과도한 피지와 각질 축적

– 간 기능 이상→ 피부에 빌리루빈 축적

④ **붉은색, 분홍색**

– 과도한 때밀이로 인한 피부 자극

– 감염

⑤ **녹색 또는 청색**

– 구리 작업자→ 특정 금속 입자 침착→ 때에서 금속 냄새

31

1 - 스트레스

1. 스트레스

'스트레스(Stress)'의 어원은 라틴어 '스트링게르(Stringer)'에서 유래되었으며, '팽팽하게 조이다.'라는 뜻이다. 물리학 분야에서 사용하기 시작하여 20세기 '스트레스와 인체의 상관관계'가 연구되면서 개념이 확장되었다. 스트레스는 외부 자극이나 변화에 대한 개인의 신체적, 정신적, 행동 반응 또는 적응을 의미한다.

스트레스 유형은 긍정적 스트레스와 부정적인 스트레스로 나뉜다. 긍정적 스트레스는 긴장과 흥분을 경험함으로써 뇌 기능 향상, 면역력 증대, 개인의 성장 등 동기 부여에 도움을 준다. 부정적 스트레스는 불안, 불만, 무력감 등 부정적인 감정을 동반하면서 신체 및 정신적 문제를 야기한다.

이 둘은 전혀 다른 차원의 스트레스이지만 생리학적으로 동일한 경험을 가져온다. 다만 차이점은 지속 시간과 스트레스 반응 결과에 따라 건강에 미치는 영향이 매우 다르다. 대부분 스트레스 요인은 개인에 따라 정도가 다르겠지만, 반응 결과 또한 개인의 마음가짐과 대처방식에 따라 다양하게 나타난다.

스트레스 요인은 생리적, 심리적, 사회적, 환경적 요인으로 구분된다.

- **생리적 요인:** 질병, 노화, 청소년기, 갱년기, 영양 결핍, 영양 과잉, 수면 부족
- **심리적 요인:** 우울, 불안, 고민, 자존감 위협, 내성적, 완벽주의, 경쟁, 중독
- **사회적 요인:** 가족, 친구, 갈등, 상실, 업무 스트레스, 실직, 과로
- **환경적 요인:** 날씨, 공해, 소음, 빛, 좁은 공간, 오염, 생활 환경

우리 몸은 스트레스를 받으면 뇌와 자율신경계가 혈액 내로 스트레스 호르몬을 분비하여, 신체가 행동할 수 있도록 준비하는데, 이를 '스트레스 1차 반응'이라 한다. 교감신경은 활성화되고 부교감신경은 비활성화되어 즉각적이고 자동적인 생리 반응이 일어난다. 이는 스트레스 자극 후 48시간 이내의 급성 반응을 의미한다. 교감신경은 '투쟁'과 '도피'를, 부교감

신경은 '휴식'과 '소화'를 활성화한다.

'스트레스 2차 반응'은 스트레스 자극이 48시간 이상 지속되는 경우로 개인의 경험, 성격, 대처능력에 따라 스트레스 상황을 유연하게 조절한다. 2차 반응이 1~3개월 이상 연속되면 '소진 단계'로 도달해 심각한 신체적, 정신적 건강 문제에 치닫게 된다.

2. 스트레스 호르몬

스트레스를 받으면 호르몬들이 분비되어 다양한 신체 반응을 보인다. 스트레스 초기에는 호르몬이 신체를 보호하고 적응하는 역할을 하지만, 만성적으로 스트레스가 지속되면 호르몬의 과다 분비로 오히려 건강에 악영향을 미친다.

[스트레스와 관련된 호르몬 종류와 역할]

① **코르티솔(Cortisol)**

  ⓐ **분비:** 신장의 부신피질

  ⓑ **특징:** 급성, 만성 스트레스에 모두 관여

  ⓒ **기능**

- 에너지 공급을 위한 지방과 단백질 분해→ 혈당 상승

- 면역 반응, 염증 조절

- 호흡과 혈압 상승

- 불안, 우울, 과민반응

② **에피네프린(Epinephrine)**

ⓐ **분비:** 교감신경계와 부신 수질

ⓑ **특징:** 위험에 처했을 때 코르티솔보다 빠르게 분비

ⓒ **기능**

- 심장 박동수 증가, 혈압 상승→ 뇌와 근육에 산소와 영양 공급을 극대화

- 호흡 속도 증가→ 산소량 증가

- 간에 저장된 글리코겐 분해→ 혈당 상승(에너지 생산)

- 골격근 혈류 증가→ 위기 대응 극대화

- 동공 확장→ 주변 환경의 인식을 극대화, 빛 민감도 증가

- 피부 혈류 감소→ 출혈 최소화

- 소화 기능 억제→ 위기에 집중

③ **노르에피네프린(Norepinephrine)**

ⓐ **분비:** 교감신경계와 부신 수질

ⓑ **특징:** 각성, 불안, 공포 유발

ⓒ 기능

- 뇌의 각성 수준 증가→ 집중력과 빠른 반응 속도

- 말초혈관 수축→ 혈압 상승→ 혈액을 주요 장기로 집중

- 심장 박동수 증가

- 혈당 상승

④ 글루카곤(Glucagon)

ⓐ 분비: 췌장의 알파세포

ⓑ 특징: 에피네프린, 코르티솔과 함께 에너지 대사 조절

ⓒ 기능

- 혈당 상승

- 간을 자극→ 글리코겐을 포도당으로 전환

- 지방과 단백질 분해 촉진→ 포도당 생성→ 에너지 제공

⑤ 바소프레신(Vasopressin)

ⓐ 분비: 뇌하수체 후엽

ⓑ 특징: 정서적 유대감 강화

- 남성은 테스토스테론

- 여성은 옥시토신 호르몬에 관여

ⓒ 기능

- 항이뇨 호르몬

- 신장에서 수분 재흡수 증가➔ 소변 배출 감소➔ 체내 수분 보유

- 혈관 수축➔ 혈압 상승

- 스트레스 상황 시 신체 적응을 도움

- 코르티솔 분비를 촉진

⑥ **프로락틴(Prolactin)**

ⓐ **분비:** 뇌하수체 전엽

ⓑ **특징:** 성욕 감소, 불안과 우울 등의 정서 변화

ⓒ **기능**

- 임신과 수유에 관여➔ 유선 자극, 젖 분비

- 급성 스트레스 상황에서 분비 증가➔ 에너지 대사 조절, 도파민 감소

- 면역 조절, 염증 억제

3. 내 스스로기 만든 병 '스트레스'

스트레스는 긍정적인 측면과 부정적인 측면의 양면성을 지니고 있다. 목표는 스트레스를 없애는 것이 아니라, 긍정적인 에너지로 전환하여 최적의 스트레스 상태를 유지하는 것이다.

스트레스는 우리의 성장과 자아실현을 위한 원동력이자, 최고의 성과를 내기 위한 자극제와 자아실현의 주춧돌이 된다. 스트레스를 두렵고 미운 적으로만 보지 말고, 나의 잠재력을 일깨우는 가슴 떨리는 아름다운 적이라 생각해라.

"가파를수록 힘들지만, 고난의 경험들이 쌓이다 보면 결국 나를 빛나게 하는 역사가 될 것이다."

미국 펜실베이니아 대학 연구 결과에 의하면, 걱정한다고 해결되는 확률은 4% 내외, 걱정거리가 현실이 될 확률은 5% 이하라고 한다. 79%는 실제로 일어나지 않고 16%는 사건을 미리 준비하여 대처한다는 것이다. 쓸데없는 걱정을 잘 표현하는 '기인지우(杞人之憂, 기우)'도 있지 않는가? 이는 실현 가능성이 없는데 과도한 걱정을 하는 것이다. 하지만 현실에서는 예상했든, 예상 못 했든 스트레스와 맞닥뜨려지면 정면으로 부딪쳐 해결 방안을 찾으면 된다.

피해 갈 수도, 아무리 발버둥 쳐도 상황은 사라지지 않는다.
아무도 나를 구원해 주지도, 대신해 주지도 않는다.
울부짖는다고 해답은 나오지 않는다.
지금 내가 서 있는 이 자리가 현실인 것이다.

결과가 무서워서, 두려워서 도망친 들 답이 있는 것도 아니고,
그 문제를 실패한 들, 내 인생 자체가 실패한 것은 아니다. 정
답은 없다.

굽이친 길에서 좌절을 맛보기도
쾌락을 맛보기도 한
나 또 한 번 더 성숙해가는 것이다.
삶의 흔적을 품은 도자기처럼.

목표와 상황에 지나치게 의미를 부여하거나 집착하면, 에너
지의 불균형으로 긍정적인 스트레스보다 원치 않은 부정적인
스트레스가 더 팽배하게 된다. 집착은 결국 재정, 대인관계,
건강까지 자신이 원하는 결과와는 정반대 방향으로 종지부를
찍게 된다.

사랑받기 위해서
성공하기 위해서
경제적 자유를 누리기 위해서
존경받기 위해서
자아실현을 위해서
행복하기 위해서

내가 놓은 덫에 내가 걸린 꼴이 된다.

걸린 덫은 누가 만들었는가?
바로 내 자신이다.
그러니 내 덫의 키는 내가 쥐고 있다.
언제든지 내 마음대로 풀 수 있는 것 또한 내 덫이다.

조금만 사고의 각도를 바꾸면 보물섬이 보인다.
그리고 나면
탈출과 성장이라는 빛이 서서히 보이기 시작한다.
그리고 나는
어제와 다른 유일무이한 '나'로 다시 태어난다!

"무슨 일이 일어나느냐가 아니라,
일어난 일을 놓고
어떻게 반응하느냐에 따라
행복해질 수도 있고
불행해질 수도 있다."

- 앤드류 매튜스 -

4. 경험이 만들어낸 내 몸의 기적

앞 챕터에서 스트레스와 관련된 호르몬을 언급한 바가 있다. 스트레스가 '만병의 근원'이라는 말을 의학적으로 풀어놓았다. 그만큼 스트레스가 우리 몸에 치명적이다는 것이다.

아이러니하게도
누구나 다 아는 사실이지만,
누구나 다 스트레스를 극복하지는 못한다는 것이다.
그래서 자기만의 회피 방법과 승화법을 터득해야 한다.

배회하지 않고 처음부터 탄탄대로 걸어가는 사람은
이 세상에 아무도 없다.
식물, 동물, 미생물 온 우주도 마찬가지다.

끝없는 선택에서 주춤거려야 하고
명확한 목표들이 갑자기 사라지고
희망이 절망으로 탈바꿈하고
사랑이 죽일 만큼 미움으로 솟구치고
내 안의 틀에서 내 몸을 갈기갈기 찢어 놓고
그래서 생긴 아픔은 또 다른 상처들로 굳어 버리고

결국

마음의 병이 몸의 병을 집어 삼키고

그것으로 또 뼈저리게 아파야 하고

악순환의 고리는 끊어지지 않는다.

내가 왜 아픈지도 모를 때가 많다.

내가 왜 이 지경까지 왔는지 억울할 때도 많다.

그러나 원인이 없는 결과는 없다.

우리 몸은 그 무엇보다도 솔직하고 순수하다.

소중하다고 어루만져 주고

따뜻하게 나를 껴안아 주면

내 몸을 대하는 언어가 달라지고, 행동이 달라지고,

습관이 달라지면

어느새 내 몸이 기적처럼 달라지고 있다.

나 또한 세 번의 비참한 가난을 벗어나 보려고,

가혹한 현실에서 도망쳐 보려고, 몸부림친 적이 있다.

첫 번째 가난은 내 꿈과 무관한 간호학과를 입학시킨 아버지
에 대한 반항이었다. 미련한 내 자존심이 자초한 가난.

'아버지가 그려놓은 구상화에 색칠만 입혔더라면,

과연 지금의 내 모습은 어떨까?

하고 가끔씩 꺼내본다. 가슴이 미어질 때마다….

그러나 지금은 딱 하루만 한없이 실컷 울기로 약속했다.

목에서 피가 나도록 원 없이 울어 본다.

내 마음의 의지처인 믿음 앞에서.

그러고는 어제의 눈물이 남겨준 희망의 씨앗으로

나만의 추상화에 뿌려 본다.

세상에 존재하는 것만으로 빛나는 내 색으로 채워나간다.

대학 졸업 때까지 학기별 학자금대출로 6개월 주기를 버텨냈다. 6개월 고정 지출비를 제외한 나머지 돈으로 마트에 가서 초코틴틴과 안성탕면을 산다. 그리고 안성탕면 1개를 끓인 후 불려놨다가 식으면 7개로 소분해서 일주일 치를 냉동실에 넣어둔다. 아침에는 수돗물과 초코틴틴 3조각을 먹고 나간다. 학교에서는 '꼬르륵' 배 울림을 달래기 위해 정수기 물로 배를 채웠고, 집에 와서는 얼려둔 안성탕면을 수돗물에 넣고 다시 끓여 먹었다.

초라한 내 모습을 남에게 들키기 싫어 항상 신문을 들고 다녔다. 배고픈 뱃고동이 울리면 벤치에 앉아 신문을 읽고 뱃고동이 꺼지면 도서관에 숨어 나의 영원한 멘토 니체와 데이트를 한다. 대학 시절 나의 유일한 사치는 신문 구독과 안드레아 보첼리 음반.

돈이 없으니 라면 중에 제일 싼 것이 안성탕면이었고, 비스킷 중에 낱개 개수가 많고 칼로리 함량이 높은 것이 초코틴틴이었다. 학자금대출에 맞춰 몇 년을 버텨낸 끼니들이 지금 와서 뒤돌아보면 내 몸에서 없어서는 안 될 필수적인 소금과 포도당의 적절한 배합이었다. 그것도 1급 발암물질 라돈과 곰팡이 포자가 가득한 반지하 방에서. 곧 터질 불발탄인지도 모른 채.

그리고 몇 년 후부터 약속을 한 것처럼 각종 질병은 막아낼 재간도 없이 선물세트처럼 쏟아졌다.

결막염, 각막염, 중이염, 이명, 우측 난청, 액취증, 비듬과 원형 탈모, 수두, 뇌수막염, 꽃가루와 음식 알레르기, 아토피, 비염, 구내염, 헤르페스, 편도선염, 갑상선 결절, 경동맥 죽종, 기미, 백반증, 혈색소 침착증, 결절종, 다한증, 폐렴, 유방 결절, 위궤양, 십이지장 궤양, 장염, 신우신염, 신장 결절, 수족냉증, 조갑 이영양증, 부정맥, 흉통, 충수돌기염, 악성 변비와 치질, 방광염, 서혜부 탈장, 태반 조기 박리, 질염, 자궁근종, 골반염, 저혈압, 퇴행성관절염, 당뇨병, 무좀 등이 쌓이게 시작했다.

어릴 적 아픈 기억으로 돌아간 듯한 공포였다. 약이 없으면 두려움에 압도되어, 한 발자국도 떼지 못하고 잠 못 이룬다. 20대부터 약 알은 점점 늘어갔고 30대의 약 개수는 20알이 넘었다. 한 주먹을 먹고 나면 속이 쓰린다. 쓰리니 또 먹는다. 그래야 안심이 되니까….
항생제, 마약 진통제와 수면제, 우울제, 특히 정신과 약물은 순식간에 기하급수적으로 늘기 시작했다.
약의 지배에 구속당하기 시작한 나.

결국 내 앞에 암이 우뚝 서 있다.
하늘이 시꺼멓고 앞도 캄캄했다. 눈의 이물감과 통증으로 몇 년 동안 안과를 돌아다녀도 진단명은 늘 안구건조증과 염증 뿐이란다. 진통제를 아무리 먹어도, 인공눈물을 하루에 20개를 넣어도 안구통과 두통은 몇 초마다 엄습하기 시작했고 불확실한 통증의 두려움은 커져만 갔다. 수소문 끝에 그토록 찾던 명의를 찾았다.
"각막암입니다. 한국은 아직 각막암 질병 코드가 없으니, 암 진단을 할 수 없습니다. 근시와 난시로 코드명을 넣을 건데 암 진단금 못 받아도 괜찮지요?"

"네. 교수님. 살려만 주십시오! 뭐든 시키는 대로 하겠습니다!"

"그럼 왼쪽 각막암 수술 후 라식을 합니다. 우측도 잘 보이게 라식을 다시 합시다."

"교수님. 저는 라식, 라섹, 거의 모든 눈 시술을 다 해봤습니다. 그때마다 수술 당일 밤에 응급실에 가서 마약 진통제를 맞고 몇 번의 재수술을 했습니다. 이제는 눈 수술이 무섭습니다."

"그럼 왼쪽만 암 제거하고 라식을 다시 합시다. 그 대신 오른쪽 눈도 각막암이 올 가능성이 높으니, 평생 염색 안 한다고 약속할 수 있죠?"

"네!! 죽을 때까지 흰머리로 살겠습니다!!"

그리고 일사천리로 수술날은 잡혔고 정신없이 수술대에 올랐다. 내 평생 이런 장면은 처음이었다. 수술실 근무도 해봤지만, 영화 속 주인공은 처음이었다. 환자는 한 명인데 의료진은 수술방이 터져 나갈 정도로, 각 지역의 언어를 가진 의사들로 가득 찼다. 한순간 동물원 원숭이가 된 듯한 느낌이었다. 그 눈빛을 읽은 주치의는 나를 위로하듯. "긴장 푸세요. 각막암 1호라 내가 욕심을 냈으니 이해해 주세요."

"네 교수님. 보이게만 해주십시오."

수술은 아프지 않았지만 긁어내고 씻어내고 집어넣고 이해할 수 없는 의사들의 대화 소리는 수술 내내 끊이지 않았다. 입원을 극구 거부하여 각서 작성 후 남편 차로 집으로 돌아왔고 며칠 동안 셋째 언니의 간호를 받으며 잠만 잤다. 지금도 셋째 언니는 그때 내가 암이라는 건 모른다.

그리고 일주일 후부터 통증과 눈앞에 서 있던 몇 가닥 줄도 사라지면서, 먹구름 거친 맑은 하늘이 보였다. 광명을 찾은 내 눈은 기뻐서 펄쩍펄쩍 뛰었고 1년 동안 매달 오던 외진은 6개월로 연장되고, 6개월 후 교수님은 보이지 않았다. 아무리 알아봐도 교수님의 발자취는 알 수가 없었다. 교수님 얼굴은 희미하지만, 그분이 남겨둔 말씀 한마디 한마디는 다 기억하고 있다. 그분의 따스함이 지금도 느껴진다. 저도 교수님처럼 누군가의 빛이 될 것을 약속드립니다.

각막암은 성공적으로 치료되었고 정말 행복한 순간이었다.
그리고 잠시,
짧은 휴전을 뒤로 한 채 또 다른 질병과 전쟁을 치러야 했다.
병과 싸우다 싸우다 빚까지 덤으로 선물 받은 나의 최후 선택은 계획적인 자살이었다. 자살하기 하루 전날 밤, 꿈에 커다란 별 3개가 뇌리를 후려쳤다. 얼마나 아프던지 잠에서 깼다.

온몸이 젖어 있는 나를 보고 정신을 차렸다! 머리를 후려진 커다란 별 3개가 나, 남편, 딸인 것이다. 자고 있는 남편과 딸을 보며 절로 눈물이 쏟아 내렸다. 살아야 할 이유가 생긴 것이다. 나를 잊기에 너무 어린 딸이 있었다. 잊고 살았다. 약들이 소중한 내 딸을 대신해서 살고 있었다는 것을.

가위를 찾아 약봉지를 꺼내 갈기갈기 찢어버리고 쓰레기봉투에 넣어 불 질러 버렸다.
악취가 코끝을 찌른다.
화학 냄새의 역겨움이.

자고 일어났는데 집에 아무도 없다. 가축들이 평소와 다르게 울어댄다. 닭도 돼지도 흑염소도 토끼도 소 여물통도 텅 비어 있다. 엄마가 나를 혼자 두고 도망갔다. 글도 모르는 6살 아이는 아버지가 숨겨둔 돈다발 속 천 원을 훔쳐 엄마를 찾아 나선다. 밤이 캄캄해지면 별빛을 따라 통영 시내를 다 뒤져 엄마를 찾아낸다. 딸만 7명을 낳은 죄인 심수연을 찾아낼 때마다 엄마는 나를 부둥켜안고 펑펑 우신다. 난 절대 엄마 앞에서 울지 않는다. 엄마가 너무 아파하니깐. 엄마가 없으면 아무것도 못 하는 나는 생존하기 위해 엄마를 찾아내야만 했다. 엄마가 나의 유일한 약이었으니깐. 막내딸이 한글을 읽기 시작한 후로 엄마는 집을 나가지 못했다.

"엄마 손은 약손~우리 막내 배는 똥배~"
나는 매일 밤 엄마의 자장가를 들어야 잠이 드는 아이였다.

약봉지를 찢어 버린 그날 밤
내가 너무 어리석음을 깨달았다
내 욕심이 내 몸을 이리 아프게 만들었구나
내 화가 나를 병들게 했구나
내 안의 괴물을 이리도 키웠구나
정말 미안해
용서해줘
이제는 어디도 도망치지 않고
누구보다 너를 아끼고 사랑해줄게.

화장도 밝게 하고
햇빛도 자주 보고
이쁜 딸 얼굴도 바라보고
일과 공부에 몰입했고
운동하기 시작했고
감사 일기도 쓰기 시작했고

기도도 하기 시작했고
정해진 시간에 자고
가능한 살아있는 좋은 것만 먹기로 했다.

돈이 없으면 얻어먹으면 되고
돈이 없으면 몸으로 때우면 되고
돈이 생기면 갚으면 되고
돈이 생기면 받은 만큼 베풀면 되고
무엇이 그렇게 중요하던가?
소중한 내 가족이 나를 잊을 준비가 될 때
그때 죽으면 되지
이렇게 나를 치유하기 시작했다.

두 번째 자궁경부암이 찾아왔을 때는,
딱 오늘 하루만 억울해하기로!
그 다음 시간부터는
나를 돌아보지 않은 경고장을 다시 읊어보고
나만의 림프곤 제거술로 자궁경부암을 이겨냈다.
내 몸에도 기적이 찾아온 것이다!!

지금도

오늘도

내일도

기적은 나의 것이다.

과거의 배움으로부터 오늘을 시작하는 나의 행복한 미래!

"나를 죽이지 못하는 고통은

나를 더 강하게 만든다."

- 프리드리히 니체 -

5. 스트레스 해소법 (배출, 희석, 중화)

"신체가 이성을 지배한다."

스트레스는 부정적 에너지가 몸에 축적된 상태이기 때문에, 이를 해소하기 위해서는 '배출', '희석', '중화' 세 가지 방법으로 관리할 수 있다.

'배출' 방법은 신체적 활동을 통해 스트레스 호르몬을 감소시

키고, 긍정적인 호르몬 '엔도르핀'을 분비하는 직접적인 해소
법이다. 우리 몸의 배출구는 눈, 입, 피부, 항문이 대표적이다.

가장 빠른 응급조치는 **'입'**을 이용한 대화, 소리 지르기, 노래,
씹기, 웃음, 욕설, 호흡하기가 있다. 수다, 소리 지르기, 웃음
행위는 도파민, 엔도르핀, 옥시토신 여러 긍정적인 신경전달
물질을 분비시켜 기분을 좋게 만든다. 호흡하기는 뇌에 충분
한 산소를 공급해 정신적 안정화와 긴장된 근육을 완화한다.
욕설은 단순한 습관이 아니라 실제로 스트레스 해소에 도움
이 된다. 강한 감정의 표출로 스트레스 호르몬인 코르티솔을
감소시켜 통쾌함을 주고, 내인성 '오피오이드'를 활성화하여
통증을 감소시킨다. 화가 나거나 다쳤을 때 무의식적으로 튀
어나오는 욕설은 심리뿐만 아니라 위협에 대처하기 위한 생
리적 메커니즘에서 기인한 것이다.

오피오이드는 아편 유사제로 모르핀과 유사한 효과를 나타내
어 통증 완화와 마취 목적으로 사용된다. 영국의 한 연구에서
도 욕설을 안 하는 그룹보다, 욕설하면서 통증을 이겨내는 그
룹이 45초를 더 오래 참는 연구 결과도 있다. 그러나 욕설이
습관화되면 호르몬 분비는 점차 감소되고, 사회적 문제를 초
래할 수 있다. 욕설을 직접 하기보다는 '욕쟁이 할머니'를 보

면서 대리 만족으로 스트레스를 해소하거나, 대화하기, 웃기, 호흡 등 다양한 방법을 선택하도록 해야 한다.

2004. 11월 어느 날. 다섯째 언니한테서 전화가 왔다.
"경아… 내 암이란다. 죽을 수도 있단다. 마음의 준비를 하란다. 신장암 4기란다… "
"무슨 청천벽력 같은 소리…!"
순식간에 온 집안이 눈물바다로 변했다.

그 당시만 해도 우리나라 암 발생률은 전체 인구의 약 0.27%, 신장암은 주요 암 순위에 포함되지도 않았다. 정확한 통계치라 하기보다, 전체 암 발생 순위 10위로 가정하여 전체 암 발생 비율의 약 2~3%로 추정 가능하다고 보고된다. 그 정도로 신장암은 희귀했었고, 언니 나이는 32세였다.

참 아이러니하게도 저자도 32세에 각막암 수술을 했다. 2007년 각막암 통계치는 없다. 희귀암이라 기타 암 카테고리에 포함은 되나, 그 당시 각막암 질병코드가 없어 보험금은 받지 못했다. 언니가 나보다 운이 더 좋나 보다.
수술도 받고, 보험금도 받고~
언니의 신장암 수술은 일사천리로 진행되었고, 창원에 살던

촌놈이 서울삼성병원에 가서 간호를 해보긴 난생 처음이었다. 지인을 통해 수술 일정을 빨리 잡은 것만은 아닌 듯하다. 나의 각막암처럼 희귀성이 우리 두 자매를 살려준 것 같다. 거기다 둘 다 32살. 젊기까지 했으니 말이다.

수술 30분을 앞두고 언니의 시댁 어른이 언니에게 귓속말로 한 마디 던지고 갔다. 공포에 쩔어 울고만 있던 언니는 갑자기 분노 모드로 돌변해 욕을 퍼붓기 시작했다. 수술실 가는 동안에도 욕과 저주를 퍼붓기 시작했다. 수술실 문이 닫혀도 언니의 분노에 찬 욕설은 복도까지 울려퍼졌다.

수술은 7시간 이상 소요되었고 입도 손도 바짝바짝 말라 갔다. 형부는 초조함에 앉아 있지를 못하며 수술 대기실에서 계속 맴돌기만 했고, 나는 기도만 할 뿐이었다. 한 시간 한 시간이 잔인했다. 혹시나 하는 불안감에…

'강석구님 회복실로 이동 중' 안내문이 얼마나 반가운지. 사람보다 더 반가운 문자였다. "하느님 감사합니다."

해 질 무렵 언니는 회복실에서 병실로 돌아왔고 나는 석션기로 쉴 틈 없이 가래와 침을 빼주었다. 그리고 밤 9시쯤 눈꺼

풀이 내려앉아 눈을 제대로 뜰 수도 없을 만큼 지쳐있을 때,
언니의 한 마디
"경아 내 좀 일으켜줘. 방구 나왔다."
"소변? 소변줄하고 있다. 걱정말고 자라."
"아니… 운동할려고…"
"미칫나? 오늘 안 된다! 이 대수술을 하고 어딜 걷는다 말이고!"
"의사샘이 수술하고 걸어야 산다 캤다."
"누가 당일에 하라더나? 배 쨉 거 안 보이나? 이기 사람 배가?
얼마나 쳐쨌는지 성한데가 없다!"
"내 살아야 된다. 일으켜주라. 유진이 두고 내 못 죽는다…"

울면서 애원하기에 앉혀줬다. 그리고는 바람 좀 쐬고 싶다 해
서 휠체어에 언니를 태워 복도에 데려갔다.
"창문 보고 있어라. 내 화장실 좀 갔다 올게."
화장실에서 손을 씻고 있는데 어디서 낯익은 목소리와 익숙
한 멘트가 쏟아져 나오기 시작했다.
'설마가 사람 잡는다.' 말을 이때 하는가?

언니가 복도 손잡이를 잡고 걷고 있었다. 그것도 욕 사이렌을
동네방네 울려 가면서…
서울에서 통영 촌 욕을 어찌나 찰지게 부르는지 부끄럽기도

하고 안쓰럽기도 하고… 말릴 수도 없고… 참으로 난감했다. 쉬질 않고 욕 사이렌을 울려가면서 걷는데 가관이었다. 지금처럼 휴대폰이 있었더라면 동영상을 찍어 유튜브에 올리면 바로 엽기환자로 대박감이 분명하다. 아쉽다.

간호사들이 몇 번이나 왔다 갔다 하면서 다른 말은 못 하고 "환자분~ 내일부터 운동하세요~ 넘어지면 큰일 납니다~." 한 치의 흔들림 없이 꿋꿋이 걸어간다. 소변줄 옆에 차고 욕 나팔 불어가며.

밤 12시경, 밤 근무 간호사 두 명이 언니를 강제로 병실로 옮기면서 그날 전쟁은 끝이 났다. 그러나 그날 밤 언니 욕이 귓가에 한 참 맴돌았다.
이 괴로움을 누가 알까?

아침 죽이 들어오자마자 언니는 죽을 싹싹 비우고 바로 운동을 하기 시작했다. 오늘 욕 사이렌 소리는 뭘 먹었다고 더 크게 울려 퍼졌다. 귀마개를 사고 싶을 정도로 이명처럼 언니의 욕 울림은 에밀레종 소리 마냥 장엄했다. 32살이 남겨준 우리 둘만의 추억.

언니의 회복 속도는 급속도로 빨랐고 퇴원도 기록을 깰 정도
였다. 이때 깨달은 점은 '환자분들이 욕을 하면 제지할 것이
아니라, 욕을 할 수 있는 환경을 만들어줘야겠다!'

그리고 병원으로 복귀한 후 바로 실행으로 옮겼다. 이전 모습
은 온데간데 없고 욕을 하는 환자에게
"더 하세요~ 실컷 하세요~ 저도 같이 해드릴게요. 살라~살라~"
투석환자분들의 욕 흥에 맞춰 욕을 같이 하니 하루아침에
인기녀가 돼버렸다. 그날 이후로 환자분들이 투석실에 들어
오자마자
"강 간호사 어딧노? 내 강 간호사한테 주사 맞으끼다!"

바로 이런 게 공감의 힘이구나.
돈도 안 들고 부작용도 없는 나만이 할 수 있는 통증 완화법
이구나!
그날 이후로 강석경의 '투팬'이 생기기 시작했다.
투석환자 팬클럽
언니의 욕 스트레스 해소법을 깨달은 순간부터~

두 번째 배출구는 '눈'으로 눈물을 흘려 감정을 정화하는 것이
다. 눈물을 흘리면 코르티솔과 카테콜아민이 체외로 배출되

고, 행복 호르몬인 엔도르핀, 옥시토신, 프로락틴 분비, 부교
감신경의 활성화로 휴식과 안정을 촉진한다.

"울다가 웃으면 똥꾸멍에 털 난다."
"울다가 잠이 든다."
눈물을 통해 스트레스 호르몬인 코르티솔이 배출되고 동시에
엔도르핀, 옥시토신 같은 행복과 이완 호르몬이 분비된다. 울
다가도 갑자기 기분이 좋아져 자신도 모르게 웃게 되기도,
울다가 잠이 들기도 한다. 자는 동안 코르티솔 수치가 감소
되어, 자고 일어나면 화가 절로 풀리고 피로가 줄어 재충전의
기회가 된다. 그러므로 울다가 자면 일석이조를 얻는 셈이
된다.

세 번째 배출구는 **'피부'**로 통한 땀을 흘리는 운동과 목욕이
있다. 땀을 흘리면 엔도르핀 분비와 동시에 온열 효과로 혈액
순환과 이완 상태를 유도하여 심리적 안정감과 행복함을 제
공한다.

네 번째 배출구는 **'항문'**으로 대변의 독소를 배출함으로써 스
트레스 호르몬인 코르티솔 감소, 행복 호르몬인 엔도르핀과
세로토닌 분비를 증가하여 스트레스를 완화시킨다.

대변을 못 본 아이들은 땀 범벅으로 울면서 칭얼대다 대변을 본 순간 울음을 거친다. 따뜻한 욕조에 목욕을 시키고 모유를 주면 어느새 아기천사가 되어 웃으면서 잠이 든다. 신체를 통한 스트레스 배출 방법을 축약하여 모두 보여주는 장면이다.

'희석' 방법은 스트레스 상황을 다른 관점에서 바라보거나 긍정적 경험을 통해 스트레스의 영향을 상쇄시키는 간접적인 방법이다. 인지적 재해석, 심리적 거리 두기, 몰입이 있다. 몰입은 내가 좋아서 나도 모르게 빠져드는 것이다. 일, 공부, 취미, 모임 등이 있다. 누군가 "취미가 뭐예요?"라고 물어보면, 한 치의 망설임도 없이 불쑥 튀어나오는 것이 내가 좋아하는 몰입이다. 취미는 외모 가꾸기, 독서, 공부, 영화, 공연, 악기, 레저스포츠, 게임, 쇼핑, 요리, 화초 키우기, 반려동물 키우기, 여행, 낚시, 맛집과 카페 찾아다니기 등이 있다.

'중화'는 스트레스의 부정적 영향을 기회와 도전으로 재해석하여 인식 변화와 긍정적 대응으로 스트레스를 완화하는 가장 포괄적인 접근 방식이다. 희석은 스트레스 상황에 대한 생각과 해석에 중점을 두는 '인지'의 변화이고, 중화는 스트레스 요인을 어떻게 받아들이고 재해석하는지 '인식'에 초점을 둔다. 중화 방법은 긍정적 사고, 사회적 지지, 명상, 종교 등이 있다.

6. 정신적 스트레스 해소법

스트레스 종류와 강도에 따라 다른 접근 방식이 필요하다. 경미하고 단기적인 스트레스는 신체를 이용한 배출법으로 스트레스를 해소할 수 있으나, 강도가 높고 지속적인 스트레스는 뇌의 '의식' 조절이 필요하다.

'폴 맥클린'의 '삼위일체 뇌이론(Triune Brain Theory)'은 인간의 뇌는 환경에 적응하고 생존하기 위해 진화적으로 변한다는 관점이다. 인간의 뇌는 세 가지 주요 영역으로 구성되고, 각 영역들은 서로 다른 기능과 역할을 한다. 삼위일체 뇌 모델은 스트레스 관리에 효과적으로 적용될 수 있는 유용한 도구이다.

1) 피충류 뇌(생명의 뇌)

주로 뇌간 영역에 위치하며 가장 원시적인 뇌 구조로 생존 본능과 기본적인 반응을 담당한다. 동물적 충동을 처리하고 생존을 위한 공격성과 방어 본능을 조절한다.

상대방의 비언어적 신호나 위협을 받았을 때, 즉각적으로 반응하여 호흡과 맥박이 증가한다. 과도한 활성화는 이성적 사고가 어려워지므로 깊고 느린 심호흡이나 이완 운동을 통해 과도한 반응을 줄이고 심리적 안정을 취해야 한다. 분노 호르몬은 15초에 피크에 달하고 30초가 되면 서서히 분해된다.

"화날 때 15초만 심호흡을 크게 하자~"

2) 포유류 뇌(감정의 뇌)

대뇌 변연계로 감정과 기억을 처리하고 스트레스 상황에서 감정적 반응을 조절한다. 상대방의 감정을 읽고 공감하고 위로해 줌으로써 신뢰를 구축하고, 자신의 감정을 솔직히 표현함으로써 스트레스를 완화한다. 가족뿐만 아니라 대인관계에서 감정을 나누는 연습이 필요하다.

"말 하지 않아도 알아요~
눈빛만 보아도 알아요~
우린 초코파이가 아니예요.

우린 말하지 않으면 몰라요~
까놓고 말해도 몰라요~

속 터져 죽는다 이 마음~~ ”

3) 영장류 뇌(인간의 뇌)

대뇌피질을 포함된 가장 발전된 형태로 논리적 사고와 고차원적 인지 기능을 담당한다. 본능과 감정을 억제하고 갈등 상황에서 문제를 해결하기 위해 논리적으로 접근한다. 명상, 계획 세우기, 다양하고 창의적인 문제 해결 기술 등을 활용하여 스트레스를 극복한다.

미국의 신경과학자 ‘앤드류 휴버만’은 ‘전측 대상회피질(Anterior Cingulate Cortex, ACC)’이 감정 조절, 통제력, 의지력과 밀접한 관련이 있다고 발표하였다. 특히 스트레스와 관련된 반응을 조절하는 중요한 역할을 하며, 이 영역이 활성화될수록 의지력이 강화되어 스트레스를 전략적으로 관리 가능하다는 것이다.

ACC 활성화 방법은 감사 일기 쓰기, 계획 세우기, 감정 표현 훈련, 명상과 마음 챙김, 종교 의식을 통한 영적 경험, 하기 싫은 일을 의도적으로 수행하여 충동을 조절하고, 작은 목표부터 성취함으로써 스트레스 상황을 목표지향적 행동으로 승화시킨다.

ACC의 과활성화는 자폐스펙트럼장애, 불안 장애, 우울증, 강박 장애, ADHD(주의력 결핍 과잉 행동 장애), PTSD(외상후 스트레스 장애)에 영향을 미칠 수 있으므로, 신체와 정신 영역을 한쪽으로만 치우치지 않고 양방향으로 바라봐야 한다.

"ADHD는 병이 아니라 천재다."

남다른 집중력과 창의성을 지닌 ADHD 위인은 아인슈타인, 토머스 에디슨, 레오나르도 다빈치, 모차르트, 빈센트 반 고흐, 톨스토이, 윈스턴 처질, 루터 킹, 나이팅게일, 스티븐 스필버그, 짐 캐리 등 수많은 유명인이 있다.

"하늘이 준 질병이 창조자를 만들어 낸 것이다."

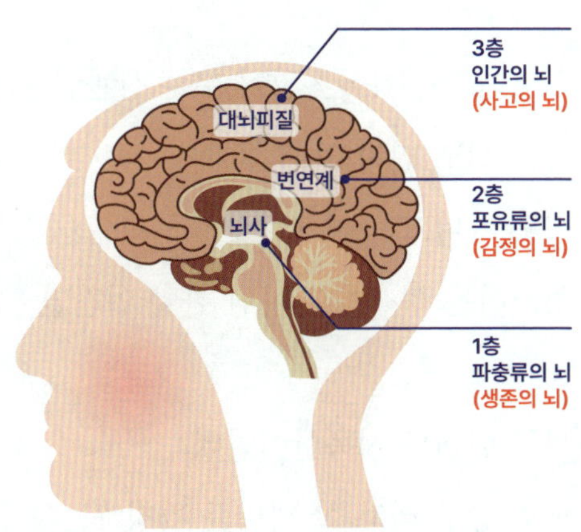

2 - 명상과 몰입

다양한 스트레스 해소법 중 가장 고차원적인 방법이 '몰입'과 '명상'이다. 이 둘은 밀접한 관계가 있으며 부정적인 소비형 태에서 생산적인 긍정형태로 전환하는 자아초월의 길잡이가 된다.

아브라함 메슬로우는 인간의 욕구를 생리, 안전, 사랑과 사회, 존경, 자아실현 5단계로 설명하였다. 마지막 단계 자아실현의 최상층이 인간의 한계를 뛰어넘고 싶은 욕구 '자아초월'이다.

스트레스와 자아초월이 무슨 상관있는가?
나는 신도 믿지 않고
신도 아니고
성스러운 성직자도 아닌 한낱 인간일 뿐이다.

지금 현실도 지옥살이인데
오늘 당장 먹고 살 끼니를 걱정하는데

내게 내일이 무슨 의미가 있단 말인가?
가시밭 한복판에서 꽃길 타령이라도 하란 말인가?

자식도 부모도 형제도 아무 소용없더라
인간의 한계?
내가 할 수 있는 게 아무것도 없는데
내 한계가 뭔지 모르는 나 자신이 더 두렵다…

자아초월로 인간의 한계를 뛰어 넘어라는 의미가 결코 아니
다. 건강한 자아상을 그리라는 뜻이다. 지나간 과거와 현재의
부정적인 감정에서 벗어나, 숨어 있는 나의 잠재력을 일깨워
개인의 성장과 타인의 성장까지 함께 하자는 것이다.

이성적인 틀 안에서만 해결하려고,
아니면 영화처럼 해피엔딩을 꿈꾸고 있는가?
완벽만을 쫓지 말고 충만한 환상만을 꾸지 말고
지금 여기에 서 있는 나를 알아차리고 나만의 '유레카'를 찾
으면 된다.

"내가 행복해야 비로소 소중한 사람도, 희망도, 미래도 보
인다."

'명상(冥想, meditation)'은 고요히 눈을 감고 차분하게 마음속으로 깊이 생각하는 것이다. 여러 종교에서 관찰되는 훈련법으로 신을 영접하는 체험이나 스스로 진리를 깨달아 해탈의 목적으로 불교와 힌두교, 기독교, 이슬람교, 유대교, 도교, 시크교, 아메리카 원주민 종교 등 다양한 문화와 종교에서 중요한 역할을 해왔다.

종교적 수행의 일환으로 추구했던 과거 명상과 달리 현대 명상은 주로 스트레스 해소와 심신 의 치유, 문제 해결을 목적으로 하고 있다. 눈을 감기도, 눈을 뜨기도, 소리를 듣기도, 음식을 음미하기도, 걷기도 하는 다양한 형태의 명상을 이용한다.

명상은 정신을 집중하고 내면의 지혜를 깨닫는 방법으로 '제3의 눈'과 밀접한 관련이 있다. 제3의 눈은 이마 중앙에 위치한 상상의 눈으로 영적 깨달음, 초능력과 관련된 개념으로 힌두교의 '아즈나 차크라', 불교 '법안', 도교 '천안'이 대표적이다. 17세기 프랑스 철학자 르네 데카르트는 "영혼의 자리"라고 언급하였다.

해부학적으로 제3의 눈이라 불리는 송과선(松果腺, Pineal gland)은 뇌의 중앙에 위치하며 솔방울 모양을 닮아 이름 지어진 내분비기관이다. 간뇌의 시상하부에 위치한 송과선은 빛을 감지하여 멜라토닌과 세로토닌을 분비한다. 수면 패턴과 생리적 리듬을 조절하고, 명상 중 송과선이 활성화되어 알파파, 세타파, 감마파를 증가시켜 정서적 안정과 창의성을 끌어올린다.

- **알파파:** 편안하고 이완된 상태→ 스트레스 감소, 정서 안정, 창의성 증가
- **세타파:** 깊은 이완이나 꿈꾸는 상태→ 창의적 사고, 기억력 증진, 직관력 향상(우뇌)
- **감마파:** 고차원적인 인지 작업이나 정보 통합 시→ 집중력과 인지 능력 향상

그러나 인공조명을 포함한 환경적 요인과 노화와 염증은 송과선의 석회화를 침착시켜 멜라토닌 분비를 감소시킨다. 이로 인해 수면 패턴 손상, 면역력 저하, 알츠하이머 치매, 송과선 종양까지 진행된다.

"몸이 마음의 도구이고, 마음은 몸의 연료이다."

'몰입(沒入, flow)'은 깊이 파고들어 빠지는 것을 말한다. 모든

잡념과 방해물을 차단하고 한 곳에 자신의 모든 정신을 집중하는 일이다. 과거에는 단순한 환경에서 긴 시간 동안 한 가지 일에만 집중하는 자발적인 몰입이 주로 이루었다. 예를 들어 농업이나 수공예와 같은 반복적이고 일관된 작업이 있다. 하지만 현대 사회는 넘쳐나는 정보와 자극, 스트레스 위기 상황에서 특정한 결과를 얻기 위해 선택적인 의도적 몰입이 필요하다.

몰입은 개인의 활동에 완전히 집중하여 높은 수준의 만족과 성취욕을 느끼는 상태이다. 이때 뇌에서 엔도르핀, 세로토닌, 도파민, 다이돌핀이 분비되어 긍정적 감정과 자신감을 고취시키고, 스트레스를 감소시켜 행복감을 느낀다.

명상과 몰입, 이 둘은 과거나 미래에 대한 걱정과 외부 자극을 최소화하여 현재 순간에 깊이 몰두하게 한다. 이 훈련을 통해 전두엽 피질을 강화하여 감정 조절 능력을 개선하고, 뇌의 가소성을 촉진하여 창의적 문제 해결력과 적응력을 높여준다.

명상은 몰입 상태를 도달하기 위한 훈련 방법으로 활용하기도 하고, 서로 상호보완적으로 집중, 쉼, 재집중의 순환을 통해 효과적으로 스트레스를 관리한다. 명상 시에 좌뇌는 안정화되고 우뇌가 활성화함으로써 깊은 의식에 도달하게 된다. 좌뇌는 논리적 사고와 단기 기억을, 우뇌는 창의적 사고와 예술적 재능, 장기 기억에 강점을 두고 있다.

“쉬어야만 명상이 시작되고, 몰입이 시작되어야 내 안의 행복과 건강이 스며든다.”

[명상과 몰입의 치이]

	명상(제 3의 눈)	몰입
정의	잡념을 제거하고 집중하는 과정	특정 활동에 완전히 빠져드는 상태
목적	내면의 평화와 자아 자각	잠재력 개발과 행복감 증진
의식	현재 깨어있는 나	자아를 잊고 활동에 몰두
활동	부정적 감정 조절(고통, 스트레스)	동기부여와 창의적 결과
경험	의도적 깊은 집중과 이완을 동시	특정 활동에만 선택적 몰두
상태	정적이며 고요함	동적이며 활동적
필요 요소	명상법	명확한 목표, 적절한 난이도
호르몬	코르티솔↓ 세로토닌↑ 멜라토닌↑	다이돌핀↑ 엔도르핀↑ 도파민↑ 세로토닌↑ 옥시토신↑
활동의 예	호흡, 좌선, 싱잉볼, 기도, 요가, 걷기, 시각화 명상 (특정 물질만 응시)	운동, 예술, 업무, 공부, 취미

특성	다이돌핀	엔도르핀
효과	엔도르핀의 4,000배	강력한 진통 효과
생성 조건	감동적 경험	기쁨, 웃음, 운동
주요 기능	면역력 증진, 암세포 공격	기분 개선, 통증 완화

31.
3 - 감동 호르몬 '디이돌핀'

'다이돌핀(Didorphin)'은 최근 연구에서 주목받고 있는 호르몬으로, 감동과 기쁨의 상태에서 생성된다. 엔도르핀(Endor-phin)의 약 4,000배에 달하는 강력한 효능으로 깊은 감동을 경험할 때 활성화된다고 하여 '감동 호르몬'이라 부르기도 한다.

사랑에 빠지거나, 새로운 진리를 깨닫거나, 성취감을 만끽할 때 발생한다. 감정적 경험을 통해 생성된 다이돌핀은 면역력을 강화하고 암 치료뿐만 아니라 모든 치료에 고무적 결과를 안겨 줄 것이라 확신한다.

기쁜 소식을 듣거나, 소중한 사람과 만날 때
예술 작품과 공연을 보면서 감정이 고조될 때
멋진 풍경과 맛있는 음식을 먹고 감동할 때
그토록 원했던 목표를 이룰 때
통념을 깨고 나만의 색을 입힌 진리를 깨달을 때

깊은 사랑에 빠졌을 때
(사람, 취미, 배움, 애완동물, 식물, 가치 있는 물건)
누군가로부터 도움을 받았을 때
누군가에게 도움을 줄 때

그러나 보석 같은 다이돌핀은 그저 얻어지는 것이 절대 아니다. 수많은 상처의 흔적들이 반드시 수반되어야 강력한 다이돌핀을 만난다. 고통과 실연 없이 고스란히 나에게 다가오는 것은 달콤함은 유혹뿐이다. 유혹은 반드시 혹독한 대가를 치러야 한다.

"잃어야 얻는다. 비워야 채워진다."

세상의 진리이다. 깊은 경험에서 깨닫지 못하면 깊이 숨어있는 다이돌핀도 얻어 낼 수 없다.
그것이 바로 자신이 만들어낸 천연 다이아몬드 '다이돌핀'이다.

다이돌핀을 캐내기 위해 눈과 손, 발, 온몸으로 광석을 두들겨 캐내야 한다. 수많은 고통의 고름들이 쏟아져 나와야 다이돌핀의 빛이 보이기 시작한다. 삶의 다양한 숙제를 극복하기 위해 인고의 세월이 필요한 것이다. 찬란한 빛을 얻기 위해 오랫동안 어둠에서 인내하듯, 간절한 것을 얻기 위해서는 뼈를 깎는 집념과 의지가 필요하다.

간호학과 특강 때 후배들에게서 가장 많이 듣는 질문 중 하나인 "선배님, 잘하는 일을 선택할까요? 좋아하는 일을 선택할까요? 무엇이 정답입니까?"

잘하는 일을 선택하면 경쟁에서 쉽게 우위를 차지하니 빠른 성과를 이룰 것이며, 좋아하는 일을 하면 스스로 동기부여가 되어 몰입 상태로 빠져든다. 이때 발생하는 다이돌핀은 부정적 스트레스를 긍정적 스트레스로 전환 시켜, 오랫동안 버티게 해주는 끈기와 그 과정 속에서 새로운 영감을 안겨 준다.

내가 그토록 원했던 그 무엇!
나만의 자산 가치를 보상받는 찰나다!

그 무엇이 무엇이든 어떤 선택을 하든 자신의 가치관과 상황에 맞는 옷을 입다 보면,
내가 좋아하는 옷과 내게 어울리는 옷이 겹치는 그 순간,
내 인생의 멋진 드레스로 입혀진다.

나는 어디에 미치지 않고서는 못 산다.
그걸 못 하면 숨도 못 쉬고, 곧 가슴이 터질 것만 같다.
하루라도 미치지 않으면 나는 못 산다.

사랑하는 사람을 만나야 살 것 같고
하고 싶은 것을 해야 오롯이 '나'로 사는 것 같고
나다운 행복이 찾아오면
나다운 행복을 나눠주는 것이 자아초월이지 않겠는가?

'나' 답게 살 다 한 줌의 흙으로 돌아가
누군가를 위한 약초로 다시 태어날 것이다.

32.
1 - 딸에게 선물하는 최고의 사치

26살 겨울.

옷 가방만 들고 한 밤중에 집을 뛰쳐나왔다. 아버지가 맺어주는 집안에 팔려 갈까 봐 두려워 도망쳤다. 남편 될 사람의 집안이 무서운 게 아니라, 아버지 같은 남자와 살까 봐 겁에 질려있었다. 어릴 적부터 나의 남편감은 돈 없고 착하기만 한 남자였다.

25살 그런 남자를 우연히 만났다. 사계절이 지나도 한결같이 착했다. 그리고 그렇게 바라던 가난한 시골집 아들이었다. 아버지의 반대를 극복하는 방법은 아버지의 굴레에서 도망치는 것 뿐이었다. 대학 시절처럼.

자유라는 선택은 늘 가혹한 가난과 함께 주었다. 한참 유행하던 웨딩 촬영도 없이 예물은 14k 도금 커플 반지 하나가 끝이었다. 결혼식장은 밀양 농협, 신혼집은 그 당시 창원에서 가장 저렴한 소계동, 버스 종점을 지나 곧 무너질 듯한 빌라, 그것도

5층 꼭대기 달세 집. 인생 제2막의 가난이 다시 시작되었다.

심한 반대를 예상한 나는 몇 년 동안 모은 전 재산을 아버지에게 드렸고, 아버지는 눈길 한 번 주지 않고 얼음 같은 칼날을 던지셨다.
"시댁에 뼈를 묻어라! 인연 끊자. 손 벌릴 생각은 꿈에도 말아라!"

아버지 말씀대로 시집살이가 산지옥이나 다름없었다.
봄에는 파종, 여름에는 밭에서 잡초 메고, 가을에는 타작하고 밤 줍고, 겨울에는 비닐하우스에서 깻잎 따고 포장하고…
내가 찾아온 꿈은 이런 게 아닌데…

일요일 아침은 새벽부터 시어머니의 잔소리와 도마질로 잠을 깨운다. 해 뜨기 전에 논에 가서 일을 시작해야 하기 때문에 나에게는 일요일이 감옥이었다. 처음 해보는 농사일은 늘 혼이 난다. 못 하면 못 한다고 꾸지람, 늦으면 늦다고 날벼락…
지금도 귀가 먹먹하다. 시어머니의 구박 소리가.

"남들은 아들도 잘 낳던데… 몸이 삐쩍 골아가꼬 아는 낳것나?
장남이 아들을 낳아야 제사를 물려봤지! 친정에서 못 묵고

컸나?!!!"

남편이 죽도록 좋아서 결혼한 것도 아니고, 미련해서 참은 것
도 아니다. 내가 선택한 삶이라 포기하면 내 자존심이 허락
못 한다. 특히 아버지한테는…

1년 동안 시어머니의 구박을 못 이겨 퇴근길에 혼자 산부인과
로 갔다. '당신 아들이 문제입니다!!' 이 말을 하고 싶어서.
검사를 마치고 아주 당당하게 산부인과 의사 앞에 앉았다.
"몇 번 유산했습니까?"
"아니요! 한 번도 임신한 적이 없습니다! 임신이 안 돼서 왔습
니다."
의사는 고개를 갸우뚱거리며…

"한쪽 나팔관은 완전히 막혔고, 다른 한쪽 나팔관을 뚫어도
임신 가능성은 장담 못 합니다. 인공수정도 고려해 보세요.
요즘은 인공수정도 많이 하니 걱정하지 말고…"

한 마디도 못하고 병원을 나왔다. 멍하니 몇 시간을 걷다 보니
집이다. 결혼 후 처음으로 친정 엄마에게 전화를 했다.
"엄마… 막내다… 엄마… 내 임신이 잘 안 된단다… "

"시어머니가 구박하더나? 결혼한 지 3년이 지났나? 얼마 됐다고? 벌써 구박이고! 엄마도 큰언니 5년 만에 낳았다! 걱정 말고 옷 따시게 입고 다니라. 알것제!"

엄마 전화를 끊고 밤새 울었다.
그리고 며칠 후부터 통영에서 흑염소 진액과 붕어탕이 계속 보내왔다. 쓰고 비릿한 맛이 토할 듯하다. 그래도 이 깨물고 남은 한 방울까지 빨아먹었다.

나팔관 시술을 고민하다 약국에 들러 임신 테스트기 3개를 샀다.
'딱 3번만 해보고 시술받자!'
그날 밤도 울면서 잠이 든다.

새벽에 태몽을 꿨다.
신혼집 근처 시장에 한복을 곱게 차려 입은 할머니가 빨간 대야 안에 이쁜 눈을 가진 큰 은빛 물고기 한 마리를 팔고 계셨다. 얼마냐고 물으니 가격은커녕.
"비싸서 못 사~ 그냥 가~" 하며 할머니는 손을 내저으신다.
자존심이 너무 상하는데 주머니에는 2천 원밖에 없다. 물고기는 자꾸 나만 바라본다.

물끄러미 쳐다보는 눈빛이 어찌나 나를 닮았는지 빨려 들어
갈 듯했다. 한 참 물고기를 구경만 하다 옆에 있는 취나물을
샀다. 그러고는 꿈이 깼다.

그렇게 선명한 꿈은 처음이라 깨자마자 바로 임신 테스트기
를 해보니 두 줄이었다. 꾹 참고 있다가 근무를 마치고 바로
산부인과로 달려갔다. 의사도 놀라면서 임신을 축하해 주었
다. 얼마나 기쁘던지 남편에게 소식을 전하고 버스를 탔다.
그런데 참 이상하다…
설레는 마음은 잠시, 밀려드는 이 불안감은 뭐지…?
'나물은 딸 아닌가?' 하는 순간
역정 내는 시어머니의 얼굴이 떠오른다.
끔찍했다.

친정엄마의 흑염소 진액과 그 속에 든 돈 봉투는 임신과 동시
에 막이 내렸고, 얼마 지나지 않아 나에게도 입덧이 시작되었
다. 어찌나 심한지 물만 먹어도 토했다. 뼈만 앙상할 정도로
뱃가죽은 달라붙고, 아프고 고팠다. 제일 힘든 상황은 투석실
에서 하루에 2번씩 환자들에게 식판을 배식할 때였다. 식판
나르고 화장실 가서 토하고, 하루 종일 굶고 일하다 밤에는
응급실 가서 수액 맞고. 그렇게 몇 달간 입덧은 계속되었다.

그리고 2주에 한 번씩 두 평도 안 되는 밀폐된 소독실에 갇혀, 혈액투석기의 소독액을 만드는 작업이 두 번째로 힘들었다. 무식하면 용감하다고 과아세트산을 보호 장비도 없이 고무 장갑 하나만 끼고 만삭까지 유독가스를 마셔가며 혼자서 몇 리터의 소독액을 만들었다. 투석실 막내라 출산 날까지 혼자서 감당해야만 하는 일이었다. 눈과 목은 따갑고 머리는 아프고 온몸은 가렵고… 작업 도중 문을 열어놓으면 냄새난다고 밖에서 발로 걷어차 문을 닫아버리는 간호과장. 오늘도 이를 깨문다.

'나는 절대 저런 상사가 되지 않으리라!'

입덧이 가라앉을 5개월쯤 먹고 싶은 포도를 한없이 먹고 난 후로는 수액을 맞으러 응급실로 가지 않아도 됐다. 너무나 행복했다. 그런데 자꾸 아랫배가 아파 온다. 정기 검사 날 산부인과 의사는 충수돌기염이라고 큰 병원으로 옮기라고 한다. 맹장 수술하면서 유산을 하라고.

의원에서 병원으로 옮겼고 일반 외과와 산과가 협진으로 진료를 보았다. "저는 임신 가능성이 희박하다는데 유산하면 임신이 됩니까?" 의사는 대답을 못 했다 그저…
"산모가 위험합니다. 아이는 또 가지면 되고, 인공수정도 됩니다!” “아뇨! 그리는 못 합니다. 약으로 조절해주십시오”
각서를 쓰고 항생제를 맞기 시작했다.

병원에서 기적이라 했다. 맹장이 작아져 수술을 안 해도 된다
고. 그런데 기적이라 느껴지지 않는다. 맹장이 작아지니 양쪽
으로 콩알만 한 서혜부 탈장이 골프공 마냥 부풀어 오르기 시
작했다. 맹장보다 더 욱신거리고 다리도 통통 붓고 쥐도 나고
하지 정맥류도 튀어나오고…
몇 주 후 또 병원을 옮기라고 한다.

또 병원을 옮겼다. 2차 병원에서 의뢰해 준 3차 병원 산부인
과 의사는 소아마비였다. “유산해야 합니다. 태반조기박리에
서혜부 탈장까지 산모 목숨이 위험합니다. 맹장만 잠시 줄어
들 뿐, 조만간 맹장도 터집니다. 죽고 싶습니까?”
“아뇨! 여태껏 약물로 잘 버텨왔습니다. 7개월인데 어찌 이 귀
한 아이를 지우라니요?”
의사는 “기형아 검사 결과는 정상이라도 기형아 가능성이 높
습니다. 산모가 약을 너무 많이 복용했습니다. 항생제에 마약
진통제까지. 정상아 가능성은 희박합니다!”
그 말을 듣는 순간, 나의 시선은 의사의 휘어진 다리에 가 있
었고, 주치의 눈동자가 떨리기 시작했다.

"의사 선생님도 건강하게 일하고 계시잖아요…? 저라고 왜 안
됩니까?"
의사는 한숨을 내쉬며
"그럼 기형아로 태어나도 내 원망하지 말고, 8개월 되면 제왕
절개하면서 탈장하고 맹장 다 제거합시다!"
"아뇨! 만삭까지 견뎌보고 정상 분만하다가 안 되면 수술해
주십시오!!"

산모의 고집대로 분만 예정 3일을 앞두고 나는 간호사 가운을
입은 채로 택시를 탔다. 택시 바닥에 양수가 흘러내렸다. 고
마우신 기사님은 화를 내지도 않았고, 조금만 참으라고 격려
를 해주셨다. 순간 추억의 응급실이 떠올랐다.

어느 여름날 새벽, 응급실 밖에서 다급한 남자의 고함 소리가
들린다. 응급실 밖으로 뛰어나가 택시 뒷문을 열자마자 산모
다리에서 뭔가 쏟아져 나왔다. 산모는 나를 붙잡고 아이를 받
아달라고 한다. 그때 난 아이를 받은 것이 아니라 허옇고 뻘
건 핏덩어리를 잡았다. 당직하던 조산사 선생님이 응급실로
내려와 하얗게 질려있는 24살 간호사의 얼굴을 보고 환하게
웃는다. 그러고는 신생아용 이불로 갓난아이를 감싼 채 다급
하게 분만실로 뛰어갔다.

“강 선생~ 복 많이 받겠다~” 하면서.

잠시 옛 생각을 하는 동안 나도 응급실에 도착하였다. 낯익은 의사 선생님 목소리가 들린다. 양수가 부족하여 태아가 위험하다고 산소 오더를 내면서 응급실이 터져나갈 듯 혼을 내셨다.

이동 침대를 타고 분만실로 들어가니 간호사 두 명이 차가운 눈빛으로 내게 다가왔다. “우리가 양쪽 탈장을 누를 테니까, 신호 주면 힘주세요! 혼자 힘주면 응급 수술 들어갑니다!” 산통보다 간호사 두 사람이 누르는 서혜부가 더 아팠다. 간호사가 둘씩이나 옆에 붙어 있으니 다른 산모처럼 소리도 못 지르고 이만 깨물며 힘을 줘야 했다.

별이 번쩍! 번쩍! 진짜 별이 보인다.
‘이러다 죽겠다.’ 하는 순간, 밥보다 약을 더 많이 먹은 딸이 태어났다. 정상아로 태어났다고 주치의가 더 기뻐했다. 딸에게 뽀뽀하라며 시뻘건 신생아를 내 볼에 대어준다. 아이의 얼굴을 보자마자 1초의 머뭇거림도 없이
“치워주십시오!”
의사가 너무 놀라며

"자기 목숨 걸고 지킨 딸인데 왜 그래요??"
시어머니였다. 시어머니랑 너무 똑같이 생겼다. 토할 것만 같
았다.

출산과 동시에 인큐베이터로 들어간 아이는 2주간 볼 수 없었
고 보고 싶지도 않았다. 출산하고 나온 며느리에게 던진 시어
머니 모진 말. "다음에 아들 낳으면 된다. 그런데 저 애미는
하나도 안 닮았네. 참 희안타."
축하의 말 한마디도 없이 그저 아들 타령뿐인 시어머니. 또
병실에서 밤새 울어야만 했다.

출산 2주 후 병원에서 전화가 왔다. 아이 상태는 더 있어야
하는데, 너무 울어서 다른 신생아 치료에 방해가 되니깐 데려
가라는 것이다. 친정엄마와 함께 딸아이를 데리러 갔다. 처음
안아 본 우리 수아. 너무 사랑스러웠다. 그리고 시어머니에
대한 응어리가 한순간에 눈 녹듯 사라졌다.

한 달간의 산후조리를 마치고 통영에 있는 둘째 언니에게
딸아이를 맡기고 병원으로 복귀했다. 11개월째부터 수아는
어린이집을 보냈고 그 후로 계속 아팠다. 아토피, 폐렴, 천식,
3번의 열성 경련, 장염, 중이염, 벨마비, 척추 기형, 골반 기형,

다한증…

딸 수아에게는 나이 숫자보다 질병의 숫자가 더 많았다. 그리고 나에게는 불임이라는 선물을 내려주었다. 더 이상 육아로 힘들어하지 말라는 신이 내려주신 선물이었다.

낮에는 입원 중인 딸아이를 투석실 빈자리에 눕혀 놓고 일하고, 밤에는 입원실에 가서 아이와 함께 잠을 자는 것이 나의 육아 일기였다. 수액 맞고 있는 아이를 업고 투석실에서 일할 때 동료들과 환자분들에게 너무 미안했었다. 혈액투석을 마친 환자분들이 돌아가면서 딸아이를 봐주시기도 했다. 그렇게 혈액투석 환자분들의 사랑으로 키운 귀한 자식이다.

유치원 때는 ADHD라는 따가운 시선들과 싸워야 했고, 초등학교 입학을 하고 나서는 낮에는 척추 재활 치료, 밤에는 하체 기형 교정기를 착용하는 남들과 다른 방식으로 나날을 보냈다. 공부 대신 기형과 전쟁을 치러야 했다.

난 어릴 적부터 뛰어놀아 본 적도 친구들과 어울려 본 적도 없다. 내가 해본 놀이라고는 엄마와 방에서 하는 공기놀이, 아니면 아버지가 잠시 태워주는 그네와 썰매. 내가 가 본 놀이터는 병원과 절 뿐인 것 같다. 내 발자국을 따라 똑같이 밟아 가는 딸이 가슴 쓰리게 아프다. 남들과 다른 특수 제작된 실내화와 운동화. 걷는 것도 뛰는 것도 특별한 아이였다. 그래서 딸아이는 늘 외로웠다. 어떤 미래일지 알기에 남들보다 애써 강하게 키웠다. 어제보다 오늘이 더 강한 딸로.

'신이시여! 제발 우리 딸 살려만 주십시오! 저보다 오래만 살게 해주십시오!'

나는 학생 간호사일 때도 신규 간호사일 때도 혈압을 못 잰다고 늘 야유를 받았다. 병원이 너무 가기 싫다. 청진기로 혈압 소리를 들어야 하는데 들리지가 않는다. 한쪽 귀가 난청이라 한쪽 귀로만 들어야 한다. 반쪽짜리 귀에 들리는 미숙한 청진기의 고주파 소리는 뱃멀미 같았다. 듣고 또 듣고, 여기도 듣고, 저기도 듣고, 이리도 듣고, 저리도 듣고.
환자들도 나를 훔쳐본다.

오기가 생긴다. 남보다 한 시간 일찍 출근해 몰래 청진기를 가져와 미친 듯이 내 혈압을 재어본다. 그리고 몇 년이 흐른 후 남들처럼 혈압 체크가 빨라졌다. 그 당시 청진기는 의사의 상징물로 간호사 개인이 소유하기도, 구매하기도 힘들었다.

청진기에 한이 맺힌 나는 수간호사가 되자마자 개인 청진기를 구매 요청하였다. 몇 번의 반려 끝에 드디어 나의 보물 1호 청진기가 생겼다. 그때부터 청진기로 혈압 대신 투석 중인 환자의 온몸 소리를 듣는다. 어느 날 간호학에서 배운 청진 소리와 내 귀가 느끼는 진동이 다르다는 것을 발견하였다. 연륜이 많은 내과 의사를 찾아가 청진을 가르쳐 달라고 애원하였다.

"저는 반쪽짜리 귀로 소리를 듣습니다. 저 귀는 고음보다 저음의 진동 소리를 기가 막히게 잘 듣습니다! 난청인 오른쪽 귀는 소리 대신 청진기로 통해 울리는 미세한 움직임을 느낍니다. 청진을 가르쳐 주십시오!"
나이 많은 내과 의사는
"청진에 관한 책은 없으니, 내 경험을 알려줘도 되겠느냐? 그럼 너는 내게 무엇을 해 줄 텐가?"
"저만의 투석실 경험을 알려드리겠습니다!"
그렇게 청진의 무형적 자산을 쌓기 시작했다.
이상음이 들리면 주치의에게 즉시 보고하였고, 조금씩 청진 실력을 인정받기 시작했다. 그리고 나의 잔재주 청진 실력은 타의든 자의든 병원에서 쫓겨나기 시작했다. 억울하고 또 원통하다.

그런데 이게 무슨 일인가?

여러 병원에서 스카우트 제의가 오는 것이다. 내 몸값이 천정부지로 치솟는다. 나의 결함이 나의 가치를 올려준 것이다. 예상치 못한 일들이 또 벌어진다. 병원을 옮길 때마다 혈액 투석 환자들도 나와 같은 배를 타 주기 시작했다. 새 배의 선장이 된 마냥 신나게 항해를 시작했고, 새 식구들도 하나둘씩 늘어 갔다. 징그럽던 내 병이 나를 더욱 강하게 만들었고, 나의 아픔을 함께해 준 환자분들에게 보답하기 위해 내 병을 사랑하기로 결심했다.

그렇게 난 나를 사랑하는 법을 배워나갔다.

그러나 내 병을 사랑하기 전까지는 앞도 보이지 않는 기나긴 늪에서 수없이 휘져야만 했다. 눈물을 삼켜가며 간절히 젖다 보면 캄캄했던 앞이, 어느 순간, 내가 원하던 길로 보이기 시작한다. 평탄한 길 위로 올라타기 위해서는 명확한 방향만 기억하고, 알 수 없는 혹독한 바람에도 끊임없이 이겨내야 한다. 포기하면 지는 것이다. 혼자가 두려우면 같이 가면 된다.

고명환 작가의 말을 빌려본다.

"고전이든 책이든 유튜브든 멘토이든 가족이든 내 의식을 바꿔줄 누군가와 함께 하면 된다!"

건강의 위기가 오면 또 뒤집으면 된다. 단언컨대 생명보다 더 소중한 것이 어디 있겠는가?

아픔의 흔적을 지워내듯 병의 상처도 세월이 지나면 조금씩 옅어진다. 그러나 너무 깊게 파인 흉터는 옅어질 뿐 지워지지 않는다. 지울 수 있을 때, 그것을 자각했을 때가 바로 지금이다.

살아야 할 이유가 있는 나. 내가 가둔 한계에 집착하지 말고 관념의 창을 뚫고 나와 조금씩 변해가면 된다. 뜨거운 고통을 맛본 용기 있는 자만이, 건강을 맛볼 자격이 있다!

가난한 신혼 생활이라 사치는 엄두도 못 내었고, 임부복은 넷째 언니한테 물려받고 출근용으로 여름 2벌, 겨울 1벌 딱 3벌만 샀다. 임신으로 발이 통통 부어올라 결혼 전에 신던 신발은 들어가지를 않는다. 구겨 신고 다니는 모습을 본 선배 간호사가 본인의 산모 신발을 주고 출산 휴가에 들어갔다. 참 편했다.

임신 중에 제대로 먹지도 못하고 약으로 키운 딸에게 미안함을 대신하여, 이유식만은 자연식으로 만들어 주었다. 건강하지 못한 엄마한테서 태어난 딸도 분명 허약한 몸일 테니 간식까지도 만들어 먹였다. 과자, 음료수, 인스턴트는 거의 먹이지 않았다. 밖에서 인스턴트를 먹고 온 날은 아토피가 심해져 벤토린 기관지 확장제를 사용해야만 했었고, 너무 가려워 뜬 눈으로 밤을 지새워야 했다.

그리고 낮에는 어린이집에서도 유치원에서도 학교에서도 잠자는 공주가 되었다. 밤이 되면 수아는 등딱지 껍처럼 내 등에 붙어 그네를 타며 별을 바라보며 까르르 웃는다. 오늘 밤도 하늘과 땅에서 빛이 쏟아진다.

하늘 하래 별도 반짝반짝
땅 위 수아도 반짝반짝
어릴 적 나처럼.

유년 시절 나의 친구는 엄마와 아버지밖에 없었다. 엄마가 장에 나간 날은 아버지가 유일한 내 친구다. 육지에서는 나무 그늘 아래 그네를 태워 혼자 놀게 해주셨고, 바다에서는 뗏목이나 배에 태워 거물에 낚인 성게랑 물고기랑 놀게 했다. 뱃멀미가 심한 나는 배 타기가 너무 싫은데 아버지는 나를 리어카에 실어 엿 하나 입에 물리고 또 바다로 데려가신다. 굴이랑 멍게랑 불가사리랑 꽂게랑 놀며 파도에 실려 잠이 든다.

퇴근길에 직장 선배를 따라 백화점을 갔었다. 나에게 쇼핑은 그림의 떡이었다. 선배가 사주는 밥만 먹고 헤어지는 순간 눈길이 어디론가 쏠린다. 전통 도자기 작품전을 하고 있었다. 발걸음이 멈추지 않았고 무슨 용기가 생겼는지 도자기 몇 개를 사 왔다. 딸아이 이유식 용기부터 바꾸기 시작했다.

딸아이 손으로 직접 먹는 간식 용기만 플라스틱으로 하고, 기존 그릇은 전통 도자기로 월급날마다 하나씩 바꾸기 시작했다. 그렇게 전통 도자기에 빠져들었고 어느새 우리 집 식기는 무겁지만 투박한 전통 그릇으로 옮겨졌다. 딸아이 스스로 자신의 몸을 돌볼 때쯤, 경제적 여유와 내 인생의 봄날이 시작되었다. '이렇게도 행복해도 되나?' 할 정도로 나와 남편에게 황금기가 찾아왔다. 한의원도 병원도 혼자 다니는 초등학교 4학년 수아는 정상적인 아이들처럼 생활하기 시작했고, 우리가 밤늦게까지 일할 수 있도록 혼자서 밤을 지켰다. 한 번도 투정 부리지 않는 착한 어른 아이였다.

2015년 가을. 남편이 응급실이라며 연락이 왔다. 부산으로 발령받은 남편은 이른 새벽에 출근하고 그 다음 날 새벽에 퇴근하는 생활을 2년 지속하다 과로로 쓰러진 것이다. 신장과 간에 급성 기능부전이 온 것이었다. 한 치의 망설임도 없이 사직서를 제출했다. 이사장님의 달콤한 제안에도 만류하고 그리움만 남겨두고 부산으로 이사를 왔다. 창원을 떠나올 때 얼마나 가슴이 아팠는지 모른다. 고난의 행군을 함께해준 혈액투석 환자분들과 류화진 수간호사에게 이 글을 통해서라도 진심 어린 감사를 전한다.

2016년 1월 새로운 꿈을 가지고 부산에서 새 출발을 했다. 딸아이의 무거웠던 마음의 커튼 사이로 빛이 조금씩 스며들기 시작했다. 내 인생 첫 휴가가 시작된다.

난생처음으로 남편에게 ABC 주스를 갈아 주고, 딸에게는 따뜻한 아침밥과 등하교를 시켜줬다. 오전은 영어 회화 후 브런치. 오후는 중국어 회화와 골프, 저녁은 도서관이나 경영자 수업. TV에 나오는 복 많은 사모님 삶을 흉내 내기 시작했다. 2016년 사드 후폭풍이 덮치기 전까지는.

2016년 봄.
남편이 KNN 도자기 강좌를 듣는다고 한다. 도자기를 워낙 좋아하니 솔깃했지만, 수강생들의 재력과 나이에 눌릴까 봐 도전할 엄두를 못 내었다. 남편의 도자기 수업은 삶의 기폭제가 된 듯 도자기 수업만 듣고 오면 도자기 자랑 분수를 품어낸다.

"자랑 좀 그만하고 나도 보여줘 봐!" 그해 봄 남편은 나를 데리고 밀양 "도호요"로 데려갔다. 조팝과 작약, 둥굴레, 야생화의 꽃내음이 온몸을 감싸니 그 황홀함은 이루 말할 수가 없었다. 흙의 숨결을 찾아 생명의 숭고함을 빚어내니, 자연의 비밀 그대로를 도자기가 품은 듯했다. 전통의 혼이 서린 매혹적인 고결함은 딸을 처음 안았을 때의 숨결 같았다.

그렇게 나는 변훈 작가의 자연유와 망댕이 장작가마에 완전히 매료되었고, 소중한 내 가족에게 건강한 그릇을 선물하는 최고의 사치를 알게 되었다.

도호요와 나는 눈빛으로 약속한다.
생명의 소중함을 잊지 않는 반딧불 같은 약초로 살 것을!

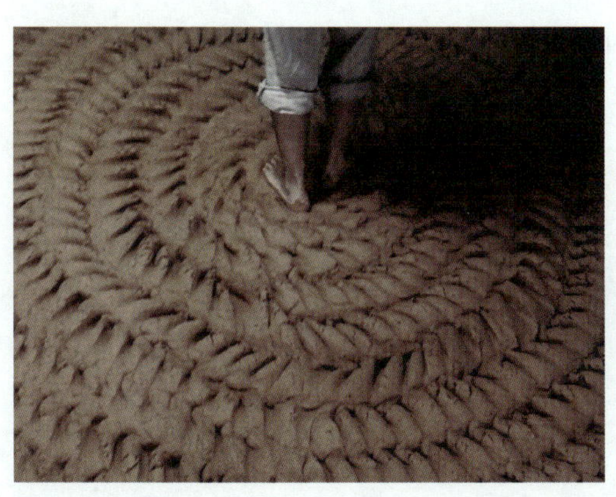

2 - 우주와 도자기

'도자기(陶瓷器, Porcelain, Fine china)'는 도기와 자기의 합성어로 흙을 빚어 높은 온도에서 구워낸 그릇이나 장식물을 말한다. 주로 도기와 자기로 구분된다.

도기는 주로 진흙(점토)으로 만든 후 온도 1,100℃ 이하로 굽고, 자기는 고온에서 잘 견디는 고령토로 빚은 후 1,200~1,300℃ 이상에서 소성(燒成, Firing)한다.

도자기 종류는 굳기와 치밀도, 유약의 유무, 굽는 온도에 따라 토기, 도기, 석기, 자기(청자, 백자), 특수 도자기로 나뉜다.

구분	소성 온도(℃)	강도	특성	엔도르핀
토기	900 이하	약하다	유약 X	빗살무늬 토기
도기	1,100 이하	조금 약하다	1차 소성	옹기, 타일, 위생 도기
자기	1,200~ 1,300 이상	강하다	투광성, 2,3차 소성	식기, 달항아리, 작품 도자기 전자제품(의료, 반도체)

| 특수
도자기 | 900~2,000 | 아주
강하다 | 내화성 | 의치, 방사선 차단제,
화학용 |

도자기 제작의 주요 단계는 비수(흙 찾기)→ 제토(흙 반죽)→ 성형→ 건조→ 초벌(700~900℃, 1차 소성)→ 시유(유약)→ 재벌(1,300℃ 이상, 2차 소성)의 과정을 거친다.

도자기에 유약을 바르는 것을 '시유施釉'라 한다. '유약(釉藥, Glaze)'이란 도자기나 도예작품의 표면에 발라 보호막을 형성하고 심미감을 불어넣는 물질로 도자기의 옷이라 표현하기도 한다. 도자기를 굽는 과정에서 자연적으로 유리질 피막이 생기는 '자연유 현상'과 화학적인 재료로 피막을 입히는 '화학유'가 있다.

도자기를 1,000℃ 이상의 고화도에서 굽으면 태토 속 규석과 장석질이 녹아내리면서, 땔감에 사용되는 나무의 재와 결합하여 표면에 피막이 형성되는 것을 '자연유' 또는 '자연유 현상'이라 한다.

자연유는 자연으로부터 얻은 천연 재료만으로 구성되며 화학 성분은 1%도 포함하지 않는다. 산에서는 나무와 흙, 들에서는 풀, 강에서는 철, 바다에서는 소금과 갯벌 조개껍질과 같은 석회석 성질을 재로 녹여 도자기에 고귀한 자연의 옷을 입힌다.

자연유는 가마의 조건에 따라 다양한 변수가 발생하여 결과 예측이 어렵고, 일관성 유지가 어렵다. 반면 독특한 불균형의 아름다움과 자연의 색상과 질감을 표현함으로 전통적 도자기의 희소한 가치를 그대로 담아내고 있다.

화학유는 특정한 화학 성분을 가진 유약을 인위적으로 제작하여 도자기 표면에 바르는 방식이다. 화학 유약은 성분과 조건을 조절하여 원하는 결과를 정확히 얻을 수 있어 대량 생산과 특정 디자인을 연출하기에 적합하다.

"음식으로 비유하자면 자연유는 자연 조미료이고, 화학유는 인공 조미료"라고 표현할 수 있다.

인공 조미료처럼 화학 유약에는 납, 카드뮴, 비소, 바륨, 망간 등의 유해한 중금속이 포함될 수 있다. 화학 유약이나 저화도 低火度 소성 과정을 거친 도자기인 경우, 뜨거운 음식이나 산성 식품과 접촉 시 유해물이 녹아 나오므로 더 위험하다.

크랙이나 균열이 있는 화학유 도자기인 경우도 산성 음식을 오래 두면 유약의 중금속이 음식으로 녹아 나온다. 산성 음식의 대표적인 종류는 육류, 가금류, 해산물, 유제품, 튀김류, 정제된 탄수화물, 당분, 과일 주스 등이 있다.

고급스러운 외관을 장식하기 위해 도자기 표면에 금과 은을 입히는 기법을 '금채'와 '은채'라 한다. 이 과정에서 실제 금을 사용하는 것보다 금의 색을 내는 화학 유약을 사용하는 경우가 대부분이다.

금과 은의 녹는점은 금은 약 1,064℃, 은은 약 962℃이고, 자기를 굽는 온도는 1,200~1,300℃이다. 고온에서 도자기를 굽는 동안 도자기보다 녹는점이 낮은 금과 액은 액체로 변해 장식의 모양을 유지할 수 없게 된다. 이 점을 보완하기 위해 800℃에서 3차 소성을 한 번 더 하거나, 녹는점이 약 1,455℃인 니켈과 여러 합금 유약을 사용하여 금(은)채 장식을 유지하게 한다.

저품질의 제품일 경우 은백색을 띠는 납과 니켈의 함량이 높을 수 있으므로 식기보다는 장식용으로 활용하여야 한다. 니켈은 1급 발암물질, 납은 인체 발암 가능 물질로 분류되므로 뜨거운 음식이나 음료를 마실 때는 음식으로 용출溶出될 가능성이 높으므로 특히 주의해야 한다. 붉은빛을 내는 진사 도자기의 경우 산화동이나 망간 등의 화학 유약을 사용하기도 한다. 산화동과 망간은 독성이 있는 중금속으로, 고온에서 소성할 때 유해 물질이 발생할 수 있다. 식기로 사용할 경우 안전성이 검증된 제품을 선택하여야 한다.

2014년 'MBC 불만제로 UP' 프로그램에서 국내에서 유통되는 72개 도자기 그릇을 검사한 결과, 45개 제품에서 납이 검출되고 모 도자기 기업 제품에서는 197,000ppm의 납이 검출되었다(안전 기준 수치: 2ppm). 다른 제품에서는 1급 발암물질인 고농도의 카드뮴, 비소가 검출되었다고 밝혔다.

미국과 유럽, 일본의 경우 중금속 안전 기준을 설정하여 기준치를 초과할 경우 판매를 금지하고, 캘리포니아주는 특정 화학물질이 일정량 이상 포함한 경우 '경고 문구'를 부착하여 소비자에게 알 권리를 보장하고 있다.

한국 식약처는 중금속 안전성 평가를 '용출량'으로 기준하고 있다. 용출량 검사는 도자기 제품에 산성 용액을 일정 시간에 담가 두었다가 그 용액에서 검출된 중금속 농도를 측정하는 실험 측정이다. 그러므로 중금속 함유 여부와 유약, 안료에 관한 정확한 정보를 공유하기는 어려운 실정이다.

선진국의 중금속 안전 기준은 '법적' 규제이고, 한국의 중금속 용출량 기준은 신뢰성이 떨어지는 '실험적' 측정값이므로 여러 가지 문제점이 존재한다. 건강뿐만 아니라 사회환경적으로 심각한 문제와 직결되므로 철저한 기준과 엄격한 규제가 분명 필요하다고 사료된다.

"도자기 하면 뭐가 떠오르십니까?"
하는 질문에 "장작가마"라는 답을 듣기가 드물어지고 있다. 요즘은 망댕이 장작가마도, 소나무를 태워 가마를 지피는 장엄한 모습도 동화처럼 서서히 잊혀 가고 있다. 장작가마 대신 전기 가마, 가스 가마, 기름 가마, 석유 가마가 더 익숙해진다.

망댕이는 밑이 좁은 무(Radish) 모양으로 만든 점토 덩어리를 말한다. 망댕이를 사용하여 만든 아치형 가마를 한국 전통의 '망댕이 장작가마'라 한다. 가마 안에 박힌 망댕이의 복사열이 다채롭고 신비로운 불빛을 내뿜을 때는 도깨비가 불장난을 치며 도예가를 유혹하는 것만 같다.

장작가마는 친환경적인 측면이 강조되나 소성 과정이 복잡하고 많은 시간과 높은 실패율로 생산량에 한계가 있다. 현대식 가마는 편리하면서 대량 생산이 가능하고 대기오염이 적어 현대 도예가들 사이에서 인기가 높다.

자연과 인간의 삶을 설명하는 오행설은 목木, 화火, 토土, 금金, 수水 다섯 가지 물질로 구성되어 있으며, 이들의 균형과 조화는 우주 만물의 변화를 설명한다.

건강한 상태는 오행의 기운이 균형을 이루고 있으며 오장육부 모두가 하나의 점으로 연결되어 있다는 의미이다. 목木은 간과 담도, 화火는 심장과 소장, 토土는 비장과 위, 금金은 폐와 대장, 수水는 신장과 방광에 해당하며 이들은 하나의 선으로 이어진다.

자연의 원리를 그대로 담은 전통 도자기 역시, 우주의 연결을 그대로 옮겨놓았다. 나무로 불을 지피고, 불은 흙을 재로 입히고, 흙은 금속을 만들고, 금속은 물을 쉬게 하고, 물은 나무에 생명을 불어넣는다.

원칙 있는 생각이 생명력을 내리듯이

자연을 담은 자연유와 전통가마가 건강의 생명을 뿌리내릴
수 있는 밀알 같은 존재가 될 것이다.

"I have a dream"

[참고 문헌]

1	가난한 찰리의 영감	찰리멍거	김영사	2024
2	건강과 치유의 비밀	안드레아스모리츠	에디터	2020
3	건강을 얼굴에서 찾다	자오리밍	청홍	2015
4	결국엔 면역력이 당신을 구한다	호리야스노리 외	아름다운사회	2015
5	경동맥 초음파 검사	스마타케시	가본의학	2009
6	고전이 답했다	고명환	라곰	2024
7	관상	미즈노남보쿠	나들목	2015
8	관상학	신기원	대원사	1991
9	관상학 사전	박중환	대유학당	2016
10	구당 침뜸	손봄들	정통침뜸연구소	2010
11	나는 침과 뜸으로 승부한다	김남수	구당	2012
12	내 몸이 보내는 이상 신호가 나를 살린다	이시하라유미	전나무숲	2018
13	노인간호기술	야마다리츠코 외	한언	2010
14	노화의 종말	데이비드에이 외	부키	2020
15	놀라운 효과 봉침	김용학	한국학술정보	2007
16	니시의학 건강원리	니시 가쯔조	아트하우스	2018
17	대사치료 암을 굶겨 죽이다	나샤 윈터스 외	처음북스	2024
18	더 마인드	하와이 대저택	웅진지식하우스	2023
19	도예가를 위한 유약 연구	정동훈	한국학술정보	2011
20	도예가를 위한 점토와 유약	대니얼 로즈	한양대학교출판부	2014
21	도예의 유약	오니시마사타로	푸른길	2010
22	도자공예개론	이진성 외	예경	2008
23	도자기 교본	배윤호	정음서원	2019
24	동의보감	홍문화	실크로드	2015
25	등면역	서재걸	블루페가수스	2021
26	림프부종	대한림프부종학회	군자학	2017
27	맛의 원리	최낙언	예문당	2022
28	망진	팽청화	청홍	2007
29	매크로바이오틱 건강법	기준성	태웅출판사	2003
30	맥두걸 박사의 자연식물식	존맥두걸	사이몬북스	2018
31	먹어서 병을 이기는 법	윌리엄리	흐름출판	2020

32	면역이 암을 이긴다	이시형	한국경제신문	2017
33	모든 병은 몸속 정전기가 원인이다	호리야스노리	전나무숲	2013
34	몸은 얼굴부터 늙는다	KRD Nihombashi 메디컬	갈매나무	2020
35	무엇을 먹을 것인가	콜린캠벨	열린과학	2020
36	물성의 기술	최낙언	예문당	2022
37	박청화의 명리학마스터	박청화	청화학술원	2019
38	백년운동	정선근	언탱글링	2020
39	본초강목	이시진	문사철	2018
40	사람을 살리는 단식	장두석	정신세계사	1992
41	사상의학	이우영	아이템북스	2009
42	산염기와 전해질 강의	이현	군자	2008
43	산음식, 죽은 음식	더글라스그라함	사이몬북스	2020
44	상한론	장종경	바다출판사	2015
45	색깔의 반란	정인숙 외	행복에너지	2014
46	신기술 유약 배우기	요코야미타다노리 외	솔과학	2013
47	신기원의 꼴관상학	신기원	위즈덤하우스	2010
48	신약본초	김일훈	인산가	2016
49	아인슈타인처럼 양자역학하기	리스몰린	김영사	2021
50	안병수의 호르몬과 맛있는 것들의 비밀	안병수	국일미디어	2022
51	암은 대사질환이다	Thomas N seyfried	한솔의학	2015
52	암을 고치는 미국 의사들	수제인소머스	북스타	2015
53	암을 극복하는 생활	키이스	전나무숲	2015
54	암의 스위치를 꺼라	레이먼드프랜시스	에디터	2017
55	양자역학과 동양철학 그리고 나	김환규	좋은땅	2023
56	얼굴을 보면 병이 보인다	야마무라신이치로	쌤앤파커스	2008
57	얼굴을 보면 숨은 병이 보인다	마우라나오키	청홍	2019
58	여자가 우유를 끊어야 하는 이유	제인플랜트	윤출판	2015
59	오십에 읽는 주역	강기진	유노북스	2023
60	와인의 정석	고창범	산지니	2019
61	완전배출	조승우	사이몬북스	2023
62	원소 이야기	팀제임스	한빛비즈	2023
63	원소를 알면 화학이 보인다	윤실	전파과학사	2020
64	의사들도 모르는 기적의 간 청소	안드레아모리츠	에디터	2015
65	이기적 유전자	리츠드도킨스	을유문화사	2020
66	자산어보	정약전 외	서해문집	2016

67	자연치유 불변의 법칙	하비다이아몬드	사이몬북스	2020
68	점토와 유약	대니얼로즈	한양대학교출판부	2014
69	주역 공부	강기진	위즈덤하우스	2022
70	주역의 눈	이선경	불광출판사	2025
71	죽염 명인이 알려주는 장수의 열쇠, 자죽염	정락현	밀알	2021
72	죽염은 과학이다	박시우	하늘소금	2018
73	지방이 범인	콜드웰에셀스틴	사이몬북스	2018
74	차크라의 지혜	권영규	미다스북스	2024
75	차크라힐링	리즈 심스	젠북	2014
76	체질죽염으로 병을 고친다	백승헌	하남출판사	2001
77	침뜸 이야기	김남수	구당	2013
78	커큐민	에이제이고엘	다온	2021
79	케톤하는 몸	조셉머콜라	판미동	2019
80	태초먹거리	이계호	한국분석기술연구소	2023
81	텔로미어	마이클포셀 외	쌤앤파커스	2013
82	통합사주풍수관상학 대전	황국현	뱅크북	2023
83	파동에너지와 차크라	김화인	조은	2019
84	풍수로 공간을 읽는다	박성대	푸른길	2017
85	풍수지리	김광언	대원사	2012
86	풍수지리학 실전 원리	박재희	좋은땅	2024
87	풍수학지리학개론	백남대 외	대구한의대학교출판부	2015
88	피 해독으로 만성질환 치료하기	선재광	전나무숲	2021
89	핵심 사상의학	유준상	대성의학사	2015
90	핵심 효소학	김영재	월드사이언스	2015
91	향의 언어	최낙언	예문당	2020
92	현대풍수지리 교과서	류지홍	동학사	2019
93	혈액효소의 임상 진단학	박화진	인제대학교출판부	2008
94	호르몬과 건강의 비밀	요하네스뷔머	현대지성	2020
95	호메시스	이덕희	엠아이디	2015
96	황제내경	마오싱니	청홍	2012
97	황제내경 영추집주	장지총	책밥풀	2019
98	효소 단식	류현민	부크크	2017
99	효소반응속도론	A.G.Marangoni	월드사이언스	2005
100	효소학	이호선 외	아트하우스	2016

내 몸에도 기적이

ⓒ 2025 강석경

초판 1쇄 인쇄 2025년 5월 5일
초판 1쇄 발행 2025년 5월 15일

글 강석경

펴낸이 김윤희
기 획 김윤희
디자인 김지영

펴낸곳 맑은소리맑은나라
주소 부산광역시 수영구 좌수영로125번길 14-3 2F
전화 051-255-0263 팩스 051-255-0953
이메일 puremind-ms@hanmail.net
출판등록 2000년 7월 10일 제 02-01-295 호

ISBN 979-11-93385-17-3 03510
값 24,000원

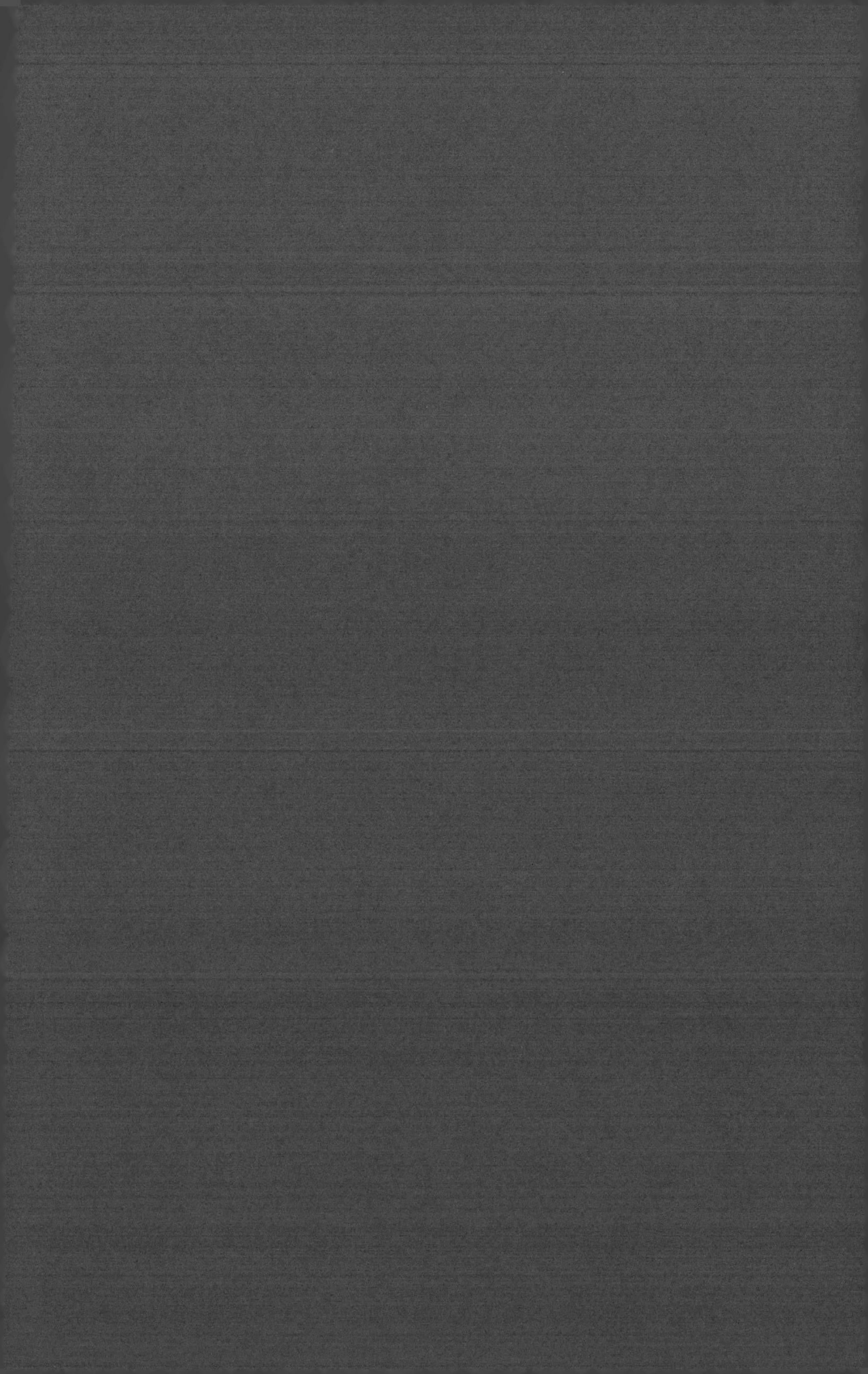